实用中医养生学

李 琨 主编

中国纺织出版社有限公司

图书在版编目（CIP）数据

实用中医养生学 / 李琨主编 . -- 北京 ： 中国纺织
出版社有限公司，2022.9
ISBN 978-7-5180-9794-4

Ⅰ.①实… Ⅱ.①李… Ⅲ.①养生（中医） Ⅳ.
① R212

中国版本图书馆 CIP 数据核字（2022）第 153331 号

责任编辑：舒文慧　　责任校对：楼旭红　　责任印制：王艳丽

中国纺织出版社有限公司出版发行

地址：北京市朝阳区百子湾东里 A407 号楼　邮政编码：100124

销售电话：010—67004422　传真：010—87155801

http://www.c-textilep.com

中国纺织出版社天猫旗舰店

官方微博 http://weibo.com/2119887771

三河市宏盛印刷有限公司印刷　各地新华书店经销

2022 年 9 月第 1 版第 1 次印刷

开本：710×1000　1/16　印张：14.5

字数：260 千字　定价：68.00 元

编委名单

主　　编　李琨

副 主 编　许　珂　张先慧　周　伟

参编人员　白瑞娜　赵际勐　朱　波

前 言

　　中医养生是指在中医理论的指导下，通过各种方法达到增强体质、预防疾病、延年益的目的的保健活动。随着人们生活水平的不断提高，大众的健康理念也从"治病"向"防病"转变，中医养生倡导一种积极的生活态度和生活观念，是健康生活方式的体现，具有简、便、效、廉的特点，能够达到人们提高健康水平、预防疾病的目的，因而越来越得到人们的青睐，对人们健康生活产生了积极影响，为了能让大众更好地了解中医养生，将食疗、经络、穴位、情志等养生方法更好地在生活中进行实践，特编写本书。

　　全书分为三个版块。第一版块包括第一章，主要介绍学习中医养生必要的基础知识；第二版块即第二章到第七章，主要介绍实用的中医养生方法，如情志养生、饮食药膳养生、起居养生、传统运动养生、经络穴位养生、小儿推拿等；第三版块即第八章至第十章，主要是各种养生方法的综合应用，包括季节养生、中医体质辨识与调理、常见疾病的养生与康复等内容。本书有如下特点。

　　1. 涵盖内容全面，覆盖人群广泛

　　本书涵盖中医基础知识，药食两用物质、经络穴位、小儿推拿等知识，使读者对中医药有全面的了解。本书所列举的养生方法，覆盖人群包括儿童、成人、老年人等，适用范围广泛。

　　2. 贴近生活，通俗易通

　　本书采用了更加通俗、生活化的语言，列举生活中常见的例子以帮助人们更好地理解相关的内容，并能解答人们对中医知识的疑问，如"耳聋、腰痛、牙齿松动、脱发、骨质疏松为什么都跟肾虚有关？"

3. 注重应用性实践性，养生方法多样

本书精心为读者介绍了情志养生、起居养生、饮食药膳养生、传统运动养生、经络养生、小儿推拿、季节养生、体质养生等多种养生方法，实践性强。

本书第一章学点中医基础知识、第二章情志养生、第三章饮食药膳养生、第九章中医体质辨识与调理由李琨编写；第四章起居养生由周伟、许珂、赵际勋编写，第五章传统运动养生由周伟、张先慧、李琨、朱波编写；第六章经络穴位养生由许珂编写；第七章小儿推拿由张先慧编写；第八章季节养生由周伟编写；第十章常见疾病的养生与康复由许珂、周伟、李琨、白瑞娜编写。

希望本书可以帮助读者更好地了解中医养生的文化，中医养生基本常识，为自己和家人选择更适宜的养生方案。本书的撰写过程中参考了各类教材、书籍、文献，感谢所有参考文献的作者。书籍中难免存在一些疏漏之处，期待各位读者提出宝贵意见。

编　者

2022 年 5 月

目 录

第一章　学点中医基础知识 1

第一节　中医与阴阳五行 1

第二节　生命、健康、衰老——我们应该活多少岁 9

第三节　人体的"宝贝疙瘩"——精气血津液 11

第四节　五脏六腑——中医，你怎么看 19

第二章　情志养生 31

第一节　情绪与疾病 31

第二节　拿什么拯救你，我的小情绪 33

第三节　你睡的还好吗——睡眠养生与保健 36

第三章　饮食药膳养生 45

第一节　饮食养生基础知识 45

第二节　常用食疗物质举例 47

第四章　起居养生 79

第五章　传统运动养生 89

第一节　运动养生的机制与原则 89

第二节　传统运动养生常见功法 93

第六章　经络穴位养生 99

第一节　认识经络与穴位 99

第二节　常见经络穴位养生方法 102

第三节　常用腧穴举例 108

第七章　小儿推拿 111

第一节　小儿推拿基础知识 111

第二节 小儿推拿疾病治疗 121

第八章 季节养生 147

第一节 春季养生 147

第二节 夏季养生 152

第三节 秋季养生 157

第四节 冬季养生 163

第九章 中医体质辨识与调理 169

第一节 认识体质 169

第二节 体质的辨识与调理 174

第十章 常见疾病的养生与康复 205

第一节 高血压的养生与康复 205

第二节 高脂血症的养生与康复 207

第三节 骨质疏松的养生与康复 208

第四节 冠心病的养生与康复 210

第五节 慢性胃炎的养生与康复 213

第六节 糖尿病的养生与康复 215

第七节 痛风的养生与康复 216

第八节 慢性肾炎的养生与康复 218

第九节 慢性阻塞性肺疾病的养生与康复 220

参考文献 223

第一章

学点中医基础知识

第一节　中医与阴阳五行

　　阴阳学说、五行学说都是中国古代的哲学思想，是古代人认识世界的工具，战国至秦汉时代，"诸子峰起，百家争鸣"使中国古代哲学快速发展，阴阳学说、五行学说等哲学思想渗透到当时社会政治、经济、文化等各个领域，也对中医学产生了深刻的影响，并成为中医学理论的重要组成部分，即中医理论的哲学基础，用以阐释人的生命活动、疾病的发生原因和病理变化，并指导着养生、疾病的诊断和防治。

一、阴阳概述

　　介绍中医养生，首要搞清楚阴阳。那么，什么是阴阳呢？

　　阴阳最初是指日光的向背。朝向阳光的一面为阳，背对阳光的一面为阴。如地名中带阴阳字的，《说文》中解释："阴，暗夜，水之南，山之北也。"意思就是水的南面为阴，水北为阳；山的南面为阳，山北为阴，即山南水北为阳。我国很多地名带有阴阳二字。以河水之阴阳命名的地名有很多，例如沈阳，就是因位于沈水之北而得名的历史名城；素有"九朝古都"之称的洛阳，因位于洛水之北而得名；襄阳就因县治位于襄水（今南渠）之阳而得名。这些城市都位于河流的北面，故以阳命名。位于河流南面的地名以阴命名，如抗金名将岳飞的故里汤阴县，因位于汤水之南而得名；楚汉相争时期的名将韩信，后来被封为淮阴侯，淮阴就是位于淮水之南而得名；有长江要塞之称的江阴市，就是因地处长江南岸而得名。以山之阴阳命名的地名也很常见，如贵州省省会贵阳，位于贵山（历史上）之南而得名；历史文化名城，诸葛亮躬耕之地的南阳，则是因其位于伏牛山之南、汉水之北而得名；而位于山的北面，以阴命名的有陕西的华阴县，它位于华山的北面；位于蒙山之北的山东蒙阴县等。

　　后来经过不断引申，古人就把自然界和社会生活中诸多的事物和现象都划分为阴与阳两个方面，用以概括自然界具有对立属性的事物和现象双方的抽象概念，如天与地、上与下、水与火、热与冷、夏与冬、男与女等，阴阳就提升

1

到了哲学的高度，成了对立统一的哲学范畴。正如《黄帝内经·素问·阴阳应象大论》里说到的："阴阳者，天地之道也，万物之纲纪，变化之父母，生杀之本始，神明之府也。"后来阴阳学说应用到了中医领域，人体的结构、功能，疾病的病因、发病机制等都划分为了阴阳，诸如身体的前面和后面，四肢的内侧和外侧，气和血等。还有在中医经络中，十二正经里有阳经和阴经，阳经和阴经区分的一个重要标志就是分布在四肢外侧的为阳经，分布在四肢内侧的为阴经，因为四肢外侧可以被阳光照射到，四肢内侧是不能被阳光照射到的。

阴阳到底是什么呢？阴阳是对自然界相互关联的事物或者现象对立双方属性的概括。这里要注意两个关键词，一个是对立，即用阴阳概括的事物现象需是相反的，因此生活中的反义词都可以用阴阳概括。另一个关键词是关联，也就是说这两个事物或者现象需要是相关联的，可以比较的，处于同一层面的，如上下都是表示方位的，而寒热都是描述温度的，如果不是一个层面的事物或者现象是不能划分阴阳的，如一支笔和一本书就无法划分阴阳。

二、如何区分阴阳

知道了两个事物或者现象可以分阴阳，究竟哪个为阳，哪个为阴呢？阴阳的区分是有明确依据的。一般地说，凡是运动的、外向的、上升的、温热的、无形的、明亮的、兴奋的都属于阳；相对静止的、内守的、下降的、寒冷的、有形的、晦暗的、抑制的都属于阴。人体中具有中空、外向、弥散、推动、温煦、兴奋、升举等特性的事物及现象统属于阳，而将具有实体、内守、凝聚、宁静、凉润、抑制、沉降等特性的事物和现象归属于阴。其实区分阴阳还有一个更直观的方法。《黄帝内经》中说"水火者，阴阳之征兆也"，意思是说水和火是阴阳最具代表性的物质，以水火而言，则"水为阴，火为阳"。因此具有与水相类似的特征的物质为阴，具有与火相类似的特征的物质为阳。例如，属于人体内基本物质的气与血，血是液体性的物质，与水相类似，因此直观上我们就能判断出血属于阴，气属于阳，人体内的气就像自然界的空气一样，可以到达人体的每个角落，而血液虽然也有运动性，但是只能在血管内运动，因此气的运动性比血要强，因此气为阳，血为阴。

三、阴阳的关系——从四季、昼夜说起

1. 阴阳对立制约

对立制约是阴阳的基本属性。阴阳的这种关系体现在生活的方方面面，就拿我们习以为常的昼夜交替，四季变更来说，正常情况下，清晨自然界的阳气逐渐充盛，人体的阳气逐渐升发，当阳气充盛到能够制约体内的阴气时，人体内阳气占优势，人就会从睡眠中清醒，进入觉醒状态，表现为精力充沛有活力，

思维敏捷。晚上入睡时人体阳气逐渐潜藏，阴气渐盛，阴气逐渐压制阳气，人就进入睡眠状态，因此中医认为人体阳入于阴就产生了睡眠，而在夜间阳不入阴，就会产生失眠。四季也是如此，一年之中阴气最盛的一天是冬至，太阳照射南回归线，昼最短，夜最长，冬至虽然是处在深冬，天寒地冻，但是冬至之后太阳已开始从南回归线往北移，北半球白天和光照逐渐变长，黑夜逐渐变短，阳气渐升，阴气渐衰，因此，有"冬至一阳生"的说法，但因为此时阴气还是占主导地位，所以冬至之后寒冷还会持续一段时间，立春之后，阳气逐渐占据主导地位，阴制约阳，温暖制约寒冷，天气就逐渐变暖了。直到夏至，太阳处于北回归线，为一年中阳气最盛的一天，但夏至后，北半球白昼渐短，黑夜渐长，气温慢慢下降，阴气渐升，阳气渐潜，称为"夏至一阴生"。随着阴气渐盛，自然界阴占主导地位，制约了阳，寒冷制约了温暖，气温就逐渐下降。如此周而复始。

2. 阴阳互根互用

除了对立制约，阴阳的另一个基本属性就是互根互用。互根说明阴和阳任何一方都不能脱离另一方而单独存在，每一方都以相对的另一方的存在作为自己存在的前提和条件，正所谓"孤阴不生，独阳不长"。互用说明阴阳双方具有相互资生、促进和助长的关系。阴为阳守持于内，阳为阴役使于外，所谓"阴在内，阳之守也；阳在外，阴之使也"就是这个意思，而"昼不精，夜不瞑"，即白天昏昏沉沉，夜间则容易失眠，就是因阴阳双方相互为用的关系失调而致。如果相互为用的关系破坏，阴阳不得相互资助，则出现阴损及阳、阳损及阴的病变。

3. 阴阳消长

阴阳消长是指阴阳双方处于不断地增长和消减的量变之中，在彼此消长的运动过程中保持着动态平衡。阴阳的消长告诉我们阴阳不是静止不动的，而是在一定限度内发生着动态的变化，维持着动态的平衡。阴阳消长包括两种基本形式，即互为消长与同消同长。

互为消长，包括阴消阳长，阳消阴长，是阴阳对立制约关系的体现，如以上文中提到四时气候变化及一日昼夜的变化都是互为消长的典型代表。一年四季，季节更迭，从冬至春及夏，气候从寒冷逐渐转暖变热，阳渐强，阴渐衰，即是"阴消阳长"的过程。由夏至秋及冬，气候由炎热逐渐转凉变寒，阴渐强，阳渐衰，即是"阳消阴长"的过程。

同消同长，包括阳长阴长和阴消阳消，是阴阳互根互用关系的体现。如人体生理活动中，饥饿时出现的气力不足，即是由于精（阴）不足不能化生气（阳），属阳随阴消，而补充精（阴），产生能量（阳），增加了气力，则属阳随阴长。

阴阳双方在一定限度内的消长变化，反映了事物之间对立制约和互根互用关系的协调平衡，在自然界可表现为季节、昼夜的正常变化，在人体则表现为生命过程的协调有序。人体在正常生理状态下，物质与功能之间、兴奋与抑制的转化过程，都是处在互相制约、互相消长的动态变化之中的。

4. 阴阳转化

在一定条件下，阴阳可以向其相反的方向转化，所谓"物极必反"。在事物的发展过程中，如果说阴阳消长是一个量变的过程，阴阳转化则是在量变基础上的质变。如《素问·阴阳应象大论》说："重阴必阳，重阳必阴。"《灵枢·论疾诊尺》说："四时之变，寒暑之胜，重阴必阳，重阳必阴，故阴主寒，阳主热，故寒甚则热，热甚则寒。"阴阳双方发生转化的内在根据是阴阳的互根。阴中寓阳，阴才有向阳转化的可能性；阳中藏阴，阳才有向阴转化的可能性。从四季气候变迁来看，由冬至一阳生，经历冬、春、夏三季，阳气逐渐增强，发展到夏至阳盛之极，阳就会渐衰，阴就会升发并渐强；夏至一阴生，经历夏、秋、冬三季，阴渐强，发展到冬至阴盛至极，阴就会渐衰，阳就会升发并逐渐变强。昼夜的更迭也是如此。《素问·六微旨大论》说："升已而降，降者谓天；降已而升，升者谓地。天气下降，气流于地；地气上升，气腾于天。"即是从天地之气的升降来说明阴阳的转化。

综上所述，阴阳的对立制约、互根互用、消长和转化，说明阴阳之间的相互关系并不是孤立与静止不变的，它们之间相互联系。阴阳对立互根，是事物之间或事物内部所存在的固有属性，而阴阳消长转化，是事物量变和质变的运动变化形式。在一定限度内，阴阳消长运动是绝对的，平衡则是相对的；在一定的条件下，阴阳消长运动可以由量变产生质变，从而形成阴阳转化。理解了这些最基本的观点，进而理解中医学对阴阳学说的运用就比较容易了。

四、中医学阴阳理论的应用

1. 划分人体结构

人体的各种组织结构均可按照之前提过的阴阳特性及推演划分阴阳，如体表为阳，体内为阴；体表之皮肤为阳，肌肉筋骨为阴；背为阳，腹为阴；六腑为阳，五脏为阴等。需要注意的是，人体各种组织结构的阴阳属性不是绝对的，而是相对的，常根据参照对象的改变而改变。如以胸背关系来说，则背属阳，胸属阴；若以胸腹上下关系来讲，则胸属阳，腹属阴。

2. 说明人体的生理病理变化

阴阳理论非常重要的作用就是解释人体的正常和异常状态，正常情况下，人体内阴阳处于动态平衡，阴阳相互制约，相互促进，人处于健康的状态。异常状态则是阴阳对立制约和消长关系失调而导致的寒热虚实病理变化，主要包括阴阳偏盛，阴阳偏衰，阴阳互损，阴阳转化等。

阴阳偏盛：盛就是多的意思。阴阳偏盛所形成的是实证，阳偏盛导致实热证，阴偏盛导致实寒证。故《素问·通评虚实论》说："邪气盛则实。"

阳偏盛：阳邪侵犯人体，如感受热邪，五志过极化火，食积郁而化热等，使人体阳气出现了病理性的亢盛，阳气过亢，阴不能制约阳，阳的特点为温热，因此人就会出现"热"的症状，如高热、烦躁、面红、出汗、舌偏红等，同时热灼耗阴津则出现口渴喜饮、大便干，小便少而颜色偏黄等症状。中医将阳偏盛引起的热证称为实热证。

阴偏盛：就是由于阴邪侵犯人体，如感受风寒，过食生冷等，使人体阴气出现了病理性的亢盛，阳不制阴，阴的特点为寒凉，因此人就会出现"寒"的症状，如面色发白，口唇青紫，腹泻，寒为阴邪易伤阳气，所以人就会出现冷的表现。中医将阴偏盛引起的寒证称为实寒证。

阴阳偏衰：阴阳偏衰所导致的病证是虚证，阴虚出现虚热证，阳虚出现虚寒证。故《素问·通评虚实论》说："精气夺则虚。"，所谓虚就是"少""不足"的意思。

阴偏衰：又称作阴虚，人体由于某些原因而出现阴津、阴液的不足，如熬夜，火热之邪伤阴，阴液不足，则滋润不足，会出现干燥的表现，如肺阴不足时会出现口干咽燥、干咳无痰等表现。同时由于阴不能制约阳，阳相对偏亢（注意这里是相对偏亢，阳气并没有增多，而是因为阴液不足引起的），也会产生热的表现，但是与实热证的表现不同，会出现五心烦热，即手脚心发热、心中烦躁的感觉；潮热，盗汗即晚间出汗、醒后即止的症状。舌虽红但因化源不足，苔较少，舌体较小。中医将这种由于阴不足导致的阳相对偏亢称为虚热证。

阳偏衰：就是通常所说的阳虚证，阳虚是由于某些原因如先天不足，劳倦过度、久病损伤阳气导致人体阳气的不足，人体阳气起到温煦、推动等作用，阳气不足则失于温煦，人体就会出现怕冷的表现，如手脚凉、腰腿凉、怕冷穿得多、小便频、大便稀等症状，胃受凉或者吃生冷的食物容易疼痛，用热水袋捂一会儿或者用手按压后会缓解。中医把这种因为阳虚导致的怕冷的表现称为虚寒证。相较于实寒证，虚寒证的病人平素体质偏弱，病程也较长。

阴阳互损：阴阳之间互根互用关系失调而致的虚实病变。在疾病的发生、发展过程中，因阴阳互根互用，阴精阳气任何一方虚损到一定的程度，常导致对方也不足，即"阳损及阴"或"阴损及阳"，最后导致"阴阳两虚"，此即慢性虚性病证常见的病理发展过程。

阴阳转化：疾病在一定的条件下证候的阴阳属性会发生转化，如实热证患者出现高热，汗出，出汗可降温，若汗出过多，阳气大耗，可能会出现面色苍白、四肢厥冷、精神萎靡、脉微欲绝等一派虚寒表现的阴证。

3. 指导养生

生命在于持续不断的阴阳运动，中医认为人生活在自然界中，要使人体的阴阳变化适应自然界的阴阳变化，以达到人与自然界的和谐统一，从而起到养生防病的目的。如"春夏养阳，秋冬养阴"的养生原则，就是顺应四季阴阳变化的典型代表。春夏养阳，就是因为春季、夏季自然界阳气渐盛之时，顺势而为，主动培补人体的阳气，对于阳虚阴盛之人来说是很好的养生时机，可提前养阳，防止秋冬发病；在秋冬季节自然界阴气渐盛，阳气潜藏，顺势而为，主动滋补人体之阴，对于阴虚阳亢之人而言，提前养阴有助于强身健体，增强免疫力，如冬季的膏方滋补。再如冬病夏治，其原理也是借助自然界阴阳的变化，所谓冬病，就是一些寒性的疾病，即在冬季发作或者加重的疾病，如慢性支气管炎、支气管哮喘、关节疼痛等，治疗这些疾病一般需要用温热性的药物或者方法，为什么要在夏季治疗呢，因为夏季是一年中自然界阳气最盛之时，温热的药物或者治疗方法可以借助自然界的阳气而更好地发挥治疗作用，冬病夏治最常见的做法就是三伏贴。

五、五行

用阴阳的关系只能说明两种事物之间的关系，过于抽象，为了阐述多个事物之间的关系，中医学中引入了五行的概念。五行学说是以木、火、土、金、水五种物质的特性及其相生、相克规律来认识世界、解释世界和探求宇宙变化规律的一种世界观和方法论。与阴阳一样，是我国古代的哲学思想，也是中医的哲学基础之一。

什么是五行呢，很多人脱口而出就是"金木水火土"，这样说是不完全准确的。五行，即木、火、土、金、水五种物质及其运动变化。五行中的"五"，指木、火、土、金、水五种基本物质；"行"，指这五种物质的运动变化。许多人只知道木火土金水五种物质，而忽视了其运动变化的关系，这种认识是不够全面的。另外，中医中一般按木火土金水的顺序表述五种物质，因为这是五种物质相生的顺序，便于理解使用。

五行最初的含义与"五材"有关，是指木、火、土、金、水五种基本物质或基本元素。木、火、土、金、水这五种物质是人类日常生产和生活中最为常见和不可缺少的基本物质。由于人类在生产和生活中，经常接触这五种物质，而且认识到这五种物质相互作用，还可以产生出新的事物。"五材"就被逐渐抽象成了哲学概念，并以五行"相生""相克"的关系来解释各种事物和现象发生、发展、变化的规律。

中医学把五行学说应用于医学领域，以五行学说来阐释人体局部与局部、局部与整体、体表与内脏的有机联系以及人体与外在环境的统一。五行学说作为一种思维方法贯穿于中医学理论体系的各个方面，用以说明人体的生理病理，并指导疾病的诊断和治疗，成为中医学理论体系的重要组成部分。

六、五行的特性

五行的特性可以用"木曰曲直，火曰炎上，土爰稼穑，金曰从革，水曰润下"来概括，具体如下所述。

"木曰曲直"：凡具有生长、升发、条达、舒畅等性质或作用的事物，皆归属于木。

"火曰炎上"：凡具有温热、升腾、温通、昌盛、繁茂等性质或作用的事物，皆归属于火。

"土爰稼穑"：凡具有受纳、承载、生化等性质或作用的事物，皆归属于土。

"金曰从革"：凡具有沉降、肃杀、收敛等性质或作用的事物，皆归属于金。

"水曰润下"：凡具有滋润、下行、寒凉、闭藏性质或作用的事物，皆归属于水。

七、四季、五脏的五行属性

四季、五脏等都可以进行五行属性归类，从而将自然界与人体有机地联系在一起。

木：对应春天。春天来临，万物生发，与木生长、升发的特性相似。五脏之中肝主疏泄与木的特性相似，因此肝属木。

火：对应夏天。夏天天气炎热，但是植物在夏天生长得极为茂盛，一派欣欣向荣的景象。火温热、昌盛、繁茂的特性相类似。五脏之中心属火。

土：对应的是长夏之季。长夏是指夏季至处暑，也就是从盛夏开始至秋凉结束。长夏之际，气候不仅炎热，而且雨水较多，天气较为潮湿。天地之间，湿热蒸腾。植物开始结果，与土化生万物的特性相似。五脏之中脾主运化水谷精微，因而属土。

金：对应秋天。秋天来临，暑气消散，天气由热转凉，草木结完果实，开始凋敝，与金收敛、肃杀之性相似，五脏之中肺属金。

水：对应冬天。冬天寒冷，种子埋于地下，积蓄能量等待春天来临，与水寒凉、闭藏的特性相似。五脏之中肾主封藏，因而属水。

八、五行的关系

五行之间的关系是五行学说的基本内容，在正常状态下五行具有相生以及相克的关系。在病理状态下，五行会出现相乘以及相侮的关系。

1.五行相生

五行相生是指木火土金水之间具有有序的递相资生、助长和促进的关系。五行相生具有一定的顺序：即木生火，火生土，土生金，金生水，水生木。为什么会有这样的顺序呢？实际上是古人通过对自然界的观察而得出的。木生火是因为木头燃烧产生火；火生土，在森林大火之后，只剩下一片焦土；土生金这里的"金"是指金属，金属是通过矿石冶炼而来的，矿石是从土中挖掘出来的；金生水是因为古人观察到金属在高温条件下会转化成液体性的物质；水生木是因为树木的生长离不开水的浇灌。古人把这种相生的关系比喻成母子关系。生别人的一方称作"母"，被生的一方称作"子"。例如，土生金则土为母行，金为子行，金生水则金为母行，水为子行，因为五脏和五行一一对应的关系，所以五脏之间也有这种相生关系，例如肝藏血，心行血，心行血功能的正常发挥有赖于肝藏血功能的正常，故肝生心（木生火）；脾胃产生的水谷精气，需"奉心化赤"才为血，故心生脾（火生土）；肾藏精，精生髓，髓充于骨，骨中精髓也为血化生之源，血液生成有源，肝脏才能正常藏血，故肾生肝（水生木）。在病理条件下，母脏生病容易累及子脏，称为"母病及子"，例如肾水生肝木，在肾阴不足的情况下，不能濡养肝血，就会导致肝血不足，肝阳上亢，肝肾阴虚，肝阳上亢是高血压的常见类型。同样子脏生病也容易导致母脏的病变，称为"子病及母"，例如肝木生心火这一关系，子脏心火旺的时候就容易引动母脏肝火也旺盛，形成心肝火旺的证型。母病及子，子病及母二者合称为母子相及。

相生关系可以应用"虚则补其母"这种治疗原则。也就是说如果一脏发生了虚损，除了直接补益该脏腑之外还可以通过补益他的母脏，而间接地起到补益的作用。例如，脾土生肺金这个关系。当肺气不足出现气短懒言、说话声音低弱无力的时候，除了可以直接补肺，还可以通过健脾益气的方法，例如食用山药、莲子、芡实等间接地补肺，这种方法叫作培土生金法。又如肾水生肝木这对母子关系，如果肝血不足，出现视物不清、口唇指甲色淡的症状，除了可以直接补肝血之外，还可以通过补肾精的方法补肝血。

2. 五行相克

五行相克是指木火土金水之间存在有递相制约、克制的关系。五行相克有一定的顺序：即木克土、土克水、水克火、火克金、金克木。这种顺序同样也是古人观察自然界现象的基础上所得出的。木克土是因为树木的根系发达，能够防止土壤的流失；土克水，俗话说水来土掩，我们可以用堆砌堤坝的方法防止洪水的泛滥；水克火是因为水可以浇灭火焰；火克金是因为高温可以将金属熔化；金克木是因为金属制品，例如斧头、锯子可以砍伐树木。五脏与五行一一对应，因此五脏之间也存在相克的关系，肺气清肃，防止肝气升发太过（金克木）；肝主疏泄，肝气调达可疏泄脾气的壅滞（木克土）；脾主运化水液，肾为水脏，脾（土）的运化得当，可以防止肾（水）水的泛滥，即脾克肾（土克水）；心为火脏，心火之所以不亢盛得益于肾水的牵制，即肾克心（水克火）。

木火土金水之间既有相生又有相克，维持了五行之间的协调平衡，推动事物有序的发展变化，称作五行制化。

3. 相乘和相侮

相克的关系发生异常就会出现相乘或者相侮。相乘是指一行对其所克制的一行克或制约太过导致被克制的一方不能正常发挥功能。相乘的顺序与相克的顺序是一致的，即木乘土、土乘水、水乘火、火乘金、金乘木，虽然相克与相乘顺序一致，但是二者有着根本的区别，相克是一种正常的现象，而相乘是一种异常变化，具体到人就是一种病理现象。克制太过的原因有两个方面，有可能是克制的一方过于强大，或者是被克制的一方本身有亏虚，无法承受正常的克制。例如，肝（木）乘脾（土），平时经常生气的人，会导致肝气过于亢盛，由此引起肝（木）对脾（土）的克制太过，出现肝乘脾，也叫作木旺乘土，导致脾主运化的功能不能正常发挥，而出现胃胀嗳气、食欲不振、腹泻等脾胃的症状。如果肝的功能正常，但平时脾胃虚弱也可能出现肝乘脾，称为土虚木乘。

相侮是另一种异常的现象，即被克制的一方对克制的一方的反向克制。因为是反向克制，所以相侮的顺序与相克的顺序刚好相反，即木侮金、金侮火、火侮水、水侮土、土侮木，相侮发生主要有两种原因，一种是被克制的一方太过旺盛，从而对克制的一方发生了反向的克制。另一种就是克制的一方不足，导致被克制的一方反向克制。例如，当肝（木）过于亢盛的时候，就会对克制他的肺（金），产生反向的克制，即由金克木变成了木侮金。人大怒时产生咳嗽、咳血就是这种情况。

相乘与相侮常应用于抑强与扶弱的治疗原则。当某一脏腑出现病理性的亢盛时，就要对其进行抑制，而对于衰弱不足的脏腑进行扶助，以维持五行之间的平衡。例如，当肝过于亢盛而乘脾时，就要通过疏肝的方法抑制亢盛的肝气，同时又要利用健脾的方法来恢复脾的功能。这种治疗方法称为疏肝健脾法。

第二节 生命、健康、衰老——我们应该活多少岁

一、中医对生命的认识

1. 精是生命的本源物质

中医认为精是生命的本源物质。父母的生殖之精相结合，形成子代的先天之精。正如《黄帝内经》中所说的"生之来谓之精，两精相搏谓之神"，此句的意思是人生命的原始物质叫作精，父母的生殖之精结合形成的生机叫做神。先天之精在胚胎时期促进人体脏腑经络、四肢百骸的发育。《黄帝内经·灵枢·经脉》中说"人始生，先成精，精成而脑髓生，骨为干，脉为营，筋为刚，肉为墙，皮肤坚而毛发长"。

2. 人活一口"气"——生命的运动形式

俗话说：人活一口气。气对人非常重要，气是由精化生，是生命的运动形式，《庄子·知北游》中说"人之生，气之聚也，聚则为生，散则为死"，气是构成和维持人体生命活动的基本物质之一，生命活动是气的聚、散、离、合运动的结果。

人体气的运动称为气机，气的运动产生的各种变化称为气化。升、降、出、入运动是人体气化功能的基本形式，我们生命活动时刻都离不开气的升、降、出、入运动，如脾气主升，肺主宣发肃降，胃主降浊，肝主疏泄都是气的升、降、出、入的具体体现。《素问·六微旨大论》中说："出入废则神机化灭；升降息则气立孤危。故非出入，则无以生长壮老已；非升降，则无以生长化收藏。"离开气的升、降、出、入运行，生命就不复存在。

3. 生命基础——精气神

精、气、神是形成生命的三大要素。精是基础，气是动力，神为主宰；精和气上文已经提到。神是什么呢？神有广义与狭义之分，广义的神是人体生命活动的主宰及外在总体表现的统称，狭义的神是指人的情感、思维、意识等精神活动。精、气是神化生的物质基础，而人体的生理活动又受到神的主宰和指挥。

精充、气足、神旺，是人体健康的保证；精亏、气虚、神疲，是人体衰老的原因；保精、益气、养神，是抗老养生的重要方法。

二、中医对寿命与健康的认识

1. 寿命

寿命是指从出生经过发育、成长、成熟、老化至死亡前机体生存的时间，通常以年龄作为衡量寿命长短的尺度。

2. 人到底能活多久——天年

天年是指自然寿命。也就是人在理想的生存状态下，精气不受任何额外的损耗和劳动时生命自然延续所获得的寿命，古代医家认为人到120岁才出现生理性死亡。人的寿命与先天之精密切相关，人体的生命活动每时每刻都在消耗先天之精，如遇情绪波动、熬夜等不良的生活方式以及疾病，则先天之精会出现额外的损耗，先天之精消耗殆尽的时候，就是人生命终止之时。因此，养生就是通过各种方法减缓精的消耗，以达到延年益寿的目的的理论。

3. 什么是健康

世界卫生组织（WHO）在1948年提出了健康的定义，即健康不仅是没有疾病和衰弱的状态，乃是身体上、精神上和社会上的完好状态。这是非常有名的三维健康观，而到1989年WHO完善了健康的定义，即健康是身体、心理、社会适应和道德方面的完好状态。不难发现，WHO将道德健康也纳入了健康的范围，由三维健康升级到了四维健康。因此，可以把健康归纳为身体、心理、社会适应及道德四个方面的健康。中医的健康观与现代的健康观基本一致。

4. 健康的人有什么特征

生理上的健康可表现为眼睛有神、呼吸微徐、二便正常、脉象缓匀、形体壮实、面色红润、牙齿坚固、食欲正常、须发润泽、腰腿灵便、双耳聪敏、声音洪亮等；健康的心理特征包括精神愉快、记忆良好、心态平和、适应能力良好、道德高尚等。

三、衰老

衰老是人类正常生命活动的自然规律，人类的身体在生长发育完成之后，便逐渐进入衰老（或称衰退）的过程。

（一）衰老有几种

衰老分为生理性衰老及病理性衰老（早衰）。

第一类生理性衰老是指随着年龄的增长，到成熟期以后所出现的生理性退化，也就是人体在身体方面的年龄变化，这是一切生物的普遍规律。病理性衰老，即由于内在的或外在的原因使人体发生病理性变化，使衰老现象提前发生，这种衰老又称为早衰。

（二）衰老的原因

1. 肾脏亏虚

肾为先天之本，人的生长发育衰老与肾脏的关系极为密切。肾虚则元气衰，元气衰则生化功能弱，人的衰老就会加速到来。

2. 脾胃虚衰

脾胃为后天之本，水谷皆入于胃，五脏六腑皆禀气于胃。若脾胃虚衰，饮食水谷不能被消化吸收，人体所需要的营养得不到及时补充，便会影响机体健康，从而加速衰老，甚至导致死亡。

另外，衰老还与心脏虚衰、肝脏衰惫、肺脏衰弱、精气衰竭、阴阳失调有关。

第三节 人体的"宝贝疙瘩"——精气血津液

一、精

（一）精的定义

精是由禀受于父母的生命物质与后天水谷精微相融合而形成的一种精华物质，是构成人体和维持人体生命活动的最基本物质。精有广义和狭义之分，狭义之精特指繁衍后代作用的生殖之精，而广义之精包括人体内的气、血、津液、水谷精微等一切精微物质。

（二）精的来源

精主要源于两个方面，一是父母生殖之精形成的先天之精，二是脾胃消化的食物所形成的营养物质即水谷之精形成的后天之精，先天之精为根本，后天之精源源不断地补充，二者缺一不可。先天之精在胚胎时期主要储藏于肾，也有部分用于促进胎儿各脏腑的生长发育，而后天之精由脾胃运化的食物产生，主要是输送到各脏腑化生脏腑之气推动人体各项生理活动，如心跳、呼吸、消化。剩余的部分就会储存到肾，补充先天之精。先天之精主要封藏于肾，后天之精由脾运化产生，因此肾被称作先天之本，脾被称作后天之本。

另外，还有两个词需要给大家解释一下，即生殖之精和脏腑之精。生殖之精来自肾精，起到繁衍后代的作用，男女生殖之精结合形成胚胎。脏腑之精就是藏于脏腑，主要用于促进、推动脏腑发挥正常功能的部分，主要来自后天之精。

先天之精、生殖之精针对的主体不一样，生殖之精主要是针对父母而言的，而先天之精主要是针对子代而言的。

（三）精的作用

精主要包括以下几方面的作用。一是繁衍生命，肾精充盛，生殖功能正常，肾精亏虚，生殖功能就会受到一定影响。二是促进生长发育，肾精的充盛与否，直接关系到人的生长发育和衰老，在婴幼儿、少年时期，肾精不断充盛，人的各方面都会正常生长发育，如果肾精不足，就会导致生长发育迟缓。青壮年时期是肾精最为充盛的时期，人的体力、精力也达到了巅峰，如果青壮年时期肾精不足，就会出现未老先衰。随着年龄的增加，中老年时期，肾精渐衰，人就会出现衰老。三是生髓化血，精可转化为血，是血液生成的来源之一，精生髓，分为脑髓、脊髓和骨髓，肾精充盛，则脑髓充盈、骨髓充满，髓生血。四是精能化气，肾精化生元气，元气是人体最根本最重要的气，脏腑之精能化生脏腑之气，脏腑之气推动和调节脏腑的正常功能。五是化神，这里的神是指精神、意识、思维活动。神不能离开形体而单独存在，这是中医整体观念里形神一体观的重要内容，精就是神化生的物质基础，积精才能全神，精亏则神疲，精亡则神散。

二、气

（一）气的定义

气是构成人体和维持人体生命活动的基本物质，其特点是活力很强、运行不息。空气弥漫在整个自然界中，并且一直运动不息，人体之气也是如此，充斥在我们体内，无时无刻不在运动变化。可以把气理解成一种能量，一种力量，我们的各种生命活动都需要这种力量和能量，例如心跳和血液的运行需要心气，消化需要脾胃之气，呼吸需要肺气等。

（二）气的来源

人体之气主要有三个来源，一是肾精转化成的元气，又称为先天之气；二是通过呼吸作用从自然界吸入的空气，中医称为自然界的清气；三是脾胃消化后的营养转化成的水谷之气。后两者又被称为后天之气。三者合称为一身之气或者人气。

（三）气的运动——两个常用术语

上文中提到，气的活力很强，在不断地运动，关于气的运动在中医科普中经常会提到两个术语，一个是气机，另一个是气化。所谓气机，就是气的运动。气的运动有四种基本的形式，就是升、降、出、入。人体的生命活动是脏腑升、降、出、入运动的表现，每个脏腑气的运动是各有侧重的，如，脾宜升，即所谓的脾气主升（具体见本章第四节），而胃气宜降，肝气主升主动，肺气以肃降为主。脏腑气机升已而降，降已而升，升中有降，降中有升，维持动态平衡。

脏腑气机升降运动的动态平衡是维持正常生命活动的关键。若气的运动失调就会产生各种各样的不适。气的运动失调包括气滞、气逆、气陷、气脱、气闭等。气滞是气在局部发生阻滞不通，最常见的是肝郁气滞。气逆是指气的上升太过，下降不及，常发生气逆的是肺、胃、肝，肺气上逆表现为咳喘，胃气上逆会出现恶心、呕吐、呃逆等症状，肝气上逆是肝气疏泄太过，容易引起血压波动、面红目赤、烦躁易怒等。气陷是指气的下降太过，上升不及，例如，脾气下陷就会出现脏器下垂、腹泻等症状。气脱是指气的外出太过，不能内守。气闭指气结于内，不能外出。

另一个词是气化，所谓气化就是气的运动产生的各种变化。体内精微物质的化生及输布、废物的排泄等都属气化，可以理解为新陈代谢的过程就是气化过程，如肾的气化作用生成尿液。

（四）气的作用

气有推动、温煦、防御、固摄、中介等作用。

气的推动作用是指气能激发和促进人体的生长发育及各脏腑经络的生理功能。例如，心气可以推动血液运行，是血液运行的重要动力；气还可以促进脏腑的功能，如元气通过三焦到达各脏腑可以推动脏腑的功能，另外，元气还可以促进人的生长发育和生殖。

气的温煦作用是指气可以通过气化产生热量，使人体温暖、消除寒凉。发挥温煦作用的气，是人体之阳气，温煦作用可维持人体的体温恒定，为脏腑经络功能的发挥以及精、气、血、津液的生成、运行、输布提供稳定的内环境。例如，我们上文提到的卫气就有温养机体的作用。而当气虚的时候容易伴有怕冷的表现，正是因为气的温煦力量不足所致。

气的防御作用是指气护卫肌表，防御外邪入侵，同时驱除侵入人体病邪的作用。卫气就是这个作用的典型代表，防御外邪侵袭人体是卫气的重要作用，气虚体质人群容易出现抵抗力下降、容易感冒的表现。

气的固摄作用是指气对于体内血、津液、精等液态物质的固护、统摄和控制作用，从而防止这些物质无故流失，保证它们在体内发挥正常的生理功能。例如，卫气可以通过调节腠理的开阖防止汗液无故外泄；肾气通过其封藏的作用可以防止精的外泄；脾气通过脾主统血的作用可以防止血液溢出脉外。

气的中介作用是指人体内部各个脏腑组织器官虽然是独立的，但是它们之间充斥着气这一物质，气在它们之间起着感应传导的作用，使各个脏腑组织紧密相连，形成一个整体，气就是机体各部分相互联系的中介。

（五）这么多种气，有什么区别

大家都听过各种各样的气，如脾气、肺气、宗气、元气、真气、经络之气，感觉眼花缭乱，无法分清。在这里做如下简单区分，有一些气从名称中就可以了解气的部位或者作用，例如经络之气就是运行于经络中的气，肺内的气就称为肺气，脏腑之气就是五脏六腑、奇恒之腑气的总称，一身之气就是就是身体所有气的总称，呼吸之气就是与呼吸相关的气，水谷之气就是脾胃消化产生营养物质形成的气，还有一些气我们无法从名字推断其来源和作用，这样的气主要包括四种，即元气，宗气，营气，卫气。我们就重点介绍这四种气，为了便于大家理解，我们把"人气"比作一个家族，看看这四种气在家族中是什么地位。

（六）"人气"家族

1.元气——家族长老

元气，是人体最根本、最重要的气，是人气家族的"老大"，因此把它比作家族中德高望重的长老是最合适的，元气又称作原气或者真气，它是人体生命活动的原动力，促进生长发育和生殖及生理活动，元气的功能和我们上文介绍的精的功能很相似，因为元气就是肾精化生的。精能化气，元气就是肾藏的先天之精所化生，因为肾精除了源于先天之精，还来自脾胃运化的后天之精的充养，因此，元气是否充足与先天之精和后天之精都有关系。元气发于肾，通过三焦遍布全身，通行元气是三焦的重要的功能（见本章第四节），元气通过三焦到达五脏六腑、四肢百骸，促进五脏六腑的生理功能。

2. 宗气——家族顶梁柱

宗气又称作大气、动气。宗气由两种气融合而成，一种是自然界的清气，一种是脾胃运化的水谷精微之气，这两种气在胸中就是膻中穴（两乳头连线的中点）的位置汇聚融合便称为宗气，汇聚的位置又称为气海。宗气有着非常重要的作用，它能推动呼吸，与呼吸、语言、发声有关，又能行气血，与气血运行、心搏的力量及节律等都有关，同时宗气从胸中借助三焦自上而下运行，可资助先天元气。因此宗气是人气家族的"顶梁柱"。宗气的运行是从胸中，上出息道，贯注心脉及沿三焦下行，布散全身。

3. 营气——萌妹子

营气与下面要介绍的卫气可以对比着来看，营气属阴，卫气属阳，因此营气又叫做营阴，营气来自于脾胃运化的水谷精微，水谷精微中的精华部分就化生为营气，营气分布于血脉中，并通过血液运行到全身。它有两个作用，第一个是化生血液，营气与同样是脾胃运化产生的津液（人体内正常的水液）结合后就产生了血液，这是血液最主要的来源，因为营气是水谷精微的精华，营养全身五脏六腑、形体官窍，第二个作用就是营养的作用。因为营气属阴，又有营养作用，因此用温柔贤惠的萌妹子来形容它。

4. 卫气——纯爷们

卫气因为属阳，又叫作卫阳，它同样来自脾胃运化的水谷精微，但是与营气不同，卫气主要是水谷精微中的彪悍的部分所化生的，有着防御的作用，保护着我们的身体不受外界邪气的侵袭，就像看家护院的卫士一样，也可以把它理解为抵抗力。当卫气充足的时候，身体就不容易生病，当卫气不足时，就容易生病，因为卫气也是一种气，是由肺气宣发到全身的，肺气不足时，卫气就不能充分宣发，二者关系紧密，因此经常合称为肺卫之气。卫气除了防御的作用，还有温煦和调控腠理的作用。温煦作用就是卫气可以温养皮肤肌肉、五脏六腑，我们身体能保持体温的稳定，有赖于卫气的温煦作用，如果卫气不足，人就容易出现畏寒怕冷的表现。调控腠理主要是指腠理的开阖，腠理开则汗出，腠理阖则防止汗液外泄，当身体不需要出汗时，腠理就闭合，当机体需要排汗时，腠理就打开，所以调控腠理主要体现为调节汗液排泄。而当卫气不足时，调控腠理的作用就会紊乱，该开的时候没打开就会出现无汗，该闭合的时候没关上就会出现多汗或者自汗。《黄帝内经》中提到："卫者，水谷之悍气也，其气慓疾滑利，不能入于脉也，故循皮肤之中，分肉之间，熏于肓膜，散于胸腹。"也就是说卫气主要分布在血脉之外，外达皮肤肌肉，内至脏腑以发挥各种功能。

三、血

（一）血的来源和作用

血是循行于脉内富有营养的红色液态物质，它是构成人体和维持人体生命活动的基本物质之一。血主要通过两种方式产生，一种是脾胃运化的水谷精微转化为营气及津液在脉内结合，在心阳的温煦作用下变成红色就形成了血液。另一种是上文提到的精能化血，肾精充盛则血液化生有源。

血有两个主要的作用，一是营养作用，二是化神的作用。因为血富含营养，因此可以滋润全身的五脏六腑、形体官窍，保证正常生理功能的发挥。《黄帝内经》中说"目受血而能视，足受血而能步，掌受血而能握，指受血而能摄"，因此，血旺则身强体健，血亏则出现面色苍白或萎黄，口唇、指甲颜色偏淡，头发稀疏发黄，肌肉松弛等。另外，血是人精神活动的主要物质基础。人体血旺，人的精力充沛、思维敏捷、反应灵活；如血虚不能养神，就会出现精神萎靡、反应迟钝、心烦、失眠、健忘、抑郁，甚至昏迷等较严重的精神疾患。

（二）血液的循行靠什么

血液能在血脉内顺畅地运行，不发生堵塞，也不溢出脉外，主要有两个因素，一是气的推动作用，二是气的固摄作用，当然也有赖于血管畅通、没有破损，血液黏稠程度等其他因素。气的推动作用主要是靠心主血脉推动血液运行，肺主宣发肃降调节血液运行，肝主疏泄促进血液运行而实现的，这些力量是血液运行的促进力量，可以让血液在血管内周流不息，而不停滞。气的固摄作用主要是依靠肝藏血以及脾主统血的作用实现的，二者是血液运行的约束性力量，防止血液溢出脉管外。

知识链接：血的异常——血虚与血瘀

血的异常状态有很多类型，如血虚、血瘀、血热、血寒等。其中最常见的是血虚与血瘀。

血虚是指血不足。我们可以把人体想象成一个大的血库，血库有出口，有入口，库存不足的主要原因就有两个，第一个是血的来源不足，第二个是血的丢失过多。血的来源不足包括饮食减少、偏食以及脾胃的运化功能不足等，随着社会经济的发展，由于经济困难导致的食物摄入不足引起血虚较为少见，最常见的是爱美的女性，由于过度节食而导致的血虚。因此减肥一定要采用正确的方式,一是根据自己的体重指数(BMI)判断是否需要减肥;二是节食要适度,并且结合运动一同进行,过度的节食会使身体健康受到损害。血的丢失过多多见于急、慢性失血,疾病消耗等情况,如胃溃疡慢性出血、便血或者女性月经过多、淋沥不尽等。血虚主要有三方面的表现:一是血液不能濡养,如面色苍白、唇舌指甲色淡、乏力等;二是血不养神,如心悸、失眠、健忘等;三是舌象,血虚之人多表现为舌质偏淡。血虚该怎么办呢?首先要知道自己为什么会产生血虚,去除导致血虚产生的原因。其次可以用食疗、按压穴位等方法养血补血,补血常用的食物包括龙眼肉、大枣、猪肝等,常用的药物包括当归、阿胶等,也有一些常用的中成药,如四物合剂、当归补血口服液,这些食物和药物都对血虚有一定的调理作用,另外,还可以按揉足三里起到调补气血的作用。

血瘀是指血液的运行不通畅,甚至停滞。发生血瘀的原因有很多种,常见的有气滞血瘀,即因为气的运行不通畅而导致血液运行不畅;气虚血瘀,即气不足而导致无力推动血液运行;寒凝血瘀,即因为体内阴寒内盛而导致血液的运行变慢或者停止。血瘀多表现为口唇青紫,瘀血部位疼痛,痛处固定,皮肤干燥粗糙,舌质紫黯有瘀斑瘀点。许多严重的疾病,如心绞痛、心肌梗死、肝硬化、中风、肿瘤都与血瘀有着密切的关系。血瘀的调理首先还是应该去除导致血瘀的原因。其次在食物调理方面,可以多使用玫瑰花、山楂等活血化瘀的食物;在药物调理方面,当归、三七、红花等药物都有活血化瘀的作用,同时可以按揉血海穴以活血化瘀。

四、津液

津液是人体一切正常水液的总称,包括胃液、肠液、涕、泪、唾、汗液等。这里要注意正常二字。痰湿、水肿等病理性的水液不包括在内。津液的性质属阴,又称作"阴津",主要是由脾胃运化而产生,另外也有大肠、小肠的参与。它的主要功能是滋润濡养和充养血脉。津液为液体,可以滋润皮肤、毛发,濡养脏腑关节等。

五、气血津液的关系

精、气、血、津液之间不是绝对独立的,它们存在紧密的联系。下面重点介绍气与血的关系,气与津液的关系,血与津液的关系。

（一）气与血的关系

气与血的关系可以用"气为血之帅，血为气之母"来概括。气为血之帅包括气能生血、气能行血、气能摄血三个方面。气能生血是指血的化生离不开气的作用。例如，我们上文中提到的营气是化生血液的直接原料，而且气有推动的作用，可以推动各个脏腑的功能，对于营气、津液的产生、肾精的充盛都有着重要的作用；气能行血，是指气能推动血液的运行，气的运行正常是血液运行正常的必要条件，而气机不畅就容易引起血瘀，气逆会导致血液随之上行；气能摄血，是指血液能在血脉内正常地运行，不离开血脉，有赖于气的固摄作用，这点在上文中已经提到。

血为气之母，包括两个方面，即血能养气和血能载气。血能养气是指气的充盈及正常发挥功能离不开血的濡养。例如，血液濡养了脾胃，则脾胃能正常地消化食物，才能产生水谷精微之气。血能载气是指血是气的载体，气依附于血中并通过血脉运行至全身各处，因此，大失血的病人，也会出现气大量的散失，导致气随血脱。

气血的关系在中医中应用非常广泛。例如，一个血虚的人，除了要直接补血之外，根据气能生血的原理还需要补气，以促进血液的化生。有一个有名的补血方叫做当归补血汤，当归补血汤中只有两味药，当归和黄芪，但是补气药黄芪用量是补血的当归用量的 5 倍，其原因就是通过补气促进生血。而在治疗血瘀的时候，如果出现气滞血瘀的情况，除了要活血之外，更要找到气郁这个根本原因，应用行气理气的药物，来推动血的运行。如果是气虚、气不摄血导致的出血，除了补血之外，更要注重治病求本进行补气，以达到补气摄血的目的，例如，归脾丸就可以通过健脾补气来治疗气虚导致的便血、尿血、皮下出血等病症。

（二）气与津液的关系

气与血的关系与气与津液的关系比较类似，气对津液的作用可以概括为气能生津、气能行津、气能摄津。气能生津是指气是津液产生的动力，津液的产生最主要的是依赖于脾胃的运化功能，脾胃之气充盛，则产生的津液充足。气能行津是指气是津液运行的动力，气可以推动津液在体内正常运行，防止津液停滞在局部。气能摄津，是指气对津液包括唾液、汗液、泪液等有固摄的作用，可以防止津液无故大量流失。津液对气的作用可以概括为津能生气、津能载气。津能生气是指津液可以在脏腑阳气的蒸腾作用下转化为气，津能载气是指津液是气的重要载体，在津液大量流失的时候，气也会随之流失，所谓的"吐下之余，定无完气"就是这个意思，即在呕吐或者是腹泻时，体内的津液会大量流失，这个时候气也会随着津液的流失而出现流失而引起气不足的现象。

气与津液的关系在实践中也有较广泛的应用。例如，在津液亏虚的时候，除了养阴生津还可使用补气的方法以促进津液的化生。气的运行不通畅的时候，也会导致津液在局部停滞形成痰湿。在治疗痰湿相关的疾病时，除了利水还要注意行气、理气。

（三）血与津液的关系

血与津液的关系相对来说比较简单，血和津液都是由水谷精微所化生，它们的来源相同，可以相互化生。血运行于血脉之内，而津液分布于血脉之外。当血液丢失过多的时候，组织内的津液就会进入血管内，补充血量，这时津液也会发生不足；而当呕吐、大量出汗、腹泻，津液大量丢失的时候，血脉内的血就会渗出到脉外补充津液的不足，导致血脉空虚。血与津液这种关系被称为"津血同源"。

第四节　五脏六腑——中医，你怎么看

一、藏象概述

中医学把人体内在的重要脏器统称为脏腑，有关脏腑的理论称为藏象学说。藏，通"脏"，指藏于内的内脏；象，是征象或形象。藏象，是指藏于体内的内脏及其表现于外的生理病理征象及与自然界相通应的事物和现象。就是说，内脏虽存于体内，但其生理、病理方面的变化，都有征象表现在外。所以中医学研究五脏六腑，除了古代解剖学的观察，还包括对人体外部征象的观察，如"司外揣内""取类比象""整体观察"等。

中医的脏腑包括五脏（肝、心、脾、肺、肾）、六腑（胆、胃、小肠、大肠、膀胱、三焦）和奇恒之腑（脑、髓、骨、脉、胆、女子胞）。

（一）中医的脏腑与西医的脏器的区别

应当指出的是，中医学里的脏腑，除了指解剖的实质器官，更重要的是对人体生理功能和病理变化的概括。因此，虽然与现代医学里的脏器名称大多相同，但其概念、功能却不完全一致，所以不能把两者等同起来，如中医的脾与西医的脾脏，中医的脾的主要功能是消化吸收，而西医中的脾脏是一个免疫器官。

（二）五脏、六腑、奇恒之腑的区别

五脏、六腑、奇恒之腑是根据内脏器官的功能和特点不同而加以区分的。五脏，包括心、肝、脾、肺、肾，其主要功能是化生和贮藏精、气、血、津液，

具有"藏而不能泻、满而不能实"的特点，五脏需被精气充满，精气是指能充养脏腑、维持生命活动不可缺少的营养物质。六腑，包括胆、胃、大肠、小肠、膀胱、三焦六个器官，大多是指胸腹腔内一些中空有腔的器官，它们具有消化食物、吸收营养、排泄糟粕的功能，六腑有"泻而不能藏，实而不能满"的特点，正如《素问·五脏别论》说："所谓五脏者，藏精气而不泻也，故满而不能实；六腑者，传化物而不藏，故实而不能满也。"

而"奇恒之腑"，名字中带有一个"奇"字，就是同五脏、六腑都有区别，奇恒之腑结构上类似六腑，为中空有腔的脏器，在功能上类似五脏，有储藏精气的作用，包括脑、髓、骨、脉、胆、女子胞（子宫）。

（三）脏腑精气阴阳的含义

中医学认为，我们的每一个脏腑都由精气和阴阳组成。精能化气，气又分为阴阳，所以脏腑就有精气阴阳四个部分。脏腑之精：先天之精与后天之精合化为一身之精，一身之精分藏于五脏，精藏于脏腑之中，濡养脏腑，是脏腑生理功能的物质基础（图 脏腑精气阴阳的关系）。

脏腑之气：是由脏腑之精所化生的运行不息的极细微物质。脏腑之气推动和调控脏腑功能，是脏腑生理功能得以发挥的动力。

脏腑之阴气：脏腑之气中具有凉润、抑制、宁静等作用的部分，能够抑制、宁静脏腑功能。

脏腑之阳气：脏腑之气中具有温煦、兴奋、推动等作用的部分，能够兴奋、推动脏腑功能。

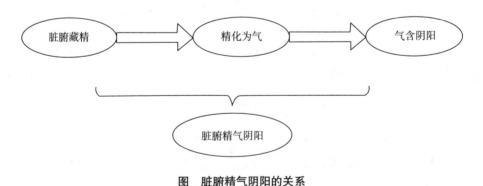

图 脏腑精气阴阳的关系

二、心——五脏之"君主"

五脏各有其生理功能，他们各司其职，协调合作，共同维持人体的生命活动。人体由五脏、六腑、形体、官窍、经络等组成一个整体，并以五脏为中心构成五个生理系统，可见五脏的重要地位，因此，重点给大家介绍五脏的生理功能和特点。

《黄帝内经》中说：心者，君主之官，神明出焉。君主就是古代的皇帝，这说明心在五脏中处于核心地位。为什么心有这么关键的作用呢？因为心掌管着两项重要的生理功能，一是心主血脉，二是心主神志。

1. 心主血脉

心主血脉的功能主要体现在以下几个方面。首先，心是血液运行的"原动力"，心气推动血液在脉内运行，血液的正常运行离不开心气的推动作用；其次，心是化生血液的"最后一公里"，脾胃消化的营养物质和水分进入血脉之后在心阳的温煦作用下变红生成血液，即水谷之精奉心化赤而为血；最后，心与脉相连，心气可以调节心脏的搏动和血管的舒缩。心脏的搏动与心率、心输出量等密切相关，而血管的舒缩又会直接影响血压这些生命活动的基本指标。

2. 心主神志

生活中评价一个人没有活力，就会说这个人看起来没什么精神。那这个神是什么意思呢？在中医学中，神的含义主要有二：第一是指人体生命活动的总称，一般称为广义的神。如我们说一个人神采奕奕，目光炯炯有神，都是这种含义，即整个人体生命活动的外在表现，整个人体的形象以及面色、眼神、言语、应答、肢体活动姿态等，无不包含于神的范围。换言之，凡是机体表现于外的"形征"，都是机体生命活动的外在反映。第二是指人们的精神、意识、思维活动，大家可以简单地理解为心理活动，一般称为狭义的神。

心主神志，又称作心主神明、心藏神。心藏神含义有二。其一，心主精神、意识、思维活动。心接受和反映客观外界事物，进行精神、意识、思维活动并做出相应的反应。可以说我们的一举一动，如饥饿时要进食，冷了要增加衣服都是心主神志的结果。其二，心主宰生命活动。"心为身之主宰，万事之根本"（《饮膳正要·序》）。心为人体生命活动的主宰。五脏六腑必须在心的统一指挥下，才能进行统一协调的正常的生命活动。心为君主而脏腑百骸皆听命于心。五脏、六腑、形体、官窍、四肢百骸各司其职，而心能协调五脏六腑的生理活动，使其协调统一。《灵枢·邪客》中说："心者，五脏六腑之大主也。"

当心主神志的功能正常时，人表现为精神饱满、神志清晰、思维敏捷，对外界信息的反应灵敏。当心神被扰，心主神志的功能异常时，就会出现心烦、失眠、多梦、反应迟钝、健忘、精神萎顿等症状，严重者还会出现谵妄或者昏迷、不省人事。

《黄帝内经》将人体比作一个大国，心脏为君主，统领其他脏腑，其平时不容易受到邪气侵犯，而且有特别的保护，就是心包，经络学说里将心包也作为一脏，心包就相当于心的御前侍卫，当正气虚弱，不足以抵抗外邪的时候，心包就会代心受邪，使心免受邪气影响。即《灵枢·邪客》所说的："心者……邪弗能容也，容之则伤心，心伤则神去，神去则死矣。故诸邪之在于心者，皆在于心之包络。"

三、肺——五脏之"宰相"

（一）肺的生理功能

1. 肺主气，主管呼吸——调节全身气的运行

肺主气包括肺主呼吸之气以及肺主一身之气。

肺主呼吸之气是指肺是体内外气体交换的场所，通过肺的呼吸作用，不断地呼浊吸清，吐故纳新，实现机体与外界环境之间的气体交换，以维持人体的生命活动。

肺主一身之气包括两个方面，一是肺吸入自然界清气与脾胃消化的水谷之气在胸中汇合，形成人体内一种非常重要的气，叫作宗气。二是肺的呼吸运动也是维持和调节气的升、降、出、入运动的重要因素。

2. 肺主行水，通调水道——调节水液运行

肺对水液的调节作用就好像身体内水液的物流集散中心一样，脾胃消化吸收的水液运送到肺这个集散中心，然后肺就通过它的宣发和肃降作用将这些水液向上、向外、向下运往全身各处。向上运动到头面部，以滋润头面、五官，通过呼气排出体外，向外运送到全身的皮肤，通过汗液排出体外，向下将水液运送到五脏六腑，经过五脏六腑代谢后，汇聚到肾脏，经过肾脏的气化作用形成尿液排出体外。

由于肺在五脏六腑中位置最高，因此称"肺为华盖"，华盖就是古代帝王出行时遮在头顶的大伞，又因肺参与调节体内水液代谢，所以说"肺为水之上源"（《血证论·肿胀》）。因此，我们治疗小便不利，有一个方法叫提壶揭盖法，就是用宣肺的方法治疗小便不利，就像把茶壶盖子打开倒水更通畅一样。

3. 肺朝百脉，主治节

朝是上奉、汇聚之意，肺朝百脉，指全身血脉都会朝会于肺，即全身的血液，都经由血脉上奉、汇聚于肺，通过肺的呼吸运动，进行体内外气体交换后，再输布到全身。

治节就是治理调节的意思。肺主治节，是指人体各脏腑组织之所以能按照一定的规律活动，有赖于对全身的治理调节，肺可治理调节气的生成、气的运动，津液、血液的运行。

因肺能助心行血，协助"君主"治理调节，所以称肺为"相傅之官，治节出焉"，相傅就是宰相，辅助皇帝治理朝政。

（二）肺主宣发肃降

肺主宣发和肃降是肺重要的生理特性。宣发和肃降是两个中医学的术语，宣发，就是宣布与发散的意思。肺主宣发，是指肺气具有向上、向外升宣发的生理功能；肃降，就是肃清和下降的意思。肺主肃降，即指肺气具有向下通降、向内收敛的生理功能。

肺的宣发作用体现在多个方面，如通过呼气，将体内的浊气排出体外；通过肺气向上、向外的扩散运动，将脾所转输的津液和水谷精微，向外布散到全身皮肤，向上发散至头面部及五官；肺气向外将卫气宣散到皮肤肌肉，以发挥防御、调节体温等作用；肺气将汇聚于肺的完成气体交换的血液向外输布到全身。

肺的肃降作用也体现在多个方面，如通过吸气，将自然界的清气吸入体内；向下布散津液，使水分到达五脏六腑；通过向内的运动，使周身的血液经百脉流经于肺。

（三）肺的系统联系

肺在体合皮，其华在毛，肺主皮毛，开窍于鼻，外感六淫先从皮毛或者口鼻而入，最容易侵犯肺，因此肺经常会感邪而病，例如感冒就是感受外邪之后引起咳嗽、流鼻涕等肺系的症状，因此称肺为娇脏。

另外，肺在志为悲，在液为涕，肺与大肠相表里，肺与秋气相应。

四、脾——五脏之"后勤部长"

（一）脾的生理功能

1.脾主运化

脾具有把水谷（水液和食物）转化为精微并将精微物质（营养）传输至全身各脏腑的生理功能，因此脾为全身提供营养，因此，有两个比较常用的说法，一是"脾胃为气血生化之源"，也就是说脾胃为气血化生的来源，只有脾胃源源不断地提供营养，才能化生充足的气血。而当人出现乏力、气短、不想说话等气虚症状时，中医常使用健脾的方法，促进气的产生。二是脾为后天之本。《黄帝内经》中称"脾胃者，仓廪之官，五味出焉"，因此脾为五脏的"后勤部长"。

脾主运化的作用包括运化水谷和运化水液两个方面。

（1）运化水谷

水谷，泛指各种饮食。脾运化水谷，是指脾对食物的消化吸收作用。脾运化水谷的过程：一是胃初步腐熟消化的食物，经小肠进一步消化，通过脾的磨谷消食作用使之化为水谷精微（又称水谷精气）；二是吸收水谷精微并将其转输至全身；三是将水谷精微上输心肺而化为气血等重要的生命物质。概言之，脾主运化水谷，包括消化水谷、吸收转输精微并将精微转化为气血的重要生理作用。

（2）运化水液

运化水液指脾对水液的吸收和转输，调节人体水液代谢的作用，即脾配合肺、肾、三焦、膀胱等脏腑，调节、维持人体水液代谢平衡的作用。脾主运化水液是调节人体水液代谢的关键环节。在人体水液代谢过程中，脾在运输水谷精微的同时，还把人体所需要的水液（津液），通过心肺而运送到全身各组织中去，以起到滋养濡润作用，又把各组织器官利用后的水液，及时地转输给肾，通过肾的气化作用形成尿液，送到膀胱，排泄于外，从而维持体内水液代谢的平衡。脾居中焦，为人体气机升降的枢纽，故在人体水液代谢过程中起着重要的枢纽作用。因此，脾运化水液的功能健旺，既能使体内各组织得到水液的充分濡润，又不致使水液过多而潴留。反之，如果脾运化水液的功能失常，必然导致水液在体内的停滞，而产生水湿、痰饮等病理产物，甚则形成水肿。即《黄帝内经》所提到的"诸湿肿满，皆属于脾"，因此在治疗水液代谢障碍所引起的疾病时，健脾利水是一种重要的治疗方法。

知识链接：如何去除体内的湿邪？

湿邪困脾的常见症状：头晕头重、食欲不振、胃脘胀闷、四肢沉重、大便黏腻不爽、舌淡胖，苔白腻。

健脾利湿的药物：茯苓、白术、薏苡仁、陈皮、赤小豆

2.脾主统血

脾主统血主要是指脾气像是一股无形的力量，制约着血液，使其只能在血管内流动，防止血液溢出血管之外。如果脾气不足，这种力量减弱，就会导致脾不统血而出血，如便血、尿血、皮下出血等。因此中医在治疗脾气虚引起的出血性疾病就会使用补气摄血的治疗原则。例如，常用中成药归脾丸就可以治疗脾不统血而出现的出血，因为党参、黄芪、白术等健脾益气的药物都是这个方子里的主药。

（二）脾气主升

脾气主升，是指脾的气机运动形式以升为要，脾宜升则健，这是脾的一个重要生理特性。其中包含两层含义，一是脾主升清，脾气向上升的作用可向上

布散水谷精微至心肺，脾主升清与胃主降浊的作用互相协调，一升一降，维持消化系统功能正常，若脾不升清，就会出现腹泻，胃不降浊，就会产生腹胀，即《素问·阴阳应象大论》所说"清气在下，则生飧泄，浊气在上，则生䐜胀"；二是脾气升举内脏，中医认为人的五脏六腑之所以能维持在恒定的位置而不下坠，就是因为脾气上升的运动像一股无形之力托住各脏器，如果由于某些原因如劳累、疾病导致脾气虚，这股向上的托举的力量就会减弱，人就容易出现内脏下垂性的疾病，如胃下垂、子宫脱垂、肾下垂等。因此中医在治疗这些疾病的时候经常用到健脾补气的方法，例如，补中益气丸就有治疗内脏下垂、久泻的功效。

（三）脾的系统联系

脾开窍于口，其华在唇，口唇色泽可以反映脾的功能是否正常；在体合肌肉，主四肢，所以脾虚之人容易出现四肢乏力；在志为思，脾与思虑这种情绪密切相关，思虑过度则伤脾，日久则暗耗心血，形成心脾两虚；脾在液为涎。

五、肝——五脏之"将军"

肝在《黄帝内经》中被称为将军之官，因为肝为刚脏，具有刚强、躁急的生理特性，主升、主动，肝气有向上、向外发散的特点，像冲锋陷阵的将军，因此被称为将军之官。

（一）肝的生理功能

1. 肝主疏泄

疏泄，是疏通发泄、通达条畅之意，肝主疏泄是指肝对人体之气具有疏通发泄、通达条畅的作用。肝主疏泄有着丰富的内涵。第一，肝主疏泄最重要的体现就是肝能调节全身之气的运行，即调畅气机的作用。当肝对气的疏泄不足时，就会产生肝郁气滞，而肝对气的疏泄太过时就会产生肝气亢逆。第二，肝主疏泄体现在促进脾胃的运化功能以及促进胆汁排泄。肝通过调畅气机促进脾升胃降，进而促进脾胃更好地发挥其消化作用，胆汁的分泌和排泄也有赖于肝主疏泄的作用。第三，肝可以调节血液及津液运行输布，气有推动的作用，可以推动人体血液及津液的运行，气行则血行，气行则津行，肝主疏泄，气的运行畅通了，血液和津液的运行也会更加顺畅。第四是肝还可以调节人的情绪，人情志活动的正常依赖于气血调和，无论是肝气疏泄不足还是疏泄太过，都会导致情志活动的异常。这一点在临床上应用非常广泛，现代社会生活压力大，容易出现焦虑、愤怒、抑郁等不良情绪，这些不良情绪会影响到肝主疏泄的功能，产生肝郁气滞或者肝气亢逆的症状，中医可以通过疏肝解郁或者平肝的方法对气机进行调节，同时调节人的情志活动。第五是肝对生殖功能有影响，可以促进女性排卵、月经来潮、男子排精，对女性月经的影响尤为明显，肝郁气滞时女性容易出现痛经、月经后期，甚至闭经，因此疏肝也是中医治疗月经病经常用到的治疗原则。

知识链接：肝与情绪

上文提到肝对情绪的调节作用在中医疾病防治的实践中应用很广泛，肝郁气滞或者肝气亢逆的时候都会引起情志活动的异常，反之，不良的情绪也会影响肝的疏泄功能。

当肝疏泄不足，肝气郁滞时，人就表现为闷闷不乐、爱生闷气、爱叹气，因为叹气可以帮助气的疏泄，所以肝郁气滞的人叹气后会感觉心胸烦闷的感觉减轻，所以才喜欢叹气。因为气不能正常疏泄，会出现胸胁胀闷的感觉，也会导致月经不调。另外，根据五行理论，肝乘脾，肝郁气滞还会影响到脾的运化，出现食欲不振、胃胀、反酸、嗳气（嗳气与打嗝不同，打嗝有声音，嗳气一般声音不明显）等。这个时候就要用疏肝理气的治疗原则。

当肝疏泄太过时，就会出现肝气亢逆，同样会影响情绪，这个时候人会比较急躁，面红目赤，头晕头痛，甚至吐血、咳血，突然昏厥，肝气亢逆在高血压的人群中比较多见。

2. 肝主藏血

肝主藏血是指肝具有贮藏血液、调节血量以及防止出血的作用。

肝脏被称为"血海"，它就像人体内的血库，有储藏血液和调节血量的作用，当我们运动的时候，身体需要更多血液为肌肉提供氧气和能量，肝就会将储藏的血液释放到全身各处，而当我们休息的时候，身体不需要那么多血液供氧供能，部分血液就会回到肝脏进行储存，即"人动则血运于诸经，人卧则血归于肝"。

肝血可濡养筋脉、眼睛、指甲等，当肝血不足的时候，容易出现肢体麻木或者颤动，视物不清，指甲没有光泽、容易断裂等表现。

（二）肝的系统联系

肝在体合筋，其华在爪，这里的爪是指指甲，指甲的色泽和形态可以反映肝血是否充足，如果肝血充足，则指甲坚韧红润有光泽；反之，如果肝的阴血不足，不能濡养指甲，指甲就会变薄变脆，甚则变形脆裂。如果肝血不足，人体筋脉也会失去滋养，出现筋脉拘急，肢体活动不利。

肝在志为怒，肝与怒有着密切的关系，肝疏泄不足则容易产生郁怒，疏泄太过则容易出现急躁易怒。

肝开窍于目，眼睛的功能与肝密切相关。肝火大则会出现目赤肿痛，肝血不足，不能濡养眼睛，则视物昏花，两目干涩。平时用电脑、手机比较多的人，可以每隔一小时就闭一会儿眼睛，让眼睛稍微休息一会儿，如果能经常闭眼休息的话，就相当于养肝。

六、肾——五脏之"财政部长"

（一）肾的生理功能

肾有封藏、闭藏的生理特性，肾中封藏着一种主生长、发育和生殖的非常重要的物质——精，即我们常说的肾藏精。

1. 肾藏精

（1）精与生长壮老已

精，是构成人体和维持人体生命活动的最基本物质，精主要藏于肾。肾精充盛则人生长发育，肾精衰减，人体衰老，因此，可以说肾精对人的生长、发育、衰老、寿命都起着至关重要的作用。婴儿刚出生时，肾精尚不充足，因此婴儿不能站立、行走、说话，不能控制大小便，随着肾中精气逐渐充盛，婴儿就不断生长发育，学会了坐、爬、站、走、跑，逐渐可以控制大小便，在肾精最为充盛时，人就到了壮年，在 40 岁之后，肾精逐渐衰少，人就开始衰老。

（2）精与生殖

当肾精充盛到一定程度，女性在 14 岁左右，男性在 16 岁左右，就会产生一种叫作天癸的物质，这种物质会促进人体的生殖器官成熟并维持人体的生殖功能，于是女子月经来潮，男性排精，具有生殖能力。

肾中所藏之精气如此重要，就像我们生命的货币，因此，藏精的肾就是掌管生命货币的"财政部长"。

2. 肾主水

肾的气化作用生成尿液并对尿液排泄有调节作用，另外，肾对参与体内水液代谢的其他脏腑如脾、肺、肝、三焦等都有调节作用。

3. 肾主纳气

在我们的一般认知里，如果说起与呼吸相关的器官，大家一定会想到肺，但是在中医理论中肾也参与了呼吸，肾在呼吸中的作用是通过封藏的特性摄纳肺吸入的空气，就像有一个无形的手把吸进来的气往下拽一样，使呼吸保持一定的深度，防止呼吸过度表浅。如果肾主纳气的功能异常，就会出现呼吸表浅、气喘等表现，称为"肾不纳气"。

知识链接：肾与生长壮老已

中医关于生命各个阶段的划分，《素问·上古天真论》有一段很经典的论述：

"女子七岁，肾气盛，齿更发长。二七而天癸至，任脉通，太冲脉盛，月事以时下，故有子。三七，肾气平均，故真牙生而长极。四七，筋骨坚，发长极，身体盛壮。五七，阳明脉衰，面始焦，发始堕。六七，三阳脉衰于上，面皆焦，发始白。七七，任脉虚，太冲脉衰少，天癸竭，地道不通，故形坏而无子也。

丈夫八岁，肾气实，发长齿更。二八，肾气盛，天癸至，精气溢泻，阴阳和，故能有子。三八，肾气平均，筋骨劲强，故真牙生而长极。四八，筋骨隆盛，肌肉满壮。五八，肾气衰，发堕齿槁。六八，阳气衰竭于上，面焦，发鬓颁白。七八，肝气衰，筋不能动，天癸竭，精少，肾脏衰，形体皆极。八八，则齿发去。"

从这段话我们可以看出，女性每七年为一个阶段，男性每八年为一个阶段，第一阶段和第二阶段为幼年期，第三阶段和第四阶段也就是女性21~35岁，男性24~40岁的阶段，属于青壮年阶段。女性35岁以后，男性40岁以后，肾气就会逐渐衰减，女性49岁后，男性56岁之后就丧失了生育能力，进入了老年期。

（二）耳聋、腰痛、牙齿松动、脱发、健忘、骨质疏松为何都与肾虚有关

在生活中，很多人都有这样的疑问：耳聋、腰痛、牙齿松动、脱发、健忘、骨质疏松这些看似与肾不相关的症状为什么都跟肾虚有关系呢？其实这与肾的系统联系有密切的关系。

肾在体合骨，其华在发。《黄帝内经》中有"肾者，主蛰，封藏之本，精之处也。其华在发，其充在骨"。中医认为，头发黑不黑、是否润泽浓密跟肾气相关。其华在发，是指头发的健康可以反映肾的功能。肾气不足容易出现脱发、头发早白等现象，肾与骨也有密切联系，中医认为肾主骨生髓，髓通于脑，这个髓包括脑髓、脊髓及骨髓，因此肾与骨骼的健康和脑部的功能都有密切的关系，当肾虚时就容易出现骨质疏松、健忘等症状。

肾开窍于耳及前后二阴，一些耳部的疾患如耳鸣、耳聋以及泌尿生殖系统

疾病也与肾有着密切的联系。例如，耳鸣分为实证和虚证，如果是实证的耳鸣其声音多像打雷一样，多与肝胆实火有关，而虚证耳鸣的声音则像蝉鸣一样，主要与肾相关。因此，在治疗虚证的耳鸣时中医也会采用补肾的方法。有个治疗肾虚耳鸣的常用中成药叫做耳聋左慈丸，就是治疗肾虚耳鸣，这个药就含有六味地黄丸的组分，起到补肾填精的作用。

肾在志为恐，恐则气下，如果过恐就会影响肾的功能，因为恐则气下。人只要担心害怕，气就会往下行，而气的下行就会导致很多问题，如腹胀，甚至二便失禁等。

另外，肾在液为唾，与膀胱相表里，腰为肾之府，肾的位置在腰部，所以肾虚会导致腰部疼痛。

七、认识六腑

六腑包括胆、胃、小肠、大肠、膀胱和三焦，作用分别介绍如下。

1. 胆——主决断，助消化

《素问·灵兰秘典论》载："肝者，将军之官，谋虑出焉，胆者，中正之官，决断出焉。"胆与人的勇怯、胆量有关，日常生活中胆气虚之人常表现为优柔寡断，拿不定主意，胆小善惊易恐，睡眠不安；或者胆热夹痰上扰心神，出现心烦、急躁易怒等症状。此外，胆汁分泌到肠道还能帮助消化饮食，若胆汁分泌出现障碍则会出现饮食不化，表现为腹胀、腹痛等。

2. 胃——受纳与腐熟水谷，胃主降浊

所谓受纳，就是接受容纳食物，所谓腐熟，就是使食物初步消化，变成食糜。食物入口经食管到达胃，故胃有"水谷之海"之称，到达胃部后食物又消化变为食糜，产生的水谷清气经脾的转输和肺的宣降遍布全身，提供组织能量，故胃又有"水谷气血之海"之称，剩余的水谷糟粕经胃的通降功能下移给小肠，胃的通降与脾的升清是相辅相成的，胃的通降功能受损，则出现食积，脾的升清功能受损则出现泄泻。

3. 小肠——受盛化物，泌别清浊，小肠主液

受盛化物就是小肠接受胃传下来的饮食进行进一步的消化；泌别清浊就是食物在小肠进一步地消化成清、浊两个部分，其清者也就是营养物质，经脾气转输全身，其浊者也就是小肠消化下来的糟粕，进一步在通降功能作用下传导给大肠。小肠主液也就是小肠不仅消化食物，还吸收了食物中的水分，参与了机体的水液代谢。若受盛化物、泌别清浊、主液的功能失调，则表现为腹胀、腹泻等症状。

4. 大肠：传导糟粕，大肠主津

大肠传导糟粕就是承接小肠传下来的食物进一步地吸收其中的水分和营养

物质，然后将糟粕也就是食物残渣排出体外，形成大便的过程。大肠在传导糟粕的同时也会吸收部分水分，称为大肠主津。

5. 膀胱：贮存和排泄尿液

《素问·灵兰秘典论》云："膀胱者，州都之官，津液藏焉，气化则能出矣。"膀胱最主要的作用就是储尿和排尿，当有小便问题如小便不利或者尿频时，除了要考虑膀胱本身的病变外，也要考虑到人体水液代谢的全过程，肺失宣降、脾失健运、肾失气化等其他脏腑的病变也会引起小便的问题。

6. 三焦——通行元气，运行水液

中医中经常出现三焦这个词，但是对于三焦究竟是有形还是无形，还存在一定的争议，大家可以简单地把三焦理解为位于躯体和脏腑之间的空腔。三焦常见的是用来区分位置，三焦是上焦、中焦、下焦的合称。

上焦——横膈以上的部位，包括心、肺等。

中焦——横膈以下至脐的部位，包括脾胃、肝胆等。

下焦——脐以下的部位，包括肾、膀胱、大肠、小肠等，也有说法认为肝应该归为下焦。

三焦的主要生理功能是通行元气、运行水液。

通行元气——元气是肾精所化，因此根于肾，通过三焦而运行于全身。《难经》中说到"三焦者，原气之别使也。"

运行水液——水液运行以三焦为通道。三焦对水液代谢的协调作用，称为"三焦气化"。

第二章

情志养生

第一节　情绪与疾病

一、养生须注重养情志

情志养生在中医养生理论中占有重要的地位，许多中医专家认为心胸宽广、心态平衡应放在养生之首，养生重在养心，注重情志养生是很有道理的。据世界卫生组织报道，健康长寿 10% 取决于社会因素，8% 取决于医疗条件，7% 取决于环境因素，60% 取决于生活方式，而在这 60% 当中有 35% 是情绪因素。美国亚特兰大疾病控制中心研究发现，90% 的疾病都和情绪有关，因此把情志养生放在养生的首位是非常合理的。

其实中医一直都把七情，也就人的各种情绪，作为引起疾病的内因。中医把疾病的病因分为四大类，分别为感受外邪的外感病因，情绪、饮食、劳逸过度等内伤病因，痰饮、瘀血、结石等病理产物病因，以及外伤、寄生虫、中毒等其他病因。情绪就是引起疾病重要的内伤病因。心理因素已逐渐成为各类疾病发病和致死重要的致病因素。心理因素可直接导致心理疾病如失眠、抑郁症、焦虑症、精神分裂等，也可导致心身疾病。所谓心身疾病就是心理因素对疾病的发生病情的变化有重要影响，许多慢性病都属于心身疾病，如糖尿病、冠心病、肿瘤、高血压、脑卒中以及一些严重的皮肤病等。

中医讲"百病生于气""心情舒畅百病消"等都是为了告诫我们要重视情绪对健康的影响并注重情志养生，学会控制和掌握自己的情绪。

二、情绪是怎样致病的

在介绍这个问题之前，需要首先介绍两个中医描述人体不同情绪的术语，一个为七情，指喜、怒、忧、思、悲、惊、恐七种情绪的统称；另一个为五志，五志即怒、喜、思、悲、恐五种情绪活动，五志分别与肝、心、脾、肺、肾五脏相对应。

七情在正常情况下，在一定范围内波动，对健康影响不大，一般不会引起病变。《素问·举痛论》中提到："喜则气和志达，营卫通利。"《素问·气交变大论》中说道："有喜有怒，有忧有丧，有泽有燥，此象之常也。"

但是如果遇到强烈的精神刺激，如大怒，或者不良情绪持久影响，如长期处于焦虑、抑郁状态，或者人体本身比较虚弱，对情绪波动的承受力较差，如正在生病之人，这些情况下情绪就有可能导致或加重疾病，例如，一个本身就有高血压的人，生气会导致血压升高，引起头晕、头痛。这时候情绪就成为了致病因素，称为"七情内伤"。

七情内伤是如何引起疾病的呢？一是影响了脏腑之气的正常运行。气的运行有升、降、出、入四种形式，情绪致病时会直接扰乱气的正常运行，出现气逆、气乱、气滞。《素问·举痛论》就提到："余知百病生于气也，怒则气上，喜则气缓，悲则气消，恐则气下。"二是直接伤及脏腑，怒、喜、思、悲、恐五志分别与肝、心、脾、肺、肾五脏相对应，即肝在志为怒，心在志为喜，脾在志为思，肺在志为悲（忧），肾在志为恐，因此情绪会对相应脏腑产生影响。《素问·阴阳应象大论》中说："怒伤肝，喜伤心，思伤脾，忧伤肺，恐伤肾。"因五脏之中心主神志，因此出现各种情绪都会损伤心神，《类经·情志九气》指出："情志之伤，虽五脏各有所属，然求其所由，则无不从心而发。"

三、情绪致病的表现

（一）喜伤心

愉悦本是积极情绪，对健康有益，但是过度高兴，心气容易耗散，即所谓的喜则气缓，气缓则运血无力易出现瘀滞，导致一些精神、心血管方面的疾病发生。如心神不安、心悸失眠，甚至神志错乱，语无伦次，哭笑无常，举止异常。对于一些有基础疾病的人群还易造成中风。如人们熟知的"范进中举"，说的也是这种突然的狂喜导致"气缓"，即心气涣散，出现精神失常。

（二）怒伤肝

怒分为两种，一种是发怒，把怒气发泄出来了，另一种是郁怒，就是所谓的生闷气，不管是哪种，都易伤肝，但是两种情况又有不同之处。发怒容易导致肝气疏泄过度，肝气过度升发，即怒则气上，气血上冲，会引起血压波动，人就会表现出面红目赤、血压升高，怒发冲冠这个词就是对这种状态的高度概括。现代研究显示，发怒时可引起食欲下降，胃肠痉挛，心跳加快，呼吸急促，血压上升，经常发怒易导致高血压等心脑血管疾病。对患有心脑血管疾病者，可导致病情加重，诱发中风、心肌梗死等，危及性命。大怒时气血上升、肝火亢盛，可出现两肋疼痛、面红目赤、口干口苦，甚至面色青紫、四肢发抖、昏厥，尤其是中老年人在患有高血压时，更易诱发脑出血。郁怒生闷气则会引起肝气疏泄不足，表现为喜欢叹气、胁肋胀痛、胃胀、嗳气、呃逆等肝郁气滞的症状；气为血之帅，可推动血行，气郁还可以导致血瘀，因此容易生闷气的人还容易出现甲状腺结节，女性还易发生黄褐斑、乳腺结节等疾病。

（三）思伤脾

思虑过度可导致气机郁结、消化不良、消瘦乏力。轻者，愁眉苦脸，闷闷不乐，少言少语，意志消沉，独坐叹息；重者，辗转难眠、精神恍惚、心中烦躁、惶惶不可终日。现代社会由于竞争激烈，生活工作压力大，导致抑郁症高发，甚则轻生自残，应该引起大家的高度重视。

（四）悲忧伤肺

"悲则气消"，悲忧会不断消耗人体之气，而肺主气，过度悲哀可使肺气耗损，出现声低息微、声音嘶哑、面色惨淡、精神萎靡不振。肺气不足，会导致卫气不足，人的抵抗力下降。另外，肺主皮毛，故忧愁会使人的面部皱纹增多，须发早白，重者出现某些精神因素所致的皮肤病，如荨麻疹、斑秃、牛皮癣等。

（五）恐伤肾

恐惧时，伤肾气、肾精，会出现面色苍白、头晕欲倒，甚至二便失禁。为什么害怕的时候大小便会失禁呢？中医讲肾主二便，当一个人过度恐惧的时候，他的肾气就散了，肾的固摄功能随之下降，大小便就失禁了。恐伤肾，所谓的恐，与焦虑类似，就是指恐惧不安、心中害怕、过分紧张，如临深渊、如履薄冰的感觉。肾主生殖及二便，恐惧过度会耗伤肾气，使得肾气不固而下陷，即所谓恐则气下，就容易出现二便失禁、遗精滑泄等症状，严重的惊恐，还会导致人昏迷、死亡。

第二节　拿什么拯救你，我的小情绪

情志养生这么重要，我们该如何进行情志养生，调节自己的情绪呢？

一、平日如何调养精神

历代养生学家把调养精神作为养生长寿的重要方法，防病治病之良药，如果不调养精神，只通过饮食调理，使用滋补药物，是很难健康长寿的。其原因在于心藏神，统帅全身脏腑、经络、形体、官窍的活动及精神意识、思维活动，如果不能很好地调养精神，影响心神，就会影响整个人体生理活动而产生亚健康，甚至疾病。因此，在日常生活中，就要做到调养心神，可以从以下几个方面入手。

1. 清静以养神

养心养神是养生之根本，心神清明，则血气昌达，有益健康。调养心神首在静养。《素问·生气通天论》中提到"清静则肉奏闭拒，虽有大风苛毒，弗之能害"所谓清静，就是保持精神的安定，减少精神上的消耗，专心致志地从事各项工作、学习。清静养神需要做到以下几点。

（1）少私寡欲

少私寡欲即减少私心杂念，降低对名利和物质的嗜欲，道德经中提到："少私寡欲，见素抱朴。"《内经》指出："是以志闲而少欲，心安而不惧，形劳而不倦，气从以顺，各从其欲，皆得所愿……所以能年皆度百岁而动作不衰。"要注意节制各种欲望，防止对欲望过度执着，若过于执着于某事，但又无法达成，所求不遂，就会产生焦虑、抑郁、嫉妒、忧愁等各种不良情绪，从而影响健康。

（2）养心敛思

养心敛思即保养心神，志向专一，排除杂念，驱除烦恼。《医钞类编》中提到："养心则神凝，神凝则气聚，气聚则神全；若日逐相扰烦，神不守舍，则易衰老。"

2. 立德以怡神

正确的精神调养，必须要有正确的人生观。有目标、有追求，充满信心，才能更好地促进身心健康。

（1）坚定信念

养生，首先要立志，对生活充满希望。健康的心理、高尚的理想和道德情操是每个人生活的基石和精神支柱。《灵枢·本脏篇》："志意者，所以御精神，收魂魄，适寒温，和喜怒者也。"

（2）道德修养

孔子曾说道："德润身，仁者寿。"《中庸》中曾说："修身以道，修道以仁。"孙思邈在《千金方》中也曾提到："性既自善，内外百病皆悉不生，祸乱灾害亦无由作，此养性之大经也。"树立崇高的道德品质，行事光明磊落，则心安理得，心神安宁，有益于身心健康。

3. 开朗乐观

（1）性格开朗

性格虽然与人的基因和遗传因素直接相关，但随着环境和时间的变化，是可以改变的。情绪的稳定，对一个人的健康起着重要作用。性格开朗，活泼乐观，精神健康者，不易患精神病、重病和慢性病。

（2）情绪乐观

孔子《论语》中说道："发愤忘食，乐以忘忧，不知老之将至云尔。"乐观的情绪是健康的重要基石，保持乐观积极的心态无论是对青年人还是老年人都有着关键的作用，可以起到调和气血、延缓衰老的作用。

4. 保持心理平衡

（1）培养竞争意识和良好的心理素质

现代社会工作压力大，要培养在竞争中保持心理平衡的能力。剧烈的竞争容易打破原有的心理平衡，要学会自我调节，做到胜不骄、败不馁，不过分看重成败，不为琐事忧虑烦恼。

（2）克服自卑感，消除嫉妒心

人的兴趣和能力是多种多样的，人各有所长，各有所短，人群中也不曾有过全能的"天才"。因此，不必为一时一事的失利而苦恼，丧失信心。克服自卑感的关键在于自我肯定，不断挖掘自身潜能，扬长避短。消除嫉妒心，关键在于培养海纳百川的胸襟和与人为善的品质。

二、出现情绪问题时如何调节

1. 节制法

要注意及时发现自己的情绪波动，适当控制自己的情绪，避免过度的情绪波动，以维持情绪的稳定。

平日的工作和生活中，经常会遇到让人生气的事情，或者是部分人自身就比较容易生气，也就是七情中的怒，怒对人体伤害很大，所以遇事首先要制怒，以防止怒气伤身。这里可以用一个小方法，要发怒时，心里默念10个数字，稍作平静，怒气就会减弱。《老老恒言》一书中提到："人借气以充身，故平日在乎善养。所忌最是怒。怒气一发，则气逆而不顺，窒而不舒，伤我气，即足以伤我身。"就是说气是我们人体生命活动的重要物质，一发怒，气就会上逆，不能正常运行，损伤人的身体健康。

2. 疏泄法

所谓疏泄法，就是把积聚、压抑在心中的不良情绪，通过适当的方式宣达、发泄出去，以尽快恢复心理平衡。

直接发泄：如大哭、在无人的地方喊叫等，从而直接发泄不良情绪。

疏导宣泄：借助别人的疏导，把心中的郁闷宣散出来，如向亲戚朋友诉说，或者寻求心理医生的专业帮助。

3. 转移法

转移法又称为移情，即通过一定的方法和措施改变人的思想焦点，或改变其周围环境，使其与不良刺激因素脱离接触，从而从不良情绪中解放出来，或转移到另外的事物上去。《临证指南医案》中说："郁症全在病者能移情易性。"转移法的关键是找到自己感兴趣的事情。

（1）运动移情

运动时大脑会释放使人愉快的化学物质内啡肽，能改善不良情绪，使人精神愉快。情绪低落时，适当运动可以改善情绪。

（2）娱乐移情

通过欣赏歌曲或者唱歌、跳舞、看喜爱的电视节目调节不良情绪。《理论骈文》中说："七情之病者，看书解闷，听曲消愁，有胜于服药者。"

（3）旅游移情

也可通过旅游的方法，欣赏沿途美景，转换心境，放松心情、释放压力、恢复精力。

4. 情志制约法

情志制约法又称以情胜情法，是根据情志及五脏间存在的五行生克原理，用互相制约、互相克制的情志，来转移和干扰原来对机体有害的情志，以达到协调情志的目的。根据中医五行理论，不同的情志之间相互关联，一种情志会对另一种情志产生相生或制约作用，用一种情志活动可调节另一种情志引起的疾病。《素问·阴阳应象大论》指出："怒伤肝，悲胜怒；喜伤心，恐胜喜；思伤脾，怒胜思；忧伤肺，喜胜忧；恐伤肾，思胜恐。"金元四大家之一的著名医家张从正曾经治疗过这么一个病人。有一位贵妇人，平时多思，两年来都无法入睡，吃了很多的药都无效，她丈夫请张从正来诊治。张从正诊后，悄悄对患者的丈夫说，治病需要你的配合。说完，他大声对妇人说，要五十两银子做诊金，还要好酒好菜招待我三天，才能给你治病。并向患者丈夫使了个眼色，丈夫连声说好。在接下来三天里，张从正只管喝酒吃菜、聊天取乐，丝毫不谈治病之事。妇人的丈夫也和张从正一起喝酒聊天，似乎也忘了还有他妻子在等着治疗。如此三天后，张从正拿了五十两的诊金就不辞而别了。那妇人看张从正吃喝了三天，不但没给自己治病，还拿走了五十两银子，自己的丈夫好像一点事都没有，根本不提治病的事，不由得勃然大怒，大骂起张从正和自己的丈夫来。骂了一通后她感到疲乏了，竟然沉沉睡去。这一睡就是好几天。妇人的丈夫还有些担心，请张从正来看。张从正查看过后说，病人脉象和缓，让她自然醒来病就好了。患者醒来后，困扰她两年之久的失眠症果然好了。这时丈夫才告知她治疗经过，并向张从正致谢。张从正笑着嘱咐以后注意不要过度思虑及一些日常注意事项，并奉还了先前的五十两银子就离去了。这就是中医"怒胜思"的情志制约法。

第三节 你睡的还好吗——睡眠养生与保健

不良情绪与失眠经常相伴而来，它们互为因果，可以说是一对难兄难弟。

压力、抑郁、焦虑经常会导致失眠，研究表明处于焦虑状态的人经常会出现难以入睡的情况，而处于抑郁状态的人则容易有清晨早醒的困扰。反之，经常失眠也会使人处于易激惹的状态，容易生气、感到郁闷、压抑沮丧，甚至精神崩溃。

一、你的睡眠是否达标

首先，让我们来思考几个关于睡眠的问题。①你的睡眠时间够吗？②睡醒之后你会觉得疲惫不堪吗？③躺在床上，你是否会辗转反侧、心情烦躁呢？④睡着后，你会惊醒吗？醒后还能再入睡吗？⑤你的夜尿多吗？

在这几个问题中，第一个问题是关于睡眠的量的，余下的问题是关于睡眠的质的，只有质和量两方面均合格才能算一个合格的睡眠。

首先，我们来回答我们该睡多久的问题。

睡眠的多少因人而异，一般成年人只要 7～9 小时即可，老年人随着年龄的增长，睡眠时间有缩短的趋势，一般为 7～8 小时，有条件可在中午进行午睡，以保证下午精力充沛。睡子午觉是中医常见的睡眠养生方法。子时是指夜间 11 点至凌晨 1 点这个时间段，而午时是中午 11 点至下午 1 点的时间段。子时是一日内阴气最盛的时候，子时阳气开始生发，称为"子时一阳生"，而午时是一天中阳气最盛的时候，午时阴气开始渐增，即"午时一阴生"，因此子时和午时都是阴阳交替之时，睡好子午觉，有利于人体养阴、养阳。因此，在睡眠养生时要注意尽量在夜间 11 点前入睡，使身体得到充分的休息，而午休则不宜过长，以半小时为宜，最多不要超过 1 小时。另外，中医认为还应根据季节变化调整睡眠节律。根据天人相应的观点，《素问·四气调神大论》对四时的起居时间作了相应的论述。如春三月"夜卧早起，广步于庭"，夏三月"夜卧早起，无厌于日"，秋三月"早卧早起，与鸡俱兴"，冬三月"早卧晚起，必待日光"。通过这种顺应四时节律的睡眠养生方法，可以加强我们人体适应自然的能力，避免疾病的发生。

以上我们介绍了睡眠量的问题，下面再来讨论一下睡眠质的问题，如何判断我们到底睡得好不好呢？实际生活中可用以下标准检查是否有较高的睡眠质量：①入睡快，上床后 5～15 分钟进入睡眠状态；②睡眠深，睡中呼吸匀长，无鼾声，不易惊醒；③无起夜，睡中梦少，无梦惊现象，很少起夜；④起床快，早晨醒来身体轻盈，精神好；⑤白天头脑清晰，工作效率高，不困倦。

二、睡不好有什么危害

睡眠不好有以下三方面的危害：一是影响大脑的可塑性与功能修复，这直接影响到人的精神状态，长期失眠的人会出现精神萎靡，反应迟钝，记忆力、理解力减退等；二是影响内分泌系统、免疫系统的正常节律，会导致内分泌失调，深度睡眠时人体会分泌生长激素，失眠会导致生长激素分泌减少，导致肥胖，免疫功能下降，因此经常熬夜的人更容易生病，因为身体的抵抗力变差了；三是影响机体的自我修复。

当你熬夜后，你会发现最大的变化首先出现在你的脸上：疲惫的面容，黑眼圈、眼袋增加，面部的皱褶，痤疮、湿疹。低质量的睡眠或失眠都会对情绪产生负面影响：易激惹，容易生气、感到郁闷、压抑沮丧，长时间不睡觉还会导致精神崩溃。

三、如何能睡得好

（一）睡前准备

1. 睡前调摄

睡前调摄即做好睡眠前的各种准备工作，这是保证高质量睡眠的前提。

睡前宜放松：睡前适合保持放松的状态，不考虑工作、生活中的各种琐事，让精神处于平静的状态。也可以采取一些方法帮助自己放松，如听舒缓的音乐、按揉助眠的穴位、冥想等。战国早期庄子所著的《南华经》记载睡眠有"操纵"二法："操者，如贯想头顶，默数鼻息，返观丹田之类，使心有所著，乃不纷驰，庶可获寐；纵者，任其心游思于杳渺无朕之区，亦可渐入朦胧之境。最忌者，心欲求寐，则寐愈难。盖醒与寐交界关头，渐非臆想所及，惟忘乎寐，则心之或操或纵，皆通睡之路。"古人云："寤则神栖于目，寐则神栖于心。"心静无欲则能入睡，心情烦躁，杂念纷纭，常常难以入睡。可见，好的入睡状态需心无旁骛，心静入眠，心情急迫反而难以睡着。

心神是睡眠的主宰者，神静则寐，神动则醒。避免睡前引起精神兴奋的因素，如悲伤、欣喜、忧虑等情绪的波动，大喜大怒、深思忧虑，则阴阳不和，神不守舍，难以入睡，唐代李群玉《火炉前坐》："孤灯照不寐，风雨满西林。多少关心事，书灰到深夜。"这段话反映了作者因思虑而不眠的睡前情态。还要避免看电影、玩游戏、看小说、聊天等活动，这些活动容易使精神处于兴奋状态，影响入眠。

2. 睡前准备工作

首先，睡前可在家中缓缓散步，单调的散步活动能增强睡意，并消耗一些体力，使入睡更加容易。但是，睡前活动不可过量，否则阳气浮动，神不归脏，难于安卧。其次，睡前也有许多准备工作要做，如泡脚、按摩涌泉穴、梳理头发。中国历代养生家对此有诸多论述，如《贵耳集》中提到："梳头浴脚长生事，临睡之时小太平。"中医认为，阳入于阴则寐，阳出于阴则寤。如果在睡眠时阳不入阴而浮于上则会失眠。脚上汇集了足三阴经，又位于人体的低位，通过温水泡脚时温度的物理刺激，有利于吸引阳气下降入阴以促进睡眠，并且温水泡脚还可以改变局部血液循环，通畅气血，有助于缓解疲劳；足底按摩是用手搓摩足底部的涌泉穴，俗称"搓脚心"。脚心的涌泉穴是足少阴肾经的要穴。现代医学研究证明，经常刺激脚底，能调节自主神经和内分泌功能，促进血液循环，有助于消除疲劳、改善睡眠，防治心脑血管疾病。具体做法是，先用左手握住左脚趾，用右手拇指或中指指腹按摩左脚涌泉穴36次，然后用左手手指指腹按摩右脚涌泉穴36次，如此反复2～3次。或者用左手握住左脚趾，用右手心搓左脚心，来回搓100次，然后换右脚搓之，如此反复搓2～3次即可。按摩涌泉穴可以滋肾清热，引火下行，故可取得除烦宁神的作用。而头为诸阳之会，手、足阳经皆上注于头面，梳理头发可以调畅经络，交通阴阳，也有助于睡眠。

（二）睡眠环境

安静优雅的卧室环境可以帮助我们快速入眠，而喧闹嘈杂的环境则使人情绪烦躁，心神不安影响睡眠效果，特别是对浅睡眠增多、深睡眠减少的老年人，安静的环境尤显重要。卧时光线宜幽暗，亮灯使心阳受扰，心神不安，就寝灭灯，则目不外眩，神守其舍。

1. 卧具选择

卧具包括床、枕、被、褥、睡衣等。

（1）床

在《老老恒言·床》中载有："安其寝处，安之法，床为要。"床对于睡眠质量是一个不可忽视的重要因素。最利于健康的当首推木制平板床，其次是棕床和藤制床。床的高低以略高于就寝者膝盖骨为宜，一般以45厘米为好，这个高度上床就寝不费力，下床伸腿时就可穿鞋，特别是对老年人尤为重要。床的面积一般以宽大为宜，睡时则有足够的活动空间。床垫的软硬度当适中，过软、过硬皆影响睡眠。

（2）枕

枕头是睡眠时直接接触颈部和头部的卧具。《老老恒言·枕》强调："太低则项垂，阳气不达，未免头目昏眩；太高则项屈，或致作酸，不能转动。酌高下尺寸，令侧卧恰与肩平，即仰卧亦觉安舒。"枕头要软硬适宜略有弹性。枕头过硬，会使头部局部血液循环受阻而致头项麻木，过软则难以维持枕头的高度使头部过于下陷而影响睡眠。枕中也可酌情加入菊花、决明子，菊花、决明子有清热平肝的作用，对于高血压引起的头晕、目眩有一定作用。因药性发散，药枕一般可连续使用半年左右，如需再用，须更换药物。

（3）被

《老老恒言·被》曰："被取暖气不漏，故必阔大，使两边可折。"被宜宽大，以有利于翻身转侧、舒适为度。被宜柔软，宜轻不宜重，可选细棉布、棉纱、细麻布等，不宜用腈纶、尼龙、的确良等易生静电的化纤品，为达到更好的保暖效果，被子可 2～3 年一换。

（4）褥

褥宜软而厚，特别是骨瘦体弱的老年人更需厚褥，并随天气冷暖变化加减。一般以 10 厘米厚为佳，以利于维持人体脊柱的生理曲线。

（5）睡衣

睡衣以穿着舒适、吸汗保暖、透气遮风为原则。款式宜宽大、无领无扣。睡衣面料应选择透气性强、质地柔软、棉质的为好，春夏宜薄纱、丝绸，秋冬宜毛巾布、棉绒等。

（三）睡眠禁忌

注意睡眠禁忌可以提高睡眠质量，我国古人有"睡眠十忌"："一忌仰卧；二忌忧虑；三忌睡前恼怒；四忌睡前进食；五忌睡卧言语；六忌睡卧对灯光；七忌睡时张口；八忌夜卧覆首；九忌卧处当风；十忌睡卧对炉火。"平时睡眠中要注意以下禁忌。

第一，不可饱食与过饥。中医认为"胃不和则夜不安"，睡前 2 小时内不宜进食，睡前进食一方面，不利于消化吸收，易引起消化不良致使食积，干扰睡眠。另一方面，还容易导致发胖。食入过少则因水谷精微摄入的不足，致使心神失养而难以入睡。现如今，很多人要么是经常吃宵夜，还以辛辣、油炸食品为主，要么是为了减肥晚饭完全不吃，这些行为都是不提倡的，不仅会造成睡眠困难，同时对于我们整个机体都有不利的影响。

第二，睡前不宜喝茶、咖啡等含有咖啡因的饮料，睡前也不宜喝太多的水，避免夜间起夜影响睡眠。浓茶、咖啡可以兴奋人的大脑，使人处于亢奋状态无法入睡。茶叶中含有的咖啡因能兴奋中枢神经，所以饮茶后使人难以入睡。此外，睡前禁食烟、酒、巧克力、可可等刺激性食物以及肥甘油腻之品，以防扰神难眠。

睡前 1 小时内不宜饮水进食，以防夜尿频多而影响睡眠。睡前饮水过多会使膀胱充盈，排尿次数增多，特别是老年人，肾气已虚，固摄功能减弱，过多饮水势必增加夜尿而影响休息。同时，夜间起床过频，也常给老年人带来一些健康问题，如出现体位性低血压等。

第三，忌当风。"风为百病之长""风邪善走窜"，床头不宜在卧室的门或窗的通风处，以防外邪侵入，特别是老年人抵抗力下降，迎风而睡易使风中经络而致面瘫、半身不遂；风邪中于肩部，则肩颈冷痛、上肢活动受限；风邪走窜腰部则腰酸冷痛、屈伸不利；风邪侵犯腹部则肠鸣音亢进、晨起腹泻不止。

第四，忌情绪波动。古人认为"先睡心，后睡眼"（《睡诀》）是睡眠的重要秘诀。睡时一定要专心安稳思睡，不要思考日间或过去、未来的杂事，甚至忧愁焦虑，这样既易致失眠又伤身体。

睡前不要有太大的情绪波动，应该保持思想平静，情绪安宁。枕上切忌思索计算未来事，睡时宜一切不思，鼻息调匀，如有思想，不能安着，切勿在枕上转侧思虑，此最耗神，可坐起一时再睡。

第五，在运动方面，睡前 1 小时不宜做剧烈运动，中医认为人体阳入于阴就会进入睡眠状态，睡前以锻炼为目的的剧烈运动会扰动阳气，不利于睡眠。

四、失眠的食疗调理——辨证分型是关键

多数失眠都与情绪相关，失眠可采用心理、饮食、药物、运动、针灸、按摩等多种方法综合调理。下面我们重点来介绍一下失眠的食疗调理方法。

在介绍之前，首先要了解一下在中医理论中人为什么会失眠？先介绍一下正常的睡眠。在自然界中白天属阳，夜间属阴，人体的节律也与自然界相适应，白天人体内的阳气在体内活跃，人就处于觉醒状态，而到夜间，人体之阳就会潜藏于人体之阴内休息。因此，在夜间，人体之阴处于主导地位，人就进入睡眠状态。因此人体正常睡眠的机制就是阳潜藏于阴。失眠的机制就是人体的阳气，由于种种原因不能潜藏于阴，在夜间还处于比较活跃的状态。所以，失眠的根本病机就是阴阳失调，阳不入阴。阳不入阴主要包括以下几个原因。第一个原因就是阳气太过，在夜间依然活跃，即阳气太亢，阴不能制约过亢的阳，所以阳不入阴，心火旺、肝火旺都是属于这种情况；第二个原因是阴不足，这种情况下人体的阳是正常的，但是人体的阴不足，无力潜藏人体之阳，也会导致失眠。如心阴血不足、肾阴不足。另外，还有一些其他原因如气郁、痰湿、瘀血会阻碍阳潜藏于阴。失眠有这么多原因，因此失眠也分成了很多类型，即中医的证型，不同证型的失眠中医会采用不同的方法去调理，具体到食疗方面也会采用不同的食疗方法，这就称作辨证施膳。食疗调理的一个关键就是分清楚证型。下面就介绍一下不同证型的失眠该如何调理。

1. 肝气郁结

肝郁的症状就是心情不好，容易抑郁、烦躁，胁肋部有胀痛的感觉，胀痛的主要特点是疼痛的位置不固定，有发胀的感觉，这种证型的失眠可选用中成药逍遥丸来调理。食材可以选用佛手、玫瑰花。佛手指的是佛手柑，而不是佛手瓜，佛手柑呈金黄色，佛手瓜一般为绿色。佛手，辛，苦，酸，性温，归肝、脾、胃、肺经，疏肝理气，和胃止痛，燥湿化痰，对于心情不好、肝郁气滞而导致的胸胁胀痛，胃部胀满，嗳气，食少呕吐或者咳嗽痰多有较好的调理效果。

具体的食疗方可选择佛手陈皮粥，陈皮有理气化痰的作用，佛手有疏肝理气的作用。用陈皮 9 克，佛手 9 克，粳米 100 克，冰糖适量，佛手陈皮粥有疏

肝解郁，理气化痰的功效，做法也很简单，将陈皮、佛手洗净，与粳米一起煮，煮成粥之后加入冰糖就可以食用了。早晚各一次，适用于肝气郁滞导致的心情抑郁、失眠、胁肋胀痛、腹胀。

2. 痰热扰心

痰热扰心不仅有痰还有热，属于上文提到过的第一种原因，即阳过亢，阴不能制约阳。这种证型的主要症状包括胃脘胀闷、嗳气、口苦、口中有异味、头重、目眩，舌质偏红，舌苔黄腻，因为既有热又有湿邪。食疗方可以用竹茹、薏米、冬瓜等。竹茹，味甘，性微寒，归肺、胃、心、胆经。竹茹就是竹子茎秆干燥的中间层，有清热化痰、除烦、止呕的功效，可以治疗惊悸不宁、心烦失眠、痰热咳嗽等症状，既有除烦的效果还可以清热化痰，非常适合痰热引起的失眠人群使用。可用竹茹陈皮茶：准备竹茹5克，陈皮5克，这个食疗方的主要功效就是理气化痰，清热除烦。做法是用纱布包住竹茹、陈皮两味药，竹茹、陈皮用沸水冲泡，盖上盖子闷15分钟就可以饮用了，一日分3～4次服完，此茶适用于湿热内蕴导致的失眠心烦等症，因为竹茹有清热的功效，药性偏凉，所以平时胃怕凉的人不适合使用，否则容易出现腹泻的情况。

3. 心肾不交

心肾不交是一个中医术语，要解释这个术语，要从心肾两脏的关系说起。人体是一个以五脏为中心的整体，五脏之间不是互不相关，而是联系紧密的。心和肾之间的关系叫做心肾相交，因为肾五行属水，心五行属火，这种关系又称作水火既济。心火要下行暖肾水，使肾水不至于过寒，肾水要上济心火，使心火不至于过于亢盛，这是心肾之间相互制约的正常关系。如果这种关系失调就称为心肾不交，多是由于肾阴不足，不能制约心火使心火亢于上，属于上文提到的第二种原因，即阴不足，阳不能入阴。它的主要症状有心火亢盛的症状，如心烦失眠、口舌生疮，也伴有肾阴不足的症状，如手足心热、潮热、盗汗、腰酸耳鸣，舌象表现为舌红少苔。食疗可以选择桑葚、百合等食物，百合，甘、微苦、微寒，归心、肺经，它有养阴润肺，清心安神的功效；桑葚，甘、酸、微寒，入肺、肝、肾、大肠经，它有补肝益肾、生津润肠、乌发明目、止咳解毒、养颜的功效。心肾不交的食疗方我们用的就是这两味药，桑葚百合饮。取桑葚10克，百合10克，桑葚百合饮的功效为补益肝肾，清心除烦，可补肝肾之阴，清上亢之心火，做法是桑葚、百合沸水冲泡，盖杯盖闷15分钟，代茶饮用。适用肾阴不足，心火亢盛导致的失眠。

4. 心火亢盛

这种证型属于上文提到的第一种原因，即阳气过亢，因为有内热，主要表现为心胸烦闷，甚至整夜都睡不着觉、小便发黄，大便干、口舌生疮，舌尖偏红，食疗方可以选择淡竹叶、莲子芯、栀子来清火。淡竹叶，甘、淡，性寒，归心、肺、膀胱经，有清热除烦、泻火利尿的功效，可以调理心火亢盛引起的心烦失眠、口舌生疮、小便黄等症状。

心火亢盛型失眠可用莲子芯茶进行调理。准备莲子芯 2 克、生甘草 3 克，莲子芯是苦寒的，生甘草也是偏凉的药物，此茶有清心除烦安神的功效，以上两味用水冲泡，代茶饮每日数次，适用于心火亢盛、心烦失眠、口舌生疮的人群。需要注意阳虚体质者不宜使用。

5. 肝火旺盛

这一证型亦属于阳过亢导致的失眠，肝火旺盛的主要症状为急躁易怒，伴有头晕头胀、目赤耳鸣、胁痛，舌红苔黄。食疗方可以用菊花、决明子，菊花有平肝明目的功效，决明子，味甘、苦，性寒、微咸，入肝、大肠经，功效是清肝明目，润肠通便，决明子可治疗目赤涩痛，头痛眩晕，大便秘结等。

肝火旺盛失眠人群的食疗方给大家推荐的是柴胡决明子菊花粥，取柴胡 9 克，菊花 12 克，决明子 9 克，冰糖 15 克，大米 100 克，这个食疗方的主要功效是疏肝解郁，清肝明目。调理肝郁气滞的症状，经常会用到柴胡这味药。做法是将柴胡、菊花、决明子洗净，用布包好，与淘净的大米一起放入砂锅中，加水用小火煨煮，粥成之后加入冰糖融化食用。适用于失眠伴有性情急躁易怒，头胀痛，目赤口苦等症状的人群。因为菊花、决明子偏凉，所以脾虚容易腹泻的人不适合食用。

6. 心胆气虚

心胆气虚这种类型主要与焦虑、惊恐的情绪有关系，它的主要症状是虚烦不眠，容易紧张焦虑，胆怯心悸，气短自汗，倦怠乏力，舌淡等。心胆气虚的失眠多见于一些胆子比较小的人。

食疗方为龙牡柏子仁粥，用龙骨 20 克，牡蛎 20 克，柏子仁 6 克，大米 100 克，做法是将龙骨、牡蛎和柏子仁用水煎服，去渣之后取药汁，将药汁和大米一起煮成粥，每日分两次食用，功效是养心安神定惊。

7. 心肝血虚

这种证型就是阴血不足，阳不能入阴，主要症状是心悸失眠，健忘眩晕，面色苍白，唇舌指甲色淡。中成药可以用枣仁安神液，食疗方可选用枣仁五味粥，用酸枣仁 9 克，五味子 3 克，粳米 50 克，将酸枣仁、五味子捣碎，用布包好和粳米一起煮粥，去掉布袋，喝粥。酸枣仁是一种常用的安神药，性味甘平，可养肝宁心，安神敛汗，是一味养心阴、益肝血的良药。但是酸枣仁也不是所有的失眠都能使用，其适用于阴血不足所导致的失眠，对于阳偏亢导致的失眠作用不大；五味子酸甘，性温，有收敛固涩的作用，还可以益气生津、补肾宁神。

8. 心脾两虚

这种失眠的类型同样是阴血不足导致的失眠。心脾两虚，气血不足可导致不易入睡，多梦，心悸健忘，食欲差，容易疲劳，四肢倦怠，腹胀便溏，舌淡苔薄。中成药可以用归脾丸，食疗推荐龙眼肉和莲子肉，龙眼肉味甘，性温，归心、脾经，有补益心脾，养血安神的功效。

心脾两虚推荐的食疗方是茯苓龙眼粥，取茯苓 9 克、龙眼肉 12 克，它的功效是益心脾，安心神。做法是将茯苓用水洗净，放在砂锅内加入适量的清水，以小火煎煮半小时，去掉药渣，取汁留用，在锅中放入粳米以及龙眼肉，大火烧开转中火煮至半熟，然后加入茯苓药汁，续煮成稀粥，适用于气血不足，失眠健忘，心气怔忡。需要注意阴虚火旺者不宜食用。

五、其他调理方法

除了食疗调理，还有一些穴位助眠的方法。

第一个穴位是涌泉穴，涌泉穴在足底部，蜷足时，足前部的凹陷就是涌泉穴，在足底第二、第三趾缝的纹头端和足跟连线的前 1/3 和后 2/3 的交点上，睡前可以用手掌搓涌泉以促进睡眠。

第二个穴位是神门穴，神门穴是手少阴心经的原穴，取穴的时候可以把手掌朝上，手掌的小鱼际上角有一个骨性的凸起，沿着这个骨性的凸起，向后按压可以摸到一条筋，这个筋的外侧（靠近小指一侧）的凹陷与掌横纹的交点就是神门穴，这两个穴位对失眠都有较好的调理效果。

另外，音乐也有助眠的效果，音乐可以帮助我们修身养性助眠，可以选择自己喜爱的较舒缓的音乐，以较低的分贝来收听，如海浪缓慢拍打沙滩的声音等，人随着音乐的节律调整呼吸的节奏可以诱导睡眠。

第三章

饮食药膳养生

第一节　饮食养生基础知识

　　饮食药膳养生，一共包括两个部分，分别是食养和食疗。食养就是按照中医理论调整饮食，注意饮食宜忌合理地摄取食物，以增进健康、延年益寿的养生方法；食疗又称作食治，是在中医理论的指导下有目的地选择相关的饮食或者将食物与药物配合制成药膳来治疗或者辅助治疗疾病以帮助患者康复的一种治疗的方法。食养主要是针对健康人群或者是亚健康人群，食疗主要是针对患有疾病的人群，食养和食疗之间没有绝对的界限。

　　为什么中医认为食物也和药物一样有着养生、防病甚至治疗的效果？回答这个问题前首先要了解一个词：药食同源。中医从古代就认为药食是同源的。什么叫作药食同源？就是药物和食物的来源是相同的，他们都来源于自然界的动物以及植物。有的食物既是药物又是食物，我们就称为药食两用，这就是药食同源的概念。药食不仅同源，中医对于药物和食物认识的理论也是相同的，包括药物的四气、五味、升降沉浮、归经等属性，认识机制的相同叫作药食同理，药食同理就决定了药物和食物有着相同的作用，都可以用来养生、防病、治疗，称作药食同功，这就回答了我们上面提到的问题，正是因为药食同源、药食同理、药食同功，所以食物也和药物一样具有养生防病以及治疗的作用。

　　上文中提到中医认识药物和食物的理论都是相同的，都具有四气、五味、升降沉浮和归经等属性。这其中最重要的就是四气和五味。四气、五味就是食物的性味，中医认为食物也和人一样，每种食物都有不同的性格，都有不同的喜好，我们只有认识这些食物药物，了解它们的特性，才能更好地用来养生、防病。

一、四气

　　四气就是指寒、热、温、凉四种性质，因为凉仅次于寒，而温与热的性质相近，所以实际上是寒热两个方面的属性，此外还有介乎寒热和温凉之间，既不寒也不热，既不温也不凉的平性，所以基本上我们可以把药物分为寒凉、温热和平性三类。这三类的药物有什么作用呢？温热的药物是属阳的，有祛寒补虚的效果，如红枣、当归、川芎等；热性药物的温热之性比温性要强一些，有祛寒和消除寒证的作用，这样的药物包括肉桂、干姜、花椒等。寒凉的药物是寒凉属阴的，寒性的药物有清热解暑、消除热证的功效，这样的药物包括金银花、黄连、黄芩等；凉性药物的寒凉之性比寒性要弱一些，不能消除热证，只能减轻热证，降火气，如菊花、西洋参、罗汉果等。平性的药物，主要有健脾开胃、强壮补虚的效果，如枸杞、山药、莲子等。

二、五味

五味是指食物和药物具有酸、苦、甘、辛、咸五种味道。五味的实际含义不仅指味觉的概念，还含有功能的含义。

酸味的主要功效用一个字概括是"收"，它有收敛、收涩的作用，可以敛汗、止泻、涩精，如乌梅、五味子等。乌梅有敛肺、止咳、涩精止遗的效果；五味子的收敛作用更广泛，可以敛汗、止泻、涩精，还可以止咳，可以治疗多汗、肺虚久咳、久泻、遗精、滑精等疾病。

苦味的主要功效用一个字概括是"泻"，苦味可清热、泻火、泻下、除烦、解毒以及燥湿，如苦瓜、青果等。苦瓜有清热解毒的作用。青果即橄榄，可以清热利咽，缓解咽喉肿痛，所以苦味可以用于发热、咽喉肿痛、口舌生疮、眼睛红肿等热性疾病的治疗。但是苦味不能多吃，否则，容易损伤脾胃的阳气，导致腹泻胃痛，因为苦味大多是寒凉的，所以容易损伤脾胃的阳气。

甘味具有能补、能和、能缓的功效。补就是补虚；和就是和中，有健脾、和中的功效；缓是缓急止痛。例如，栗子、南瓜、大枣，都属于甘味的食物，栗子和南瓜都有健脾胃、强壮的功效；大枣有补气养血的功效，所以甘味的食物，可用于治疗脾胃虚弱，气血不足引起的神疲乏力、饮食减少、脘腹疼痛等症。但是甘味的食物也不能多吃，否则会导致胃部气滞胀满、消化不良，使人有满闷不适的感觉。中医有一句话叫作"甘使人中满"就是甜的食物吃多了就会使人中焦（脾胃）感觉比较满闷，实际上就是消化不良、胃比较难受。

五味里并没有提到淡味，只有酸苦甘辛咸五种味道，这个淡味是什么呢？淡味就像它的这个字面意思一样，它是比较淡的一种味道，各种味道都不显著，比较像四气中的平性，是蕴含于五味之中的一种味道，主要作用是"渗"和"利"，有利尿除湿的功效，淡味的食材如薏苡仁、荠菜、冬瓜等，可用于水湿内停引起的水肿、小便不利等证。薏苡仁有健脾利湿、清热排脓的效果，荠菜、冬瓜都有清热利水的功效。

咸味的功效用一个字概括就是"软"，可以化痰、软坚散结，例如，海带、紫菜都是咸味的，咸味可以用于治疗痰瘀互结引起的病证，同时咸味还有软化粪便的效果，起到泻下通便的作用。

最后一种味道就是辛味，即辛辣之味。我们吃了辣的东西会出汗，所以辛味的主要作用就是"散"，有发汗解表的作用。另外，辛散还可以推动气血的运行，有行气活血的作用，如葱、姜、川芎、茉莉花、薤白等。葱姜都有辛散之性，有发汗解表、治疗风寒感冒的作用。薤白就是小根蒜，擅长治疗胸痹心痛（即冠心病）、心绞痛等疾病，具有理气宽中、通阳散结的作用。川芎有活血化瘀与行气止痛的功效，可以治疗各种血瘀疼痛；茉莉花有温中止痛和胃的功效，可以行气，所以辛味可以治疗感冒初起引起的恶寒、鼻塞流涕以及肝胃气滞引起的饮食不化、胸胁胀痛以及血瘀等病症。辛味的食物也不能过食，过食容易耗气伤阴。

第二节　常用食疗物质举例

一、葱白、生姜——厨房里的感冒药

感冒是一种常见的疾病，现代医学认为感冒大多是由病毒引起，并没有特效的治疗药物，现在常用的感冒药多是缓解发热、鼻塞、咳嗽等症状的药物。虽然多数感冒并不严重，但鼻塞、流鼻涕、头痛、身痛、咽喉痛、咳痰、发烧等症状，非常影响工作和生活。食疗有什么方法能缓解感冒症状呢？其实，厨房里就藏着两味治感冒的特效药，就是葱白和生姜。

（一）葱白

葱是最常见的食材，植物来源是百合科植物葱的鳞茎。我国各地均有种植，随时可采。葱性味辛，温。归肺、胃经。可发汗解表，散寒通阳。《神农本草经》认为葱"主伤寒，寒热，出汗，中风，面目肿"。《用药心法》记载葱可"通阳气，发散风邪"。

（二）食疗方举例

葱辛温不燥烈，发汗不峻猛，药力较弱，适用于风寒感冒，恶寒发热之轻证。治疗风寒感冒以葱白为佳，可以单用，也可与淡豆豉、生姜等其他较温和的解表药同用。

葱豉汤：《肘后方》中的葱豉汤是治疗风寒感冒初起的经典食疗方。具体方法为取葱白3根、豆豉6克，加水600毫升，煮至200毫升，放置至常温时一次喝完。如果不出汗继续服用。其功效为通阳发汗，主治风寒感冒初起，周身畏寒，穿衣不能缓解，发热、无汗、头痛、鼻塞等症状。

《济生秘览》记载连根葱白 20 根，和米煮粥，入醋少许，熟食服用。治疗风寒感冒，头痛发热。

葱白粥（选自《老年人饮食指南》），新鲜连根葱白 15 ～ 20 根、粳米 60 克。先将粳米煮粥，煮至半熟时，加入葱白同煮熟，温热服。适用于老年人体弱易伤风感冒而见恶寒、发热、头痛、鼻塞流涕，或伴有腹痛腹泻等症状。

淡豉葱白煲豆腐（选自《饮食疗法》）。淡豆豉 12 克，葱白 15 克，豆腐 200 克。豆腐加水一碗半，煮开加入豆豉，水至大半时加入葱白，煮沸即出锅。趁热服，服后盖被微汗出。主治年老体虚者风寒感冒，症见头痛恶寒、微热、鼻塞流涕等。

（三）生姜

姜是最古老的药材，也是最常见的食材。在 2012 年国家卫生健康委员会公布的《既是食品又是药品的中药名单》中就有姜。我们在生活中用到的主要是生姜，在炒菜时加入姜丝，可以提鲜，可以去除鱼、蟹的腥味，民间也常用生姜辛温的特性，用来发汗、缓解经期疼痛。

生姜的性味辛，温，归肺、脾、胃经，具有解表散寒，温中止呕，温肺止咳，解鱼蟹毒的功效。生姜不仅是我们厨房中做菜、煲汤常用的调料，还有更广泛的应用。

（四）生姜能治疗的疾病

1. 风寒感冒

汉代医书《名医别录》中记载生姜"主伤寒头痛鼻塞，咳逆上气"。生姜能发汗解表，祛风散寒，但作用较弱，故适用于风寒感冒轻证，可以单独煮水或配红糖、葱白一起煎汤服用。

2. 脾胃寒证

生姜能温中散寒，对于脾胃虚寒，吃寒凉食物容易胃痛、腹泻、呕吐的人，可以起到祛寒开胃、止痛止呕的作用，可与高良姜、胡椒等药食两用中药配合使用。

3. 胃寒呕吐

生姜能温胃散寒，和中降逆，有很好的止呕作用，素有"呕家圣药"之称，也就是止呕常用药，对胃寒呕吐最为适合，根据病症可搭配其他药物治疗多种证型的呕吐。

4. 肺寒咳嗽

生姜能温肺散寒、化痰止咳，对于肺寒咳嗽的多种症状都可缓解，如何判断是肺寒咳嗽呢？一般咳嗽痰多、清稀者多为肺寒咳嗽。

5. 解毒

生姜可以解鱼蟹等食物中毒，对生半夏、生南星等药物之毒也有一定的解毒作用。《医学启源》中就提到生姜："温中去湿。制厚朴、半夏毒。"无论是海蟹还是河蟹，其寒性较重，我们在吃蟹的时候，有蘸姜汁的习惯，这样一方面可以增加鲜味，还可以利用生姜性温的特点制约蟹的寒性，如果出现鱼蟹中毒，可直接捣服生姜汁以起到解毒的作用。

现代研究表明，生姜能促进消化液分泌，保护胃黏膜，具有抗溃疡、保肝、利胆、抗炎、解热、抗菌、镇痛、镇吐作用，其醇提物能兴奋运动中枢、呼吸中枢、心脏。

知识链接：不同种类的姜

生姜经过不同的炮制方法又衍生出了不同的药物，它们的功效又略有不同，包括生姜、干姜、炮姜、姜炭。下面就给大家介绍一下这些药食两用的中药。

生姜：它是厨房里常用的一味调味料，同时，还是解表药，长于解表散寒，另外，还有温中止呕、化痰止咳、解鱼蟹毒的作用。

干姜：生姜烘干之后，性味就变得比较温燥，称为干姜，药性由温性变成了热性，这时干姜发汗解表的作用就很微弱，转变成了一味温里药。它的主要作用是温肺化痰，温中散寒，温燥的功效通过炮制增强了。所以，对于胃寒引起的呕吐、腹泻，以及寒性的咳痰、咳喘等症状，干姜的效果是要好于生姜的，例如，治疗胃寒的常用中成药理丸中就用到了干姜。

炮姜：炮姜是将干姜用沙烫至鼓起，表面呈棕褐色。经过这种方式炮制，干姜的温燥之性减弱了，药性更加温和持久，可温经止血止痛，经常用于出血性疾病，如崩漏，以及脾胃虚寒的腹痛吐泻等。

姜炭：就是把姜炒黑，变成像炭一样，功效侧重于止血，可用于虚寒性的吐血、便血、月经淋沥不尽等。

（五）食疗方举例

生姜和葱白可以共同使用来治疗风寒感冒初期，食疗方为葱白生姜红糖水：带根须的葱白2个，生姜6片，加一碗水，大火煮沸，放适量的红糖，趁热服下，服后盖好被子促进发汗，代茶饮用，一天内可多次饮用，连用3天，风寒感冒多能得到缓解。这个食疗方的主要功效就是散寒发汗，解表祛风。

无论是葱白、生姜，还是葱白生姜红糖水，治疗的感冒都是风寒感冒。中医不管是养生还是治病，都需要分清证型，也就是同一个疾病会有几种不同的证型，不同的证型用的治疗方法也是不一样的。而感冒也分为几种证型，其中最基本的要分清风寒感冒和风热感冒。风寒感冒主要症状就是流清涕，如果有咳嗽、咳痰，痰液也比较清稀，不黏稠，容易咳出，头痛、周身关节酸痛，怕冷，可有发热，舌苔薄白等症状；风热感冒可见浊涕，或黄涕，咳黄痰，另外，还有一个比较典型的症状是咽喉疼痛，舌苔薄黄。根据这几个症状，可以判断感冒到底是属于风寒感冒，还是风热感冒，如果是风寒感冒早期，就可以用葱白生姜红糖水，发散风寒邪气，达到治疗的目的。

姜葱苏叶汤：选自《饮食疗法》，带根须的葱白 15 克，生姜、苏叶各 10 克，加水 2 碗半，煎至 1 碗，取汁加食盐调味即可。温热服。适用于风寒感冒见发热头痛、鼻流清涕、脘腹胀满、恶心等症。

姜葱梨鸡蛋：选自《饮食与长寿》，梨 120 克，生姜 15 克，葱白 15 克，鸡蛋 2 枚。将梨、葱白、姜煎汤；将鸡蛋打入碗中搅匀，用煎好的沸汤冲入即可。趁热服。适用于风寒感冒引起的发热头痛、鼻流清涕、咳嗽等。

二、天天菊花泡水——你用对了吗

我们生活中经常会有人提到"我上火了"，所谓的上火，是体内阳盛引起的口舌生疮、咽喉疼痛、眼睛红肿疼痛、小便发黄、大便干等症状，要用一些清热的药物来调整，这就是中医理论中一个重要的治疗原则：热者寒之。清热的药物里较常见的是菊花，很多人都喜欢在泡水时加几朵菊花，天天用菊花泡水，你真正了解菊花吗？

菊花是一种药食两用的物质，其性味苦，甘，微寒，归肺和肝经，它的功效是疏散风热，平肝明目，另外，还有清热解毒的功效。菊花的种类很多，如亳菊、滁菊、贡菊、杭菊花、怀菊花、胎菊等，这些主要是按产地来分的，例如，滁菊产于安徽，而怀菊花产于河南。菊花的分类一般不按产地来分，而多以功效来分类，这样更有利于应用。根据功效菊花可以分为黄菊，白菊和野菊花三种。它们的功效是各有侧重的。

（一）黄菊的使用方法

黄菊花瓣颜色较黄，长于疏散风热，我们上文中提到的风热感冒，出现咽痛、流黄涕、咳黄痰等症状，使用黄菊就特别合适。

另外，除了风热感冒，黄菊还适合吸烟饮酒比较多或者熬夜之后出现口干、咽痛这些症状者来饮用。

黄菊除了直接泡水，还可以与夏枯草搭配使用，用黄菊 3 克，夏枯草 9 克，配在一起焖泡 5 ～ 10 分钟，代茶饮用。夏枯草微苦、微寒，特别擅长清肝火，对于肝火旺盛的口苦、目赤有比较好的调理作用。黄菊与夏枯草相配，可以增强清热之力。

（二）白菊的使用方法

白菊花瓣偏白色，相较于黄菊平肝明目的效果更好，滁菊、杭菊花、胎菊，都属于白菊。白菊比较适合血压高的人喝，高血压的人大多肝阳上亢，表现为面红目赤，头晕目眩，白菊能起到清肝热，平肝阳的作用，从而辅助降压。如果兼有肝肾阴虚，如耳鸣、五心烦热，舌红少苔等症状，还可以用白菊配枸杞同用。

另外，白菊还有明目的功效，适合经常看电脑、眼睛容易干涩红肿的人。菊花的明目作用适用于两种情况，一种是因为上火导致眼睛红肿热痛，这时候可以用白菊薄荷茶来调理。用白菊花 3 克，薄荷叶 1 克，然后冲泡 3 分钟，代茶饮，有清肝火而明目的功效。另一种是肝肾阴虚，肝血不足不能濡养眼睛而导致的两目干涩，可以用白菊枸杞茶来调理：用白菊 3 克，枸杞 6 克冲泡代茶饮，养肝明目，长期使用电子产品导致眼干、眼涩者适合饮用此茶。

（三）野菊花的使用方法

野菊花的花瓣比较小，野菊花有清热解毒的功效，它主要适合皮肤有疖肿，咽痛，湿疹的人来使用。野菊金银花茶用野菊 3 克，金银花 6 克，冲泡 5 分钟，代茶饮。

（四）不适合冲泡菊花的人群

冲泡菊花代茶饮的时候，我们要注意以下几个问题。

不论是黄菊，白菊还是野菊花，尤其是野菊花，性味都是偏凉的，所以阳虚体质、平时怕冷、胃寒容易腹泻的人不适合饮用。否则容易出现脾胃不适。

孕妇的身体抵抗力比较弱，同时脾胃也比较虚弱，因此孕妇不宜服用菊花茶。

由于菊花味苦，所以饮用时可以添加冰糖。但是如果血糖偏高或患有糖尿病，最好单独将菊花泡水饮用，不要添加冰糖。

虽然菊花具有一定的防治感冒的作用，但并不包括风寒感冒。一般的风寒感冒都是由感受寒邪所致，如果这个时候服用性寒的菊花，很容易导致病情加重。

三、山楂——除了消食以外的作用

山楂又叫作山里红、北山楂、红果等，是蔷薇科植物山里红或山楂的成熟果实。主产于河南、山东、河北等地，山东产的山楂产量大、质量优。山楂性酸、甘，微温，归脾、胃、肝经，具有消食化积，行气散瘀，化脂降浊的功效。山楂是一种常见食材，山楂糕、冰糖葫芦都会用到它。下面介绍其药用价值。

（一）山楂可调理的不适

1. 积食

山楂特别擅长消食化积，能治各种饮食积滞，尤其对肉食积滞效果最为显著，被称为"消化油腻肉食积滞之要药"。只要是饮食过多引起的消化不良，胃胀不舒，都可使用山楂，可以单用山楂煎水，也可配合其他药物使用，大山楂丸、健胃消食片等常用消食药中都用到了山楂。现代研究表明，山楂所含的脂肪酸能促进脂肪消化，并增加胃消化酶的分泌而促进消化，且对胃肠功能有一定调节作用。

2. 腹痛腹泻、疝气痛

山楂入肝经，能行气散结止痛，炒山楂还能止泻止痢，治泻痢腹痛，可单用焦山楂水煎服，或用山楂炭研末服，加糖冲服或配茶叶、姜煎服（选自《验方新编》）。

3. 血瘀引起的胁肋疼痛、痛经

山楂入肝经，能通行气血，有活血祛瘀止痛之功。对气滞血瘀引起的胁肋部疼痛、女性痛经、经闭、产后瘀阻腹痛、恶露不尽均有调理作用。气滞血瘀引起的疼痛，可直接用山楂煎水饮用。

4. 高血脂、高血压、冠心病

现代研究表明，山楂的提取物能扩张冠状动脉，增加冠脉流量，保护心肌；并可强心、降血压及抗心律失常；又可降血脂，抗动脉粥样硬化，起到降低血清胆固醇及甘油三酯的作用。因此，山楂非常适合三高人群食疗保健。

（二）山楂食疗举例

1. 山楂麦芽茶（选自《中国药膳》）

取山楂 10 克，生麦芽 10 克。山楂洗净，切片，与麦芽同置杯中，倒入开水，加盖泡 30 分钟，代茶饮用。

2. 山楂陈皮茶（民间验方）

山楂 20 克，陈皮 5 克，山楂炒黄，陈皮切丝，两药置茶杯内，沸水冲泡，代茶饮。

3. 山楂粥（选自《粥谱》）

取山楂 30 克（鲜山楂 60 克），粳米 100 克，红糖 10 克。先用水煎取山楂汁，然后加入粳米煮粥，分次食用。

4. 山楂肉干（选自《大众药膳》）

取山楂 100 克，猪瘦肉 1000 克，葱、姜、花椒、料酒、白糖、味精、食用油、香油适量。先将一半山楂放入锅内，加水约 2000 毫升，煮沸后，放入猪肉，共煮至六成熟，捞出猪肉稍晾后，切成长 6 厘米，宽 1.5 厘米的粗条，用葱、姜、花椒、料酒及食用油拌匀，1 小时后沥去水分。取食用油 250 克倒入铁锅中，至六成热时，放入肉条，炸干水分，至色微黄，即用漏勺捞出，沥去油。最后将锅中余油倒出，锅复置火上，放入另一半山楂，略炸后，再放入肉干煸炒，小火焙干，起锅后，拌入香油、白糖、味精上桌。

（三）不适合吃山楂的人群

多食山楂可引起胃酸过多，因此平时有反酸、烧心症状的人群不适合食用山楂。

四、其他助消化的药材与食材

每个人都经历过吃多了消化不良或食欲不好不想进食的情况，除了用山楂消食，焦三仙、鸡内金、萝卜、莱菔子等药食两用物质都是升级版的消食化积药物。

（一）焦三仙

中医在治疗食积、食欲不振的时候经常会用到焦三仙，但是中药教材上并没有叫作焦三仙的药材，实际上，焦三仙是三种药物的合称，分别是焦山楂、焦神曲、焦麦芽。因为三者治疗消化不良时经常合用，因此中医师在开药方的时候会简写为焦三仙。焦三仙消食可谓相互配合，各有所长，山楂我们在上一小节介绍过，善消油腻肉食积滞，兼行气活血散瘀，用于食积气滞、泻痢腹痛等。神曲性味辛、甘、温，入脾、胃经，善消面食、谷食积滞，兼解表，外感食滞者尤宜。麦芽性味甘、平，归脾、胃经，善消米面薯芋食积，兼能健胃和中，脾胃虚弱、消化不良者多用，兼回乳消胀、疏肝解郁，用于妇女断乳或乳汁郁积所致的乳房胀痛。三药配合使用，可以增强健脾和胃，消食化滞之功效。

（二）鸡内金

鸡内金又称鸡肫皮、鸡黄皮，它是鸡的胃，鸡有两个胃，一个是前胃，另一个是沙囊。鸡是没有牙齿的，所以经常会看到鸡啄食小石子，小石子吃进去就储存在了沙囊里，鸡在吃东西的时候，食物要经过沙囊，沙囊里沙石之间的摩擦可以把食物磨碎，所以沙囊有很好的消食化积的作用，鸡内金就是鸡的沙囊内壁。鸡内金可以生用、炒用或醋制入药。鸡内金性甘，平，归脾、胃、小肠、膀胱经，具有消食健胃，涩精止遗，通淋化石的功效。可以治疗消化不良、饮食积滞、呕吐反胃、泄泻下痢、小儿疳积、遗精、遗尿、小便频数、泌尿系结石及胆结石等疾病。

1. 鸡内能调理的症状和疾病

（1）饮食积滞，小儿疳积

鸡内金的消食化积作用较强，故广泛用于米面薯芋乳肉等各种食积证。病情较轻者，可直接打碎磨成粉服用，《千金方》就记载了用鸡内金治消化不良引起的反胃呕吐。如果食积较重，可以与焦三仙共同使用，可加强消食化滞作用。鸡内金还可以与白术、山药等健脾药配伍治疗小儿疳积。《滇南本草》中记载鸡内金："宽中健脾，消食磨胃。治小儿乳食结滞，肚大筋青，痞积疳积。"

（2）肾虚遗精、遗尿

鸡内金炒焦研末服有固精缩尿止遗的作用。

（3）尿道结石，胆结石

鸡内金有化石通淋的作用，常与金钱草、海金沙等药物配合使用。

鸡内金既可以打碎研末服用，也可作为食材制作药膳。

2. 鸡内金食疗方举例

（1）山药鸡内金粥

山药 15 克、鸡内金 5 克、大米 100 克。将山药、鸡内金、大米洗净。把全部用料一起放入锅内，加清水适量，小火煮成粥，调味即可随量食用。适用于脾胃虚弱、饮食积滞引起的饮食减少、消化不良、胃胀、嗳气有酸腐臭味、肠鸣腹泻者。

（2）淮山鸡内金黄鳝汤

黄鳝 1 条，怀山药（山药）30 克，鸡内金 10 克。黄鳝宰杀洗净，切段，用开水烫去黏液，怀山药和鸡内金洗净，热锅放两汤匙油，下姜片爆香，再放黄鳝翻炒，将水倒入瓦煲煮沸，放入炒香的黄鳝和姜片，加怀山药和鸡内金，大火煮沸，转小火煲 1.5 小时，下盐调味即可。功效为健脾消食、调和肝脾。

（3）鸡内金蒸鸡蛋

鸡蛋一个，打匀，加入 2 倍的米汤、适量香油和盐，再放 3 克鸡内金粉，水开后用中火蒸 35 分钟。记住锅盖不要盖严。该方有健脾开胃的作用。

（三）萝卜

萝卜是日常生活中比较常见的一种蔬菜，种类较多，如胡萝卜、白萝卜、红萝卜、青萝卜等。而不同的萝卜的功效、作用以及食用方法都是不同的，白萝卜食疗、药用价值较高，因此本小节所说的萝卜主要指白萝卜。

1. 萝卜的作用

萝卜又称莱菔，莱菔子就是萝卜籽，因此萝卜和莱菔子是同源药材，在此一并进行介绍。中医理论认为白萝卜性味辛、甘，凉，煮熟的萝卜甘、平，入脾、胃、肺、大肠经，主要具有消食，下气，化痰，解渴，利尿的作用。对消化不良，食积胀满、吞酸、便秘、痰热咳嗽、咽喉不利、消渴等有辅助治疗作用。萝卜味辛甘，性凉，入肺胃经，为食疗佳品，可以治疗或辅助治疗多种疾病，本草纲目称为"蔬中最有利者"。所以有"萝卜响，咯嘣脆，吃了能活百来岁""家财万贯，不如萝卜就饭"等谚语。

2. 白萝卜能调理的症状和疾病

（1）咳嗽痰多

生萝卜籽提取物具有较强的镇咳、祛痰作用，炒萝卜籽提取物具有一定的平喘作用。通常吃法是将白萝卜洗净切丝加饴糖腌后食用，或者榨汁加蜂蜜食用。《清宫食谱》还记载了白萝卜刮丝和面烙饼的食疗方法。

（2）饮食积滞，胃胀嗳气

萝卜在增强食欲、消食导滞方面有良好功效。这是因其所含的糖化酶素能分解食物中的淀粉、脂肪等成分，芥子油能促进胃肠蠕动、增强食欲、帮助消化，使分解的营养物质被人体充分吸收和利用。

（3）降压调脂

白萝卜或者白萝卜籽煮水喝可以降血压、降脂，把白萝卜榨成汁，长期服用可以缓解动脉硬化，预防心脑血管疾病的发生。

（4）杀菌抗癌

萝卜含有的糖化酶素，除了能分解脂肪、淀粉外，也能分解致癌物亚硝胺。木质素可提高巨噬细胞吞噬细菌、异物和坏死细胞的功能，从而增强免疫能力。萝卜籽中的莱菔子素能抑制某些癌细胞和细菌的增殖，并能在体外与细菌外毒素混合发挥明显的解毒作用。

（5）消渴，口干舌燥，小便频

可用萝卜汁煮粥食用。《饮膳正要》中记载了萝卜粥的做法：大萝卜5个，煮熟，绞取汁，再用大米，同水煎汁，煮粥食之。

（四）莱菔子

莱菔子与萝卜功效类似，其性味辛、甘，平。入脾、胃、肺经。具有消食化积，降气化痰的功效。对食积气滞证，以及咳喘痰多、胸闷食少等症状有较好的调理作用。可准备莱菔子5～10克，大米30～50克，莱菔子炒至香熟，研末。煮大米粥待到快煮熟时加入炒莱菔子末5克，稍煮即可，趁热服用，对于食积胃胀，咳嗽痰多都有一定的调理作用。

五、薏苡仁

薏苡仁又称薏仁、薏米，是禾本科植物薏苡的种仁。薏苡仁可谓是一味明星药材，许多人一谈到祛痰湿首先想到的食疗药材就是薏苡仁。但是薏苡仁并非适合所有有痰湿的人食用。

薏苡仁性甘、淡，凉。归脾、胃、肺经。有利水消肿，渗湿，健脾，除痹，清热排脓的功效。这里需要注意的是薏苡仁的药性是偏凉的，有清热的作用。平日说的体内有痰湿也分为两种情况，一种为寒湿，另一种为湿热。寒湿为主则体内没有热象，舌苔表现为白腻，胃比较怕凉，而有湿热的人则面部容易生痤疮，女性带下增多、变黄，易出现尿路感染，舌苔表现为黄腻。薏苡仁特别适合有湿热的人进行调养，既即可健脾又可祛湿，但是对于寒湿人群使用薏苡仁就要慎重。如有脾胃阳虚还兼有痰湿的症状，用薏苡仁泡水调理，痰湿不仅不能改善，还会出现腹泻症状。因为本来就脾阳不足，薏苡仁又偏凉，长期食用，会加重脾阳不足的情况，易出现腹泻。寒湿之人适合使用炒薏苡仁，薏苡仁炒过之后寒凉之性减弱，药性比较平和，但是也不能天天食用，一周食用2～3次即可。从薏苡仁的功效中我们可以看出，薏苡仁除了祛湿之外，还有很多其他的作用，可以辅助治疗水肿、脚气、小便淋沥、湿温病，泄泻，带下，风湿痹痛，筋脉拘挛，肺痈，肠痈，扁平疣等疾病。

（一）薏苡仁可以调理的症状和疾病

1. 水肿，小便不利

薏苡仁淡渗甘补，既利水消肿，又健脾补中。常用于脾虚湿盛之水肿腹胀，小便不利，多与茯苓、白术、黄芪等健脾补气药同用。

2. 脾虚泄泻

薏苡仁能利水渗湿，健脾止泻，尤宜治脾虚湿盛之泄泻，调理脾虚腹泻时适合用炒薏苡仁，可用薏苡仁、白扁豆各20克同煎服。

3. 湿痹拘挛

薏苡仁渗湿除痹，能舒筋脉，缓和拘挛。《神农本草经》记载薏苡仁"主筋急拘挛，不可屈伸，风湿痹，下气"。

治风湿久痹，筋脉挛急，可用薏苡仁煮粥服，如薏苡仁粥（《食医心镜》）。

4. 肺痈，肠痈

薏苡仁有清热排脓的功效，可以治疗肺痈胸痛，咳吐脓痰，《千金方》里有个方剂叫作苇茎汤，就是薏苡仁与苇茎、冬瓜仁、桃仁等同用治疗肺痈胸痛，咳吐脓痰。

治疗脾虚泄泻需用炒薏苡仁，其他症状疾病用生薏苡仁。

（二）食疗方举例

1. 薏苡仁粥（《本草纲目》）

取薏苡仁30克，粳米60克，盐5克，味精2克，香油3克。将薏苡仁洗净捣碎，粳米淘洗，同入煲内，加水适量，共煮为粥。粥熟后加入盐、味精、香油，温热食之，日服 2 次。健脾补中，渗湿消肿。适用于水肿，小便不利；脾虚泄泻；湿痹筋脉挛急，四肢屈伸不利；扁平疣等。

2. 薏苡仁茯苓粥（《家庭中医食疗法》）

取薏苡仁 30 克，茯苓 10 克，粳米 200 克，鸡胸肉 100 克，干香菇 4 朵。将薏苡仁用热水浸泡 1 夜，次日捞出沥干水；香菇泡发，去除木质部分，洗净，切成丁；鸡胸肉去皮洗净，入锅煮 30 ～ 40 分钟后，捞出切为肉丁；粳米洗淘干净，茯苓研粉，备用。薏苡仁用 7 倍清水在武火上煮沸后，移于文火慢煮，至能用手捏烂薏苡仁为度。粳米用 5 倍清水煮熟。然后将两粥合在一起，加入香菇、鸡肉丁、茯苓粉再煮，至煮稠为止。服食时可酌加调料。本方健脾利湿，润肤美颜。适用于皮肤虚肿、面色暗淡，以及皮肤褐斑、面部扁平疣。

3. 薏苡仁冬瓜猪肉汤

薏苡仁 10 克，扁豆 10 克，陈皮 5 克，冬瓜（连皮）500 克，猪肉 400 克，生姜适量。做法：猪肉洗净切块、焯去血水备用。薏苡仁、扁豆、陈皮洗净，冬瓜（连皮）洗净切块，生姜切片。上述用料一同放入砂锅，加适量清水，大火煮沸，小火熬煮 1.5 小时，调入盐即成。功效：健脾祛湿。

4. 薏苡仁八宝粥

薏苡仁 10 克，红枣 5 颗，白扁豆 10 克，莲子肉 10 克，核桃仁 10 克，龙眼肉 10 克，糯米 100 克，红糖适量。做法：上述用料洗净一同放入砂锅，加适量清水，大火煮沸，小火熬煮成粥，调入红糖即成。功效：健脾开胃、益气养血。适合脾虚体质或脾胃虚弱、食纳不香、心烦失眠的人群食用。

5. 薏苡仁赤小豆鲫鱼汤

薏苡仁 30 克，赤小豆 30 克，陈皮 5 克，生姜 3 片，鲫鱼 1 条（约 400 克）。做法：鲫鱼去鳞及肠肚，洗净，入油锅煎熟备用。薏苡仁、赤小豆、陈皮、生姜洗净，与鲫鱼一同放入砂锅，加适量清水，大火煮沸，小火熬煮 1 ～ 1.5 小时，加入适量料酒，煮沸片刻后即可食用。具有健脾、祛湿、消肿的功效。适用于脾虚水肿、脚气水肿的人群食用。

六、温补佳品——羊肉

羊肉的肉质香而不柴、肉味浓厚，同时羊肉和猪肉、牛肉相比胆固醇较少，最适合做冬季的滋补之选，所以素有冬令补品的美称，深受欢迎。羊肉除了肉质鲜美外，还有一定的食疗价值，其性味甘、热，入脾、胃、肾经，具有健脾温中，补肾壮阳，益气养血的功效。

（一）羊肉的食疗效果

1. 温暖脾胃

羊肉能起到温暖脾胃的效果。中医认为羊肉性温热、益气养血、开胃健脾、温暖脾胃。现代研究表明，适当吃羊肉的确能增加消化酶的分泌，从而起到保护胃壁、帮助消化等作用。

2. 温补肾阳

羊肉有较好的补肾壮阳效果。特别是有肾阳虚且出现了腰膝酸软、阳痿等症状的男性，适当吃羊肉能起到调理作用。而现代医学认为，羊肉中有丰富的动物蛋白以及微量元素，其中锌元素正是男性精子生成的重要物质，所以适当吃羊肉的确能起到补肾壮阳的效果。同时，对于体质虚弱者、儿童以及有遗尿问题的患者，同样也可以适当吃羊肉。

3. 补血温经

羊肉可起到补血温经的作用，特别是对于产后女性和经期腹痛的女性非常适合。且中医认为羊肉可用于血虚经寒所诱发的腹部冷痛，经常食用可促进体内血液循环、加速新陈代谢。

4. 保护胃黏膜

羊肉可以保护胃壁，主要是因为羊肉能促进体内消化酶的分泌，从而起到助消化、预防肠胃疾病的作用。对于已经出现胃溃疡、萎缩性胃炎等疾病的患者来说，适当吃羊肉也是可以的。但是一定要注意羊肉的食用量，避免一次性摄入过多加重肠胃负担。

（二）不适合吃羊肉的人群

虽然羊肉有好处，但也并非适合所有人。

第一，有内热的人不适合吃羊肉。羊肉本身温热性较强，如果平素就有内热，本身存在肝火旺盛或其他问题，一次性吃过多羊肉就可能促进病灶发展，加重自身病情，容易出现口疮、目赤、口苦、烦躁等问题。

第二，腹泻人群不适合过度食用羊肉，容易加重自身腹泻情况。

七、既能活血又能止血的三七

（一）三七概述

三七为五加科植物三七的干燥根，主产于云南、广西等地。三七要生长 3 年以上才能采收，立秋前后采收的为春三七，11 月采收的为冬三七，春三七较冬三七质量更佳。因为三七的叶与人参相似，三七与人参同为五加科植物，而且三七有一定的补益作用，所以又叫"参三七"，民间多用三七炖鸡用来滋补。因为三七价格昂贵，临床医用时多研粉，用水冲服。现在市面上售卖的保健品多是将三七直接打成粉用。

（二）三七的功效

三七味甘微苦，偏于温性，入肝、胃经。具有化瘀止血，活血定痛的功效。为什么三七粉既能"止血"而又能"活血"？其实这正是三七奇妙的地方，一方面，对于有出血的症状，三七入血分，善于止血，对人体内外各种出血均可应用；另一方面，当机体内有瘀血阻滞、血行不畅时，三七又可以活血化瘀、止痛，祛瘀生新，可以用于跌打损伤，瘀血肿痛，或筋骨折伤等症状，尤以有瘀滞者为宜。因此有"止血不留瘀，化瘀不伤正"的优点。

我们日常用的"云南白药"主要成分就是三七，所以牙龈出血的人群喜欢使用云南白药牙膏。在抗日战争时期，云南白药作为创伤、枪伤的救急疗伤止血药，挽救了很多生命。

（三）三七的适用人群

现代研究证实，三七的主要成分为人参皂苷和七叶皂苷，具有止血、抗血栓、保肝、抗炎、抗衰老、双向调节心脑血管系统、中枢神经系统、免疫功能等药理作用。三七作为药品和保健品广泛运用于胃肠消化道出血、咳血、尿血、痔疮出血等各种出血病证；高血压、冠心病心绞痛、高脂血症、脑出血后遗症等心脑血管疾病；不明原因的转氨酶升高、肝功能异常、肝纤维化等肝胆疾病；女性月经失调、崩漏、月经量过多有血块等妇科疾病；还可以用于美容祛斑、痤疮瘢痕、皮肤皲裂等。随着经济水平的提高，人们也越来越关注自身的健康，中医药成为了人们养生保健的第一选择。三七是一种名贵药材，它本身没有毒性，因此也经常用于保健康复。有研究显示坚持服用4个月左右，身体功能会产生一定的积极变化。

（四）三七粉的保存方法

三七粉保存最大的问题是防霉变、防生虫。可将干燥后的三七粉置于阴凉干燥处，密闭保存，在贮藏过程中应经常检查，经常翻晒，包装盒内可放入适量木炭。也可以用塑料袋装好封严，以便冲服。

（五）三七粉的服用方法

三七粉可以直接温开水送服，也可以和牛奶一起喝，每次1～1.5克，每天1～2次，早晚两次尤为重要，这两个时段服用能更好地发挥三七的作用。早起服用三七可以疏通经脉气血，增强免疫力。晚上最好在晚饭前服用，可以改善睡眠。因为三七对中枢神经系统有一定的兴奋作用，最好不要在睡前服用。三七既能止血，又能活血散瘀，因此女性在怀孕期间，禁止服用三七。另外，三七性质偏温，阴虚血热者不宜单独使用。建议在中医师的医嘱下使用和食用。

八、阿胶

阿胶是生活中常见的补品。阿胶是驴皮经漂泡去毛后熬制而成的胶块，古时以山东省东阿县所产的阿胶最为有名，故名阿胶。山东、浙江、江苏阿胶产量较多。阿胶性味甘、平，归肺、肝、肾经，具有补血，滋阴，润肺，止血的功效。

（一）阿胶的食疗作用

1. 治疗血虚证

阿胶以其补血作用而为人熟知。阿胶甘平质润，中医称为补血要药，可以治疗血虚出现的各种症状，如面色苍白、口唇指甲色淡、月经量少，心悸、健忘、失眠、舌质淡等；特别擅长治疗出血过多引起的血虚证，因为阿胶不仅能补血，还能止血，如女性月经量多，或者淋沥不尽导致失血，生产失血或者疾病引起的呕血、咳血等。阿胶可单独使用，也可与当归、大枣等补血食材同用。现在市场上阿胶的产品也非常多见，如阿胶枣、阿胶糕。女性使用到阿胶的机会较多，中医认为"女性以血为用"，女性经、胎、产等特殊生理时期均需要血的供养，而出现失血导致贫血，这时候就适合用阿胶来补血，气血充足还能起到美容养颜、延缓衰老的作用。

2. 治疗肺阴虚，干咳无痰

阿胶有滋阴润肺的作用，对于肺阴虚干咳无痰，或痰中带血、口干舌燥，都有调理作用。

（二）阿胶的食用方法

阿胶的用法称为烊化，将阿胶用硬物砸碎，取需要的量放入杯中，可加入少量冰糖调味，用沸水或者药汁，不停搅拌，加速溶解，放凉后即可服用。也可采用隔水炖的方法，将阿胶放入碗中，加入白开水或者药汁，再隔水炖，并不停搅拌。

阿胶麦冬粥：阿胶5克，麦冬10克，粳米100克，冰糖适量。阿胶捣碎，备用；将麦冬洗净，加入清水大火烧开，小火煎半小时，去渣取麦冬汁备用。再将糯米加适量水煮粥，待粥煮熟时，放入捣碎的阿胶、麦冬汁，边煮边不断搅动，待阿胶化开即可。本食疗方可滋阴养血润燥。适用于阴虚之人出现口燥心烦、干咳无痰、咳血等症状时服用。

（三）不适合服用阿胶的人群

由于阿胶是驴皮熬制，烊化后质地比较黏稠，偏于滋腻，中医认为滋腻碍胃，也就是说吃滋腻的药物容易导致消化不良。因此，不是所有血虚之人都可以服用阿胶，如果血虚本身是由于脾胃虚弱、消化功能差不能化生气血引起的，食用阿胶非但不能起到补血的目的，还会加重脾胃负担，加重血虚。阿胶滋腻，容易助湿生痰，有湿热或者痰湿的人也不适合食用，另外，在月经期间及产后恶露未排净的时候也不适合吃阿胶，阿胶止血作用较强，要防止瘀血留于体内。阿胶虽然性平，但是毕竟滋补作用较强，平素怕热、体质比较壮实的人容易出现咽喉肿痛、口腔溃疡等上火症状，因此这类人群也不适合食用。

九、陈皮、橘核、橘叶、橘络——小小橘子全身都是宝

陈皮是大家较为熟悉的药食两用物质，但是大多数人不知道，除了陈皮，橘核、橘叶、橘络等橘子的其他部分也可以作为药材。

（一）陈皮是否可用橘皮替代

生活中有人将吃完的橘皮直接泡水或者短时间晾干后泡水喝，这种做法是否可取呢？陈皮可以代替橘皮吗？陈皮确实来源于橘皮，为芸香科植物橘的成熟干燥果皮。在秋末冬初橘子成熟时取橘皮，晒干或低温干燥。以广东陈皮特别是广东新会地区陈皮效果最佳，又称为广陈皮、新会陈皮。这里的陈皮干燥需要比较长的时间，一般在一年以上，其中的有效成分需要达到国家的统一的标准，与我们平常所说的把橘皮晾干有较大区别。因为自己晒的橘皮不能完全将附着在橘皮表面的农药、杂质等有害物质去除，而且容易发霉变质，泡水后不利于人体健康。另外，新鲜橘皮或者短时间晾干的橘皮含有大量的挥发油成分。我们平时闻到的橘子的芳香味道就是挥发油散发出来的。这种挥发油辛燥性比较强，泡水喝容易上火，对人的胃肠道也容易产生刺激，而经过长时间干燥得到的陈皮，挥发油的成分大大降低，药性变得温和，作用温和持久，泡水也不容易上火。因此，橘皮并不适合代替陈皮泡水。

（二）陈皮的功效

陈皮性味辛、苦，温，归脾、肺经，具有理气健脾、燥湿化痰的作用。对以下不适有调理作用。

1. 胃肠胀气

陈皮是中药学理气药中的第一味药，有辛行温通、行气止痛、健脾和中的功效，对于胃胀、胃痛、饮食积滞都有调理作用。可单用陈皮泡水，也可煮粥，

用陈皮 10 克，粳米 50 克，将陈皮煎汁去渣，然后同粳米煮粥。还可与生姜一起使用止呕，止呃逆，用陈皮 10 克，生姜 5 克煮水服用。陈皮在中成药中使用也非常广泛，保和丸中就使用了陈皮、山楂、神曲等药物治疗食积气滞，脘腹胀痛；若脾虚气滞，腹痛喜按、不思饮食、食后腹胀、大便不成形，陈皮可与健脾补气的药物一起使用，如可与党参、茯苓等同用。

2. 湿痰、寒痰咳嗽

陈皮既能燥湿化痰，又能温化寒痰，且辛行苦泄而能宣肺止咳，中医称为治痰要药。调理咳嗽有痰，可单用，也可与生姜共同使用，生姜能温肺化痰，二者同用，能增强化痰止咳的功效。

（三）与橘相关的药物

1. 橘核

橘核是橘的种子，性味苦，平，归肝经，具有理气散结、止痛的作用。因其归肝经，所以对肝郁气滞引起的胁肋胀痛、喜欢叹气等症状有很好的调理作用，同时具有散结作用，也非常适合女性因情绪不佳出现的乳房胀痛、乳房肿块以及甲状腺结节的辅助治疗。可将橘核洗净，晾干，取 3～5 克，代茶饮用。

2. 橘络

橘络为橘的中果皮及内果皮之间的纤维束群，就是橘子瓣上附着的白丝。橘络性味甘、苦，平，归肝、肺经，可行气通络，化痰止咳。适用于痰滞经络之胸痛、咳嗽、痰多。可将橘子的橘络取出，晾干，泡水代茶饮。

3. 橘叶

橘叶为橘树的叶。性味辛、苦，平，归肝经，具有疏肝行气，散结消肿的作用。若出现乳房胀痛、胁肋胀痛等症状，可用橘叶泡水。

4. 化橘红

化橘红与前几味食疗药材略有不同，它的来源不是橘子，而是芸香科植物化州柚或柚未成熟或接近成熟的外层果皮。性味辛、苦，温，归肺、脾经，能理气宽中，燥湿化痰。中成药橘红丸中就用到了化橘红。化橘红特别适合湿痰或寒痰咳嗽、咳嗽痰多的人食疗调理，也可辅助治疗食积引起的恶心、呕吐、胸闷等症状。取化橘红 1～3 片，开水冲泡代茶饮用即可。

（四）食疗方举例

1. 陈皮山楂茶

陈皮 5 克，山楂 5 片，将陈皮、山楂洗净后加沸水冲泡，盖盖闷 3～5 分钟即可，加入少量蜂蜜调味饮用。可起到健胃消食、行气化瘀的作用。对于食积及胃胀痛、胁肋胀痛都有调理作用，另外，可促进气血循环，能起到美容养颜的功效。

2. 陈皮海带排骨汤

陈皮 5 克，排骨 500 克，海带 150 克，葱、姜、料酒、盐适量。海带泡发后，切块，陈皮洗净，排骨洗净，切块，加入料酒、盐腌制半小时，焯水，去浮沫，备用。锅内加入清水，大火煮开，放入排骨、陈皮、葱、姜，小火炖 1 小时，加入海带继续煮 30 分钟，待排骨熟烂方可食用。陈皮有解油腻，助消化的作用，烹调肉菜时可放一点。中医有一个很有意思的词叫作"醒脾"，就是大鱼大肉把脾胃滞住了，没办法正常发挥消化功能，像睡着一样，这时候用一点陈皮，就像把脾胃唤醒了一样，给脾胃消化助力。注意陈皮不要放太多，否则会影响肉的味道。

3. 陈皮红豆沙

红豆 200 克，去芯莲子 20 克，陈皮 10 克，冰糖适量。红豆提前泡发一夜，以便于煮烂起沙，陈皮泡 30 分钟至变软，莲子洗净备用。在锅内加入适量清水，放入红豆、莲子、陈皮，大火煮开后，小火熬 1.5 ～ 2 小时，待红豆起沙后加入冰糖调味。期间水少注意添水，注意不时搅动，防止糊锅。本方具有健脾养心、安神的作用。

十、参类

日常生活中常听说各种各样的名称中带"参"字的药材或药食两用物质，下面详细介绍。参类可以按照不同的分类方法进行区分。参类按产地可分为人参、西洋参、高丽参等。人参主产于吉林、辽宁、黑龙江等省份，以吉林抚松县产量最大，质量最好，称吉林参，是著名的东北三宝之一。西洋参主要产地在美国、加拿大等国家，也称为花旗参。而高丽参主要产于朝鲜、韩国。

人参可以算是明星中药材，根据种植方法、炮制方法的不同，又有多种名称。野生人参称为"野山参"，野山参多年才能长成，药效强，数量稀少，极为珍贵，价格昂贵；人工栽培的人参称为"园参"，园参一般应栽培 6 ～ 7 年后收获，药效较山参弱，因为人工栽培，数量较多，价格相对便宜，平时中药中使用的人参多为园参；移山参，包括将野山参幼苗移种到林中人工看护的庭院生长（山移），以及园参移种到山林生长；林下参是指将人参种子播种到森林任其自然生长而得到的人参。以上四种是种植方法不同的不同种类的人参。不同的炮制方法也会产出不同名称的人参，如新鲜人参洗净后干燥者称"生晒参"，生晒参的温性不强；而经过蒸制后干燥的人参称"红参"，红参的温热之性较生晒参要强；加工断下的细根称"参须"。

还有根据功效可将带"参"的药材分为补气类药材和非补气类药材。具有补气作用的参包括人参、党参、太子参、西洋参；没有补气作用的参包括玄参、丹参、苦参、沙参等。这种分类方法应用广泛，我们按照这个分类方法介绍各种参类药物。

（一）人参的作用

人参是补药，有其适合的人群，不同的参适合不同的人服用，也有不同的使用方法。人参性味甘、微苦，微温。归肺、脾、心经，具有大补元气，补脾益肺，生津，安神益智的作用。人参是一味补气药，可以补肺脾心肾等脏腑之气，补气之力强，可以改善肺气不足出现的气短、声低，气喘；脾虚引起的不思饮食、大便稀溏、容易疲劳等症状，脾虚不能统血出现的便血、皮肤出血、月经过多等出血症状；心气不足引起的心悸、气短等症状；肾气亏虚不能纳气出现的虚喘等。从人参治疗的症状可以看出人参应用范围是非常广泛的，补气范围广、力量大是人参补气的一个重要特点。现代研究表明人参能兴奋垂体—肾上腺皮质系统，提高应激反应能力；对高级神经活动的兴奋和抑制过程均有增强作用；能增强神经活动过程的灵活性，提高大脑工作效率；有抗疲劳，促进蛋白质、RNA、DNA 的合成，促进造血系统功能，调节胆固醇代谢等作用；还能增强机体免疫功能。

人参补气的另一个特点是人参可以用于急救，如果一个人因为大失血或大病、久病出现元气虚极欲脱，气短神疲，脉象非常微弱的的危重情况，可单用人参一味煎汤给病人服下，挽救病人生命，这就是《景岳全书》里记载的独参汤。这个作用是人参独有的作用，即大补元气的作用，这里的元气在第一章里介绍过，就是肾精化生的人体最根本、最重要的气，可以激发人体各脏腑的生理功能。

人参安神益智的作用很多人并不熟悉，其安神作用也与补心气有关，心主神志，人参通过补心气可以改善心神失养引起的心悸、失眠、健忘等症状。人参也常用于痴呆的治疗，治疗痴呆人参经常与天麻配伍使用。《神农本草经》中就提到"补五脏，安精神，定魂魄，止惊悸，除邪气，明目，开心益智"。

人参还有生津液的作用，所谓津液就是人体内正常水液的总称，因此对于热病气虚津伤口渴及糖尿病阴虚内热的口渴也有治疗作用。《医学启源》中就提到人参可以"补元气，止渴，生津液"。

（二）人参的食用方法

人参可以直接泡茶饮用，每次取 3～5 克，以沸水冲泡，加盖闷 20～30 分钟，代茶饮用，可反复冲泡至无味，还可嚼服参渣，以便充分利用药材。

也可煲汤、煮粥。煲汤时常与粳米、鸡、鸭、瘦肉、鱼搭配，以增加强壮补虚之效。

补虚正气粥：（《圣济总录》）炙黄芪 15 克，人参 3 克，粳米 100 克，白糖适量。先将黄芪、人参切成薄片，用冷水浸泡半小时，入砂锅煎沸，后改用小火炖成浓汁，取汁后，再加水煎取二汁，去渣。将一、二煎药液合并，分 2 份于每日早晚同粳米加水适量煮粥。粥成后，加入适量白糖调味，稍煮即可。人参也可打成药粉，调入黄芪粥中煎煮。每日服 1 剂，3 ～ 5 天为 1 疗程，间隔 2 ～ 3 天后再服。适用于劳倦内伤，五脏虚衰，年老体弱，久病羸瘦，心悸气短，体虚自汗，慢性泄泻，脾虚久痢，食欲不振，气虚水肿等一切气衰血虚之证。

人参粥：（《济生方》）人参 3 克，粳米 100 克，冰糖适量。将粳米淘洗，与人参（切片或打粉）一起放入砂锅内，加水适量，煮至粥熟，再将化好的冰糖汁加入，拌匀，即可食用。适用于脾肺气虚所致的短气懒言，神疲乏力，动则气喘，易出虚汗及食欲不振，大便溏薄等；也可用于年老体弱，不思饮食，全身无力，倦怠欲睡而又久不能入寐，或津伤口渴。

人参猪肚：人参 9 克，茯苓 12 克，红枣 12 克，陈皮 1 片，糯米 100 克，猪肚 1 具，花椒 7 粒，姜 1 块，独头蒜 4 个，葱 1 根，调料适量。人参洗净，置旺火上煨 30 分钟，切片留汤。红枣去核，茯苓、陈皮洗净备用；猪肚两面冲洗干净，刮去白膜，用开水稍稍烫一下。姜、蒜拍破，葱切段，糯米淘洗干净。把诸药与糯米、花椒、白胡椒同装纱布袋内，扎口，放入猪肚内。把猪肚放置在一个大盘内，加适量料酒、盐、葱、姜、蒜，上屉用旺火蒸 2 小时，至猪肚烂熟时取出。待稍凉后，取出纱布袋，解开，取出人参、红枣，余物取出弃去不用，只剩糯米饭。把红枣放入小碗内，并将猪肚切成薄片放在红枣上，然后人参再放在猪肚上。把盘内原汤与人参汤倒入锅内，待沸，调入味精。饮汤吃猪肚、糯米饭。每周 1 ～ 2 次。适用于脾胃虚弱，食欲不振，便溏，气短乏力，头晕眼花及水肿诸症。

人参胡桃汤：人参 5 克，胡桃肉 15 克，生姜 5 片，大枣 7 枚。将人参、胡桃肉（去壳不去衣）切细，加水与生姜、大枣同用，连煎 2 次，将 2 次煎液混合均匀，分 2 ～ 3 次服用。适用于肺肾不足，胸满喘急，不能平卧，动则喘甚者。

人参莲肉汤：（《经验良方》）人参 3 克，莲子 15 枚，冰糖 30 克，将人参与去心莲子肉放碗内，加水适量浸泡至透，再加入冰糖，置蒸锅内隔水蒸炖 1 小时左右，人参可连用 3 次，第 3 次可连同人参一起吃完。早晚餐服食。适用于体弱气虚，神疲乏力，自汗脉虚，脾虚食少，泄泻，心悸失眠，或夜寐多梦，肾虚遗精、滑精及妇女崩漏，白带过多等。

人参炖乌骨鸡：乌骨鸡 1 只，人参 10 克，枸杞 12 克，红枣 6 个，盐、料酒、葱、姜等调料适量。将乌骨鸡宰杀，去毛，斩爪，去内脏，将腿塞进鸡腹里，加入沸水汆一下，捞出备用。将人参用温水洗净，把葱切成段，姜切成片，红枣、枸杞子洗净备用。将砂锅加入适量清水，乌骨鸡、枸杞、红枣、人参、葱、姜一同加入，大火煮沸，调至小火炖至鸡肉熟烂，出锅前加入盐、胡椒粉、料酒等调味即可。本方具有补脾益肺，益气养血，补肾填精的作用，适用于气血亏虚，久病体弱之人服用。

（三）不适合服用人参的人群

人参虽好，但是并不是所用人都适合服用，人参补气力量非常强，以下人群不适合服用人参：没有虚证的人，大多数年轻人都不需要服用人参这种药效强的补药；平日容易上火，经常出现口舌生疮、咽喉肿痛之人，人参药性偏温，有内热的人吃人参容易加重上火的症状；儿童不宜服用人参，人参易导致儿童性早熟，影响正常生长发育。

（四）党参的作用

党参也是平日经常用到的药食两用的物质，党参相较于人参补气力量弱，但是药性较平和。党参与人参植物来源差别较大，人参属于五加科植物，而党参属于桔梗科植物。党参性味甘、平，归脾、肺经，具有补脾肺气、补血、生津的作用。

从归经可看出党参的补气范围没有人参广泛，可补脾肺之气。在调理肺气虚、脾气虚轻证或者慢性病症的时候，加大用量，即可用党参代替人参，而对于气虚重症还是需要使用人参。《本草正义》中就说到党参："补脾养胃，润肺生津，健运中气，本与人参不甚相远。"现代研究表明党参能调节胃肠运动、抗溃疡、增强免疫功能；对兴奋和抑制两种神经过程都有影响；党参皂苷还能兴奋呼吸中枢。

另外，党参还有一个人参没有的作用就是可以补血，党参既能补气，又能补血，可用于气血两虚证的调理，人体的气血的产生是相互促进的，气能生血，血能养气。补血时党参可以与当归、大枣等食材同用，以增强效果。

党参与人参一样有生津的作用，适用于气津两伤的轻证，可与麦冬、五味子等养阴生津的药物同用。

（五）党参食疗方举例

党参是食疗方中常用的药食两用的物质，常与黄芪、当归、大枣等同用起到补气血的作用。

归参炖母鸡：当归12克，党参15克，母鸡1只，生姜、葱、料酒、食盐适量。将母鸡宰杀后，去掉杂毛与内脏，洗净；再将洗净切片的当归、党参放入鸡腹内，置砂锅中，加入葱、姜、料酒等，掺入适量的清水，武火煮至沸后，改用文火炖至鸡肉熟透即成。适用于血虚气弱而见面色萎黄、头晕、心悸、肢体倦乏等。

参枣米饭：（《醒园录》）党参15克，糯米250克，大枣30克，白糖适量。

先将党参、大枣煎取药汁备用，再将糯米淘净，蒸熟，将糯米饭盛于碗中，压实，倒扣至盘中，再将煮好的党参、大枣摆在饭上，最后加白糖于药汁内，煎成浓汁，浇在枣饭上即成。空腹食用。适用于脾虚气弱，倦怠乏力，食少便溏，以及血虚所致的面色萎黄、头晕、心悸、失眠、水肿等。

参芪冬瓜：（《中医营养学》）党参 3 克，黄芪 3 克，鸡胸肉 200 克，冬瓜 1000 克，盐、黄酒、味精适量。党参、黄芪洗净，鸡肉切丝，冬瓜去皮、瓤，横切成块。冬瓜放在汤碗中，将鸡丝、党参、黄芪、盐、黄酒、味精放在冬瓜上，加水适量，将冬瓜碗置于蒸锅中，蒸熟即可。适用于倦怠嗜睡，头面虚肿，四肢水肿，食少便溏等。

参归腰花：（《百一选方》）党参 10 克，当归 10 克，山药 10 克，猪腰 500 克，酱油、醋、姜、蒜、香油适量。猪腰切开剔去筋膜臊腺，洗净。将洗净的当归、党参、山药与猪腰同置锅内，加水适量，清炖至猪腰熟透，捞出猪腰，待冷，切成薄片，放在平盘上，加入酱油、醋、姜丝、蒜末、香油等调料即可。适用于气血亏损所致的腰酸痛，气短，心悸，失眠，自汗。

参归猪肝汤：（《四川中药志》）猪肝 250 克，党参 15 克，当归 15 克，枣仁 10 克，生姜、葱白、料酒、食盐、味精适量。将党参、当归洗净，切薄片，枣仁洗净打碎，加清水适量煮后去渣留汤；将猪肝切片，与料酒、食盐、味精、淀粉拌匀，放入汤内煮至肝片散开，加入生姜片、葱白，盛入盆内蒸 15 ～ 20 分钟。食肝片与汤。适用于心肝血虚的心悸、失眠、面色萎黄等。

（六）西洋参的作用

西洋参与人参都属于五加科植物，补气效果不及人参，西洋参性味苦、微甘、寒，归心、肺、脾、肾经，具有补气养阴、清火生津的功效。西洋参的使用可参考《医学衷中参西录》的论述："西洋参性凉而补，凡欲用人参而不受人参之温补者，皆可以此代之。"即西洋参与人参最大的不同是其药性偏凉，是一味清补的药材，既能补气又能养阴清热，因此吃人参补气容易上火的人更适合服用西洋参，但是西洋参的清热主要是指阴虚而导致的内热，是通过养阴实现的，对于肝火大、胃火大、心火大导致的口舌生疮、咽喉肿痛、目赤肿痛并不适用。主要适合既有气虚又有阴虚的气阴两虚之证，如大汗、严重腹泻或者热病后气阴不足所致的口干、烦渴、气短、乏力等。可用西洋参 3 克，粳米 50 克，麦冬 10 克，淡竹叶 10 克。西洋参研末，水煎麦冬、淡竹叶，去渣取汁，再入西洋参末、粳米，慢火煮作稀粥食用（《宫廷颐养与食疗粥谱》）。西洋参益气养阴的范围比较广泛，对于肺气虚及肺阴虚导致的气短，口舌干燥，咳嗽少痰，心之气阴两虚导致的心悸，脾气阴不足导致的食欲不佳、口渴，肾之气阴两虚均有效果。

（七）西洋参的食用方法

西洋参可以直接嚼服，或者含服，西洋参含服，中医称为噙化服用，即将2～3片西洋参放入口中，用唾液慢慢含化，直至西洋参无味后，嚼服。也可泡水代茶饮用，或者熬粥熬汤都可。补气可以配合黄芪使用，养阴可以配合沙参、麦冬等使用。

西洋参冬瓜老鸭汤：西洋参8克，冬瓜（连皮）300克，老鸭500克，石斛12克，荷梗10克，生姜、红枣适量。将老鸭宰杀后，去除毛及内脏，切块备用。西洋参略洗，切成薄片。将冬瓜、石斛、荷梗、生姜、红枣分别洗净备用，把全部用料放入锅内。用武火煮沸后再用文火煲50分钟左右，最后加入调味料即可食用。石斛是一味养阴药材，有益胃生津、滋阴清热的功效，可加强西洋参养阴之力，荷梗能通气宽胸和胃，对于夏季湿热的胸闷不畅有调理作用，因此本方多用于夏季伤暑、气津两伤、口渴心烦、体倦乏力、出汗较多者。

西洋参泡茶一般3～5克即可，如西洋参麦冬茶：西洋参3克，麦冬10克，五味子3克，大枣2枚，冰糖适量。将大枣洗净，与西洋参、麦冬、五味子同放入砂锅中，加水500毫升，煎煮取汁，煎煮300毫升；加入冰糖，溶化搅匀即可。每日1剂，分多次饮用，具有益气养阴的作用。

（八）太子参的作用

太子参又叫作孩儿参、童参。太子参属于石竹科植物，其性味甘、微苦，平。入脾、肺经，具有补气生津的作用。对于脾气虚弱、胃阴不足出现的食欲不振、容易疲劳及气虚津伤之肺虚燥咳，心悸不眠，虚热汗多有调理作用，是一味清补的药材，虽然其药性平，但是实际上是平略微偏凉的，从益气养阴的角度看，太子参可以称作是西洋参的迷你版，虽然太子参有补气养阴的作用，但是药效较西洋参弱，药性和缓，因此经常应用于儿童的调养，因此又称孩儿参、童参。《陕西中草药》就记载太子参可治疗"小儿虚汗，心悸口干，不思饮食"。其实太子参不仅对于儿童适用，对于慢性病患者及虚不受补的人也同样适用。

（九）太子参的食疗方法

太子参煲汤、泡茶、煮粥等均可。

太子参煮毛豆：新鲜嫩毛豆角500克，太子参10克，黄芪5克，盐、味精各少许。将毛豆洗净，两端剪口，放入锅中，加入太子参、黄芪、盐，加入适量清水，用小火炖煮至熟。剥皮吃豆，可佐餐食用。对乏力，气短，食少，面黄瘦弱有调理作用。

太子参石斛煲瘦肉：太子参 15 克，石斛 15 克，红枣 4 个，猪瘦肉 400 克，生姜 3 片。太子参、石斛、红枣洗净，稍浸泡，红枣去核；猪瘦肉洗净，整块不刀切。然后一起与生姜放入砂锅，加入清水 2500 毫升（约 10 碗水量），大火煮沸后改为小火煲约 2 个小时，调入适量的食盐便可。可益气养阴，适用于气阴两虚之咳嗽、气短、肺燥咳嗽及病后体虚等。

以上介绍了四种补气的参类，补气力量最大的是人参，可以大补元气，但多是气虚较甚的人使用，其药性偏温，如果气虚证较轻，用人参可能比较容易上火，西洋参的补气力量也较强，其性凉，有补气养阴清热的作用，适合气阴两虚之人；党参补气力量不及西洋参，其性平，日常保健对于缓解疲劳、补气养血多数时候用党参就足够，太子参在四种参中补气力量最弱，性平略偏凉，药性平缓，可补气生津，儿童、虚不受补的人群均可使用。

（十）其他参类细分辨——苦参、丹参、沙参、玄参

沙参属于养阴药物，性味甘，微寒。入肺、胃经，具有清肺养阴、益胃生津的功效。对于肺胃阴虚的咽干口燥、干咳少痰或无痰，痰黏不易咳出，舌红而干，舌苔少的人群有调理作用。沙参又分为南沙参和北沙参，两种药功效相似，南沙参偏于清肺祛痰，而北沙参长于养阴生津，因此一般阴虚调理多用北沙参。沙参可与玉竹、麦冬、百合等具有养阴作用的药材炖瘦肉、鸡肉、鸭肉。例如，沙参玉竹煲瘦肉：北沙参 10 克，玉竹 10 克，瘦肉 500 克，沙参、玉竹洗净，瘦肉切块，焯水去浮沫，将沙参、玉竹与瘦肉加适量水共煮 1 小时以上，调味后饮汤吃肉。

丹参是一味常用的活血中药，其性味苦，微寒，入心、心包、肝经。具有活血祛瘀、凉血消痈、养血安神的功效。常用于冠心病、妇女月经不调、痛经、产后瘀滞腹痛的治疗。如常用的中成药复方丹参滴丸就是一种以丹参为主药治疗冠心病的药物。

玄参是一味清热凉血的药物，又称为元参，因其通体乌黑，状如人参，故名玄参。其性味甘、苦、咸、微寒，归肺、胃、肾经，具有清热凉血、泻火解毒、滋阴的作用。因其清热泻火解毒，可用于热病、咽喉肿痛、痈肿、目赤肿痛等症，因其滋阴，可用于热病伤阴导致的口干舌燥、便秘、阴虚内热。另外，玄参因为其味咸，咸能软坚，所以有很好的软坚散结的作用，在治疗乳房肿块、甲状腺结节等疾病时经常用到它。有一种中成药叫作消瘰丸，玄参就是其中一味主药，起到滋阴降火的作用。

苦参是一味清热燥湿的药物，性味苦寒、入心、肝、胃、大肠、膀胱经，具有清热燥湿、杀虫、利尿的功效。苦参既能清热又能燥湿，对于湿热导致的腹泻、痢疾、外阴瘙痒、皮肤瘙痒都有很好的治疗作用。因此经常煎水外洗，

可以治疗皮肤瘙痒、妇科炎症，如中药外用药复方苦参洗剂就用于妇科炎症的治疗。药理学研究表明，苦参中含有的生物碱对变形菌、葡萄球菌等细菌有抑制作用，所以临床上苦参一般用于抗菌抗炎，对痢疾、妇科炎症有明显的疗效。但因为苦参味道极苦，一般作药用。

十一、海参

（一）海参的食疗作用

海参同时具有药用和食用价值，是食疗药膳中常用的材料。海参性味甘、咸、平，入肾、肺经，具有补肾益精、养血润燥、止血的功效，对于精血亏损，虚弱劳怯，阳痿，梦遗，小便频数，肠燥便秘，咳血，便血，外伤出血有调理作用。海参可补肾益精，肾精对人体来说是最根本、最重要的物质，与人的生长发育、生殖、衰老都有密切的关系。同时，精能化血，海参还能起到养血的作用，因此海参可以调理肾精不足导致的阳痿，小便频数，消瘦乏力等症。《本草从新》就记载海参"补肾益精，壮阳疗痿"。可以将海参与猪肉、羊肉、鸡肉等一起炖煮或煲汤。海参对于肠燥便秘也有很好的调理作用，便秘分多种类型，阴液不足所致的大便干燥难解是一种常见类型，这种便秘在老年人群很常见。中医认为肠道就像一条河，粪便就像河里的船，如果阴虚了即河里的水少了，船就会搁浅，不能顺利运行。因此就要想办法让河水充足，才能治疗阴虚便秘，海参就是一种可以润燥增液的食物，因此肠燥便秘的人可以食用海参调理。如《食物考》中记载海参"降火滋肾，通肠润燥"。

（二）不适合食用海参的人群

海参虽好，但也不是人人都适合吃。海参属于高蛋白食物，不易消化，因此平时脾胃消化功能不好的人群不适合食用，避免加重胃肠负担；平时容易腹泻，大便不成形的人群也不适合食用，海参有润肠的作用，会加重腹泻症状；患有肾炎、肾病综合征、肾衰等肾脏疾病者，食用高蛋白的海参会加重肾脏负担；痛风患者不适合吃海参，海参属于高嘌呤食物；甲亢患者不适合吃海参，因为海参属于海产品，碘含量较高；儿童不适合吃海参。

十二、既行气又活血——美容养颜玫瑰花

玫瑰花是常见的养生食材，同时也是一味药材。玫瑰花入药选用的不是盛开的花朵，而是玫瑰花花蕾，在春末夏初玫瑰花将开放时采摘，除去花柄及蒂，干燥后使用。

（一）玫瑰花的作用

玫瑰花性味甘、微苦，温，归肝、脾经，具有疏肝解郁、活血止痛的作用。《本草正义》中提到："玫瑰花，香气最浓，清而不浊，和而不猛，柔肝醒胃，流气活血，宣通窒滞而绝无辛温刚燥之弊，断推气分药之中，最有捷效而最为驯良者，芳香诸品，殆无其匹。"玫瑰花可疏肝理气、行气止痛，对于情绪不佳导致的肝气不舒、肝胃不和而出现的胁肋胀痛、喜欢叹气、胃胀胃痛、食欲不佳等症状有很好的调理作用。直接使用玫瑰花泡水代茶饮用即可。玫瑰花还可调理月经不调，肝主疏泄的一个重要方面就是与女性月经密切相关。因此肝气不舒、肝郁气滞还容易导致女性月经不调，月经之前乳房胀痛，玫瑰花不仅能行气还能活血，可以促进体内气血顺畅地运行，因此对于气滞血瘀导致的痛经有很好的调理作用，还能配合其他中药治疗外伤瘀肿疼痛。同时，血瘀会导致人面色晦暗，容易长斑，气血运行通畅则可以改善面色，减少色素沉着，因此玫瑰花还有美容养颜的功效。

（二）不适合用玫瑰花的人群

玫瑰花有活血化瘀的作用，因此月经期间及妊娠期的女性不适合使用玫瑰花泡水或者食疗；另外，玫瑰花药性偏温，上火或者因阴虚内热而出现口舌生疮、便秘、咽干口燥、咽喉疼痛等症状者不适合使用玫瑰花。

（三）玫瑰花的食用方法

玫瑰花最常见的食用方法就是直接泡水，用玫瑰花 3～5 克，用沸水冲泡，闷 5 分钟即可饮用。也可以加入适量蜂蜜调味，如果感觉胀气比较明显可加入陈皮 3～5 克配合使用，如果怕玫瑰花的温性引起上火，也可加入少许菊花配合使用。

玫瑰膏（《铜鹤亭集方》）：玫瑰花 300 朵（约 100 克），将玫瑰花洗净，加清水 500 克，煎煮 20 分钟，滤去渣，再熬成浓汁，加入 500 克冰糖，熬成膏状即可。放入密封罐内，冰箱储存，每次一勺，早晚开水冲服。具有行气活血、调节月经的作用。

玫瑰花粥：玫瑰花 5 朵，茉莉花 10 克，粳米 100 克，冰糖适量。将玫瑰花、茉莉花、粳米分别去杂质洗净，粳米放入盛有适量水的锅内，煮沸后改小火煮成稀粥，加入玫瑰花、茉莉花、冰糖稍煮即可，佐餐食用。可疏肝解郁，健脾和胃。用于肝气郁结引起的胸胁胀痛、妇女痛经。

玫瑰花烤羊心：羊心 1 个，干玫瑰花 10 克，食盐 30 克。将玫瑰花洗净，放入小锅中，加清水少许，放入食盐，煮 10 分钟，待冷备用；羊心洗净，切小块，用竹扦串好,蘸玫瑰盐水反复在火上烤炙至熟(稍嫩,勿烤焦)。适用于心血亏虚,神经衰弱,惊悸失眠,郁闷不乐,记忆力减退,两胁时痛,头痛目暗,神疲食少,胃脘不适,或妇女月经不调等。

十三、大枣——补气又养血

大枣又叫做木蜜、干枣、美枣、凉枣等。最早见于《神农本草经》中的上品药,"主心腹邪气,安中养脾,助十二经。平胃气,通九窍,补少气,少津液,身中不足,大惊,四肢重,和百药。久服轻身延年。"大枣性甘、温,归脾、胃、心经,具有补中益气、养血安神的功效。主治脾虚体弱,倦怠乏力,食欲不振,气血不足,心烦不寐等。在中药汤剂中还有调和诸药、缓和药物的药性,减少药物的不良反应。

(一)大枣的食疗功效

大枣可以调理脾虚、容易疲劳、身体瘦弱、容易腹泻等症状。大枣甘温,补脾益气,如果症状较轻,可直接食用大枣调理,如果乏力较重也可与前面介绍过的人参、党参等补气之品配合使用。

气血不足可引起情绪低落、悲伤欲哭以及失眠,中医中有一种疾病叫作"脏躁",主要表现为不明原因的情绪低落、经常感觉想哭、哈欠连连、做事提不起精神,医圣张仲景在《金匮要略·妇人杂病篇》首次提出了这种病,书中这样描述:"妇人脏躁,喜悲伤欲哭,象如神灵所作,数欠伸。"虽然文中提及妇人,但是脏躁不仅见于女性,男性也可出现,只是女性比较多见,此病主要是气血不足,心失所养,心主神志的功能异常所致,张仲景用甘麦大枣汤来调理,顾名思义,这个方子就是由甘草、小麦和大枣三味药构成,这里面就用到了大枣,大枣能入心经,起到补养气血、安神定志的作用。后来这个方子的使用就不局限于脏躁了,凡是由气血虚心神失养引起的精神抑郁、失眠,都可以使用。《名医别录》中提到大枣可"补中益气,强力,除烦闷"。实际上甘麦大枣汤也是一个食疗方,甘草、小麦、大枣都是药食两用的物质。做法也比较简单,取甘草5克,小麦50克,大枣5~6枚。将甘草放入砂锅内,加入清水500克,大火烧开,小火煎至剩200克,将甘草丢弃,取甘草汁备用;大枣洗净,与小麦一同放入锅中加清水煮熟,再加入甘草汁,煮沸后饮汤吃枣肉。如果阴虚烦热可用生甘草,生甘草兼有清心火的作用。

(二)大枣的食疗方举例

除了甘麦大枣汤,大枣在食品中应用也非常广泛,如用大枣煮粥、枣泥糕点、红枣粽子等。

红枣汤(《食品的营养与食疗》)：红枣 60 克洗净，加水熬煎，成浓汤即成。食枣饮汤，早晚各一次，连服 2～4 周。用于过敏性紫癜的辅助食疗。

花生衣红枣红糖饮(《家庭食疗手册》)：花生衣 60 克，红枣 30 克，红糖适量。花生在温水中泡半小时，取皮。红枣洗净后温水泡发，与花生衣同放锅内，倒入泡花生的水，再酌加清水，小火煎半小时，捞出花生衣，加入红糖，每日 1 剂，分三次服，饮汁吃枣。治疗产后、病后血虚、各种出血证。

猪蹄红枣汤(《中华临床药膳食疗学》)：猪蹄 1000 克，花生 100 克，大枣 40 枚，料酒、酱油、白糖、葱、生姜、味精、花椒、大茴香、盐适量。猪蹄刮去毛，洗净，切块；花生、大枣洗净；葱切段，姜切片备用。用砂锅先将猪蹄煮至四成熟后捞出，用酱油搽涂均匀，放入植物油内炸成黄棕色，再放入洗净的砂锅内，注入清水，放入花生、枣及其他佐料。在大火上烧开后，改用文火炖至熟烂。治气血亏虚所致的毛发枯黄、容易脱落、稀少而早白。

（三）不适合食用大枣的人群

大枣性温，体质壮实，有咽喉疼痛、口舌生疮等上火症状的人不宜吃大枣。平时大便黏腻、舌苔厚腻、咳嗽痰多等痰湿较盛之人不适合食枣，大枣较甜，容易助痰生湿；大枣含糖分较多，糖尿病人不适合食用，以免引起血糖波动。

十四、养血安神——龙眼肉

龙眼肉是一种药食两用的物质，就是平日所食用的桂圆，主要产自广东、福建、广西等地。龙眼肉属于补血药，其性味甘，温，归心、脾经，具有补益心脾、养血安神的功效。《滇南本草》记载龙眼肉："养血安神，长智敛汗，开胃益脾。"主治气血两虚，面色无华，头晕眼花，心脾两虚，心悸怔忡，失眠健忘，脾胃虚弱，食少，泄泻等。

（一）龙眼肉的食疗作用

龙眼肉可治疗用脑过度，劳伤心脾而致的心悸，失眠，健忘，无力，脾虚不能摄血而出现的各种出血证，如便血、月经量多、皮下出血等。本品能补心脾、益气血、安神，古籍《随息居饮食谱》中记载的玉灵膏（又名代参膏），就是用龙眼肉加白糖蒸熟，冲服而起到食疗作用。有一个很经典的中成药叫归脾丸，就用到了龙眼肉来补益心脾。龙眼肉主要是针对心脾两虚，脾气虚不能统血而导致的失血，心血不足导致的失眠、健忘等。这里要注意，许多人有失眠的烦恼，认为龙眼肉可以调理失眠就买来服用，结果失眠并没有改善，还出现了上火的症状。这是因为失眠有很多原因，如果是因为血虚，面色苍白或者发黄、口唇指甲偏淡，舌质也偏淡而导致的失眠，龙眼肉是非常适合的。

但是失眠还有其他的类型，现代人工作压力比较大，或者所求不遂，容易出现肝郁气滞的情况，心情烦闷，入睡困难或者早醒，伴有胁肋胀痛、胃胀食欲不振，这种情况属于肝郁气滞导致的失眠，就不适合用龙眼肉，因为龙眼肉并没有疏肝解郁的功效，这时更适合用佛手、玫瑰花或者逍遥丸、柴胡舒肝散来调理。

（二）龙眼肉的食用方法

龙眼肉可直接食用，也可制作药膳。

龙眼肉红枣茶：龙眼肉 5 克，红枣 10 枚。红枣洗净去核，龙眼肉洗净，沥干水分；将龙眼肉、红枣放入锅中加适量水，大火煮沸后，小火煮 10 分钟即可代茶饮用，有补益心脾的作用。

龙眼肉枸杞瘦肉汤：龙眼肉 20 克，西洋参 3 克，枸杞 15 克，瘦肉 50 克，盐、味精、葱适量。瘦肉切片，西洋参、大枣洗净，将所有食材放入锅中，加入葱段，大火煮沸，改小火煮 1 小时，瘦肉熟烂即可食用。此方中龙眼肉补血安神，枸杞补养肝肾，西洋参补气，合用可起到气血双补的效果，用于病后或久病体虚、面色苍白、容易劳累、精神萎靡、语声低弱无力。

龙眼肉莲子粥：龙眼肉 10 克，莲子（去心）10 克，粳米 100 克。将干龙眼肉放入洗净，块大的撕成两半，莲子（去心）洗净，将龙眼肉、莲子、粳米共同放入锅中，加入适量清水，煮至米烂粥稠即可。本粥可健脾益肾，止泻涩精，养血安神，适合血虚心悸，健忘失眠，气血不足，脾虚泄泻，遗精滑泄等症状的调理。

（三）不适合食用龙眼肉的人

龙眼肉药性偏温，适合气虚、血虚、阳虚之人服用，不适合有实邪的人使用。如感冒期间不宜服用，阴虚内热者或上火时不宜食用，有痰湿、瘀血之人也不宜食用。

十五、核桃仁——不止健脑这么简单

核桃仁是生活中常见的一种坚果。很多人知道核桃仁有健脑作用，实际上核桃仁的作用除了健脑，还有很多保健作用。所以核桃仁不仅是一种食材，同时也是一种常用的药材。

（一）核桃仁的食疗作用

核桃仁又叫胡桃仁，胡桃肉，性味甘、温，入肺、肾、大肠经，因此核桃仁对肺、肾、大肠都有作用，核桃仁的主要功效就是补肾益精，温肺定喘，润肠通便。《本草纲目》中记载核桃仁："补气养血，润燥化痰，益命门，利三焦，温肺润肠。治虚寒喘嗽。"因此核桃仁对于腰痛，足跟痛，尿频，遗尿，阳痿，遗精，久咳喘促，肠燥便秘等病症都有调理作用。中医认为肾主骨生髓，髓通于脑。因此肾精充足的时候，脑就能更好地发挥作用。所以常说的核桃仁的健脑作用实际上是补肾功能的具体体现，除了脑，核桃仁还可以治疗因肾虚引起的腰部酸痛、耳鸣耳聋、尿频、阳痿等病症。《贵州草药》中记载核桃仁3个，五味子7粒，蜂蜜适量，于睡前嚼服有补肾作用。核桃仁还有温肺的作用，对于久咳不止及肾气不足，肾不纳气引起的气喘有调理作用，如《饮食治疗指南》记载胡桃肉、人参各6克，水煎服可治疗气喘。另外，因为核桃仁富含亚油酸及油酸等油脂成分，因此有润肠的作用，可治疗肠燥便秘，治疗肠燥便秘可以与蜂蜜同用加强润肠之功。

（二）核桃仁的食用方法

核桃仁可以直接嚼服，在中药汤剂中也可与其他药物配合煎汤服用。

牛奶豆浆核桃茶：核桃仁30克，牛奶、豆浆各180毫升，黑芝麻20克，白糖适量。牛奶和豆浆混匀，与核桃仁、黑芝麻一同磨成浆，磨好后，倒入锅中加热煮沸，加入适量白糖。每日早、晚各1杯。具有补肾养血润肤的作用。对于肾虚导致的头发干枯发黄或者脱发有调理作用。

芝麻核桃蜜：准备黑芝麻100克，核桃仁100克，蜂蜜200克。将黑芝麻、核桃仁先用文火炒黄（切忌炒焦），凉后一同研碎，放于器皿内。加入蜂蜜调成糊状即可服用。每次服2匙，每日服2～3次。黑芝麻、核桃仁都有补肾的作用，同时芝麻、核桃仁、蜂蜜又都能润肠，因此本食疗方适合肠燥便秘之人食用。

（三）不适合吃核桃仁的人群

核桃仁药性偏温，因此体内有湿热、实热或者是阴虚火旺之人不适合服用，防止助热。另外，核桃仁可以滑肠，因此腹泻期间不适合服用。

十六、银耳——润肺又润肠

（一）银耳的食疗作用

1. 肺燥咳嗽

银耳有润肺、止咳的作用，对于干咳无痰，唇干舌燥，口渴欲饮等有较好的调理作用，因其药性平和，健康的人也可在秋季适量食用银耳，以缓解秋燥。

2. 肠燥便秘

老年人容易出现肠燥便秘，银耳入肾经，可生津养阴，对于大便干燥有一定的调理作用。

另外，研究表明银耳的主要成分为银耳多糖，银耳多糖有抗肿瘤、抗氧化等作用。

（二）银耳的食用方法

银耳经常与百合、莲子、枸杞、大枣、龙眼肉等食材配合制成汤、粥、羹等甜品，是食疗方中的常用材料。

银耳鸡蛋羹：银耳 5 克，鸡蛋 1 个，冰糖适量，香油适量。银耳泡发，洗净，撕成片状，沥干水分，加入锅内，放适量清水，大火烧开后，小火慢熬至银耳熟烂，将鸡蛋打破放入碗内，加入少量水搅成鸡蛋液，均匀地淋入锅内，形成蛋花，加入少许冰糖、香油调味即可。本方可滋阴润肺、益气生津。对于干咳、口舌干燥有调理作用。

银耳莲子粥（《食疗粥谱》）：干银耳 5 克，粳米 100 克，莲子（去芯）10 克，冰糖 10 克，银耳泡发后，去蒂，撕成小朵，莲子洗净，将银耳、莲子、粳米放入锅中，加适量清水煮粥，待粥快熟时，加入冰糖调味，即可食用。加水煮粥食用。莲子健脾、补肾、安神，有健脾安神、美容养颜的作用。

（三）不适合食用银耳的人群

银耳为养阴生津佳品，体内有痰湿或者湿热的人群不宜食用，以免加重痰湿。

十七、冬虫夏草——究竟是"虫"还是"草"

（一）冬虫夏草概述

在我国西南地区的高原寒冷地带，有一种生命力极强的蝙蝠蛾科昆虫，每年天气极寒的条件下也不会被冻僵冻死，随着气温回升，它就会复苏，但是这种昆虫容易受到其他生物的侵犯——麦角菌科虫草属的真菌冬虫夏草菌，这种真菌进入昆虫体内以后，首先会吃掉昆虫体内的营养物质，然后寄生在昆虫体内大量分裂增殖，最后布满整个昆虫的体腔，到了夏季，这种菌就会长出像草一样的子实体，这就是大名鼎鼎的冬虫夏草。所以，冬虫夏草既不是单纯的动物体的"虫"，也不是纯粹的"草"，而是由冬虫夏草菌的子座及其寄主蝙蝠蛾科昆虫的尸体所组成的复合物。

（二）冬虫夏草的作用

据清代《本草从新》记载冬虫夏草"甘平保肺益肾，止血化痰，已劳嗽"。冬虫夏草性味甘，温，入肾、肺经，具有益肾补肺、纳气平喘、止血化痰的功效，可用于治疗肺虚久咳，肾虚喘促，劳嗽咳血，病后体虚自汗，腰酸腰痛等。《本草纲目拾遗》也记载冬虫夏草"秘精益气，专补命门"。冬虫夏草属甘温之品，调理肺肾气虚的效果理想，但是药力较缓和，久服才能生效。现代研究也证实冬虫夏草能够调节免疫功能、抗疲劳、抗氧化、抗衰老、抗心肌缺血等。

（三）冬虫夏草适合的人群

中医认为"肺主一身之气""肾主纳气"，这两个脏腑的功能正常，就很少会生咳喘病。冬虫夏草适用于慢性阻塞性肺疾病、哮喘、支气管扩张、肺纤维化、肺心病等出现肺肾气虚，从而导致的久咳、气喘、气短、胸闷、痰多、体虚自汗、容易感冒等症状。由此可见，冬虫夏草不是万能的补药，主要作用于肺肾两脏，此外，还可用于病后体虚不复或自汗怕冷，本品可以与鸡、鸭、猪肉等炖服，有补肾固本，补肺益卫之功。

十八、高原人参——红景天

（一）红景天概述

红景天，原属藏医常用药，始载于唐代藏医经典名著《四部医典》。红景天常分布在高寒地区，如在海拔 1800 ～ 2500 米的高寒无污染地带。由于其生长环境恶劣，对缺氧、低温干燥、狂风、受紫外线照射、昼夜温差大有较强的耐受能力，因而具有很强的生命力和特殊的适应性。红景天可以改善缺血缺氧，缓解高原反应，被视作"高原人参"。

（二）红景天的功效

红景天具有较高的药用价值，性甘、寒，归脾、肺经，具有益气安神，清热润肺，止血活血的功效，可用于治疗以下病症。

脾气虚证。脾胃为后天之本，肺主一身之气，脾肺不足可导致体虚气弱，倦怠乏力。本品味甘滋补，入脾肺经而补气强身，故善治体虚气弱，可单用可合用。治疗脾虚带下，也可选用本品，有健脾益气，燥湿止带之功。

肺阴虚证。本品味甘，能补肺气，养肺阴，其性偏寒，能清肺热。宜用于肺阴不足，咳嗽痰黏，或咳血者。可单用，或配伍南沙参、百合等润肺止咳药。

本品还兼有活血化瘀之力，可配伍其他活血药，用于跌打损伤、四肢麻木、腰腿疼痛等血瘀诸证。

现代研究发现红景天具有抗疲劳、抗缺氧、抗寒冷、抗微波辐射的作用，对脑细胞和神经细胞有保护作用。可改善学习记忆障碍，提高工作效率、提高脑力活动，并能增强脑干网状系统的兴奋性，增强对光、电刺激的应答反应，调整中枢神经系统递质的含量，使之趋于正常。

（三）适合服用红景天的人群

随着对红景天研究的深入，红景天的功效及应用也越来越受到人们的重视。红景天入药，配伍不同的药物可以发挥多种治疗作用，常用于术后气虚体弱、免疫力下降、记忆力减退、四肢冰凉麻木以及有心血管疾病、呼吸系统疾病等人群。

（四）红景天的服用方法

红景天可根据不同的体质或疾病与其他药物一同调配药膳使用。例如，术后肺脾气虚乏力、免疫力下降的人群可以应用红景天与黄芪、枸杞、大枣等同用；肺阴虚的人群可以将红景天与麦冬、百合、陈皮等同用；心血管疾病有血瘀症状的人群可以将红景天与山楂、三七等同用。

第四章

起居养生

　　起居养生，就是在中医理论指导下，调节人体的日常生活作息，使之符合自然界规律和人体生理规律的一种养生方法。古代文献中"起居"包含有行动、饮食寝兴、居址和二便等含义，是指生活作息，包括日常对各种生活细节的安排。本节主要讨论起居环境、作息常规、劳逸适度及排便，因睡眠与人的神志有紧密联系，因此睡眠养生部分已在第二章情志养生中介绍过。

一、起居环境

（一）住宅环境与养生

　　住宅环境是指围绕在居住场所周边的自然环境。人类生活在自然界中，人体的生理功能、病理变化又不断受到自然界的影响，自然环境的优劣直接影响人们寿命的长短。唐代的孙思邈在《千金翼方》中也提到："山林深远，固是佳境，背山临水，气候高爽，土地良沃，泉水清美，地势好，亦居者安。"自古僧侣、皇族的庙宇行宫，多建筑在高山、海岛、多林木的风景优美地区。人一生有一半以上时间是在住宅环境中度过的，因此，如何选择一个科学合理、舒适清静的住宅环境，对保障身心健康、延年益寿非常重要。好的自然环境大致应具备以下几点，即洁净而充足的水源，新鲜的空气，充沛的阳光，良好的植被以及幽静秀丽的景观等。这个适宜的自然环境，不仅应满足人类基本的物质生活需求，还要适应人类特殊的心理需求，甚至要与不同的民族、风俗相协调。

　　相反，不良的自然环境因素如不良的地理条件、大气污染及水源污染则造成某些疾病的患病率和死亡率升高。

　　1. 不良的地理条件

　　地壳化学元素分布异常：由于地理环境中某些微量元素的缺乏或过剩可以引起地方病，所以地方病又称生物地球化学性疾病。其具有明显的地理特征，中医学对山区多瘿瘤，岭南多瘴气等地方病的发生早有认识。有害的放射性物质：有些地区蕴藏的矿物对人体也是有害的，如铀矿、磷矿等。若有强烈的放射级，可造成当地人贫血、白血病以及癌症的发病率增高。科学的进步使人类进入工业社会，但过度城市化也使生态环境遭到破坏，耕地面积锐减，森林覆盖面积减少，草原退化严重，水土流失，气候恶化，使包括地理条件在内的整个环境质量下降。

2. 大气污染

大气污染是由于向大气排放非固有的气体及微粒，超过了大气成分的正常组成，当大气自净能力不能消除这些污染物时，大气质量下降，即可说这个地区的大气受到了污染。大气污染长期作用于人体，引起慢性非特异性疾病，如心血管病、慢性呼吸系统疾病、肺癌等。

3. 水污染

由于人类活动将污染物排入江河、湖海、水库或地下水，使水质、底泥的理化性状和生物种群发生变化，降低了水体的使用价值，这种现象称为水源污染。水源污染对人体健康的影响是多方面的。含病原菌的人畜粪便、污水污染水源，可引起肠道传染病流行。水体遭受有毒化学物质污染后，通过饮水、食物链的形式可使人群发生急慢性中毒，甚至死亡。

明代李时珍在《本草纲目》中指出："人赖水以养生，可不慎所择乎。"水源、空气、土壤都是人类赖以生存的自然环境，我们要健康地生活在这块土地上，就要慎重选择适宜自己的自然环境，还要采取有效的保护预防措施，尽量避免自然环境中的有害因素对人体的不良影响。尽量避开不利于人体健康的水源、矿藏，避免在高压线、强磁场和有超声波、放射线的地方营建生活区。

（二）居住环境与养生

居住的环境清洁、安静，甚至居住环境被美化和绿化的程度，都可能会影响我们的健康。我们可以量力而行，选择适宜的居住环境。居住环境宜选背山临水、风景宜人之处。"智者乐水，仁者乐山"（《论语·雍也》），背山建房，前面有河流湖泊，视野开阔，最是宜居之所。相比较而言，位于向东向南或东南面的山坡最佳，阳光充足。而在现代都市里，虽然少有山水可依，但可选择相对更加自然的生态环境，如附近有公园的居住地。房屋的朝向选择是至关重要的。就我国大部分地区而言，建房的最佳坐向应该是坐北朝南，但如果是在地球的南半球，如南美洲，则应以坐南朝北为好。

房屋结构宜因地制宜。我国幅员辽阔，各地区的地理气候、生活习惯和物质条件不同，房屋结构的设计也应因地制宜，根据当地的环境特点和风俗习惯，构建或改造房屋结构，以更好地适应环境。例如，南方雨水多，屋顶设计坡度较大，而北方雨水少，故屋顶设计坡度较小。

（三）居室环境与养生

居室环境，是由屋顶、地面、墙壁、门、窗等建筑维护结构从自然环境中分割而成的小环境，也就是建筑物内的环境。常人每天除了工作之外，大约有2/3的时间是在家中度过的，室内的小环境直接影响人们的生活与健康。因此，良好的室内环境就显得十分重要。

随着国民生活水平的提高，居室装修较为普及，但随之而带来的是室内污染问题。室内装修污染最常见、危害最大的是甲醛、苯、挥发性有机物等。居室装修后半年内，在不通风的状态下，室内挥发性有机污染物的超标率可达100%。因此，新装修的房屋，必须彻底通风一段时间再入住。在新装修的房间内如果发现异味较重，除了保持通风以外，可种植一些绿色植物来吸收有害气体，或者放一些活性炭颗粒，吸附有害气体。仙人掌、吊兰、芦荟、常春藤、菊花、八角金盘、花叶芋、冷水花等绿色植物除了美化功能外，可有效降低空气中有害物质的浓度，净化空气，并带来雅洁的环境。

《天隐子·安处》曰："太明即下帘以和其内映，太暗即卷帘以通其外耀。内以安心，外以安目。心目皆安，则身安矣。"指出了调节室内采光的重要养生作用。良好室内采光包括自然采光与人工采光两种。自然采光优于人工采光，对室内起到杀菌消毒作用，并能提高人体免疫力。一般认为，北方较冷的地区，冬季南向居室每天至少应有3小时日照，其他房间日照时间不能低于1小时；夏季则应尽量减少阳光直接照射，防止室温过高，或只接受清晨和傍晚较温和的日光。当自然光线不足时，要利用人工光线照明。

居室的自然通风可保证房间的空气清洁，排除室内的秽浊之气，加强散热，改善人的工作、休息环境。尤其是厨房与厕所更应保持良好通风，或可加装排风换气设备。特别是在夏季炎热之时，应使室内形成穿堂风，减少空调使用，既健康又环保。

二、作息常规

汉代王充在《论衡·偶会》中指出："作与日相应，息与夜相得也。"强调作息应该顺应自然节律。人体脏腑、组织、器官的生命活动都要保持一定的节律，才能发挥最佳的功能状态，有利于生物节律的形成和稳定，从而有益于身心健康；相反，作息无常度则会扰乱人体固有的生物节律，使脏腑组织耗伤，危害生命健康。

自古以来，我国人民就对规律的作息十分重视。"起居有常"，主要是指起卧作息和日常生活的各个方面都有一定的规律，并合乎自然界和人体的生理规律。

首先，遵循天人相应规律。建立规律的作息习惯，应注意起卧休息与自然界阴阳消长的变化规律相适应。例如，一年之内，自然界有春生、夏长、秋收、冬藏，人的日常作息也应相应形成春夏晚卧早起，秋季早卧早起，冬季早卧晚起的不同规律。一日之内，平旦之时阳气从阴始生，到日中之时，则阳气最盛，午后则阳气渐弱而阴气渐长，深夜时分则阴气最盛。相应地，人们应在白昼阳气隆盛之时从事日常活动，而到夜晚阳气衰微的时候，就要安卧休息。

其次，遵循生物钟规律。建立规律的作息习惯，人体要注意遵循自身生物钟运转规律。

"子午流注"是中国古代的时间医学，子午流注认为十二时辰对应着十二经络及脏腑，人要顺应自然界时间和气候的变化，每天按照十二时辰养生的要求，针对不同的时辰来保养其所对应的脏腑，规律生活。

（一）子时：（23点～次日1点）胆经当令

子时胆经当值，属"阴中之阴"，是一天之中阴气最盛的时候，也是阳气初生的时段，胆气在此时开始升发。《内经》说："凡十一脏取决于胆"，意思是说胆气若能顺利升发，人体各个脏腑就会正常运行，人的身体状态就会很好。凡五脏六腑皆以气机通顺为要，此时顺应胆经的主令会使人体气机条顺，五脏六腑都受益。所以子时睡眠对一天至关重要。休息好了，第二天头脑清醒，做事就有效率。

（二）丑时：（1～3点）肝经当令

丑时肝经当值，此时阳气比胆经当值之时要强盛一些。《内经》说："肝受血而能视，足受血而能步，掌受血而能握，指受血而能摄"。也就是说，肝主疏泄，能够调节、分配一身的血量，以此供应脏腑、肢体乃至精神情志的需要。

而"人卧则血归于肝"，通过睡眠可让肝血得到休养，使肝脏主疏泄、主藏血功能得到正常发挥。丑时阳气虽然生发起来，但一定要有所收敛，有所控制，养好肝血。

（三）寅时：（3～5点）肺经当令

肺者，相傅之官，治节出焉。意思是说，肺经是人体脏腑经脉气血流注的起始经脉。肺主呼吸，调节气机，助心行血，当肝脏在丑时把血液贮藏并推陈出新之后，将新鲜血液提供给肺，通过"肺朝百脉""肺主气"的作用送往全身。

因此，寅时是人体气血从静变为动的开始。健康的人在寅时应该处于深睡状态，也就是说人体要通过深度睡眠来完成生命由静而动的转化。若睡眠充足，清晨起床时面色红润、精力充沛。

（四）卯时：（5～7点）大肠经当令

卯时气血流注于大肠经，地户要开，也就是肛门要开。这个时候应该正常排便，把积蓄了整个晚上的垃圾毒素排出体外。食物进入人体之后，在小肠进行消化并升清降浊，水谷精微等营养物质经过脾的运化而布散全身，供养脏腑，食物残渣则下降到大肠。大肠再进行最后一道程序加工，将残渣中的部分水液吸收。经过大肠燥化后的糟粕便成为大便，通过"魄门"，也就是肛门，将其排出体外。中医认为，肺与大肠相表里，肺属阴主内，大肠属阳主外，肺气足，排便也会畅快。

（五）辰时：（7～9点）胃经当令

辰时气血流注于胃经，胃主受纳，腐熟水谷，为气血生化之源，此时人们吃早餐就是要补充营养，以保证一整天人体的需求。这时天地阳气最旺，人的脾胃功能也最强，吃的早饭也最容易消化而发挥其营养的作用。

（六）巳时：（9～11点）脾经当令

巳时是脾经当值。脾主运化，主升清，能够把胃初步消化的饮食水谷，转化为水谷精微，并将水谷精微物质输送到全身各处，从而起到内养五脏六腑，外养四肢百骸、筋肉皮毛的作用，以维持人们的生命活动。

巳时也是人体精神最为振奋、体力最为强健的时候，是人一天当中的第一个"黄金时间"。此时，上班族工作效率最高，学生记忆力最强，老年人锻炼身体体力最充沛，而这些精力和体力，都来源于既有数量更有质量的早餐的营养，因此早餐要有足够的营养基础，才能保持身体功能的状态最佳。

（七）午时：（11～13点）心经当令

午时心经当令。子时和午时是天地气机的转换点，人也要在这个天地之气的转换点上调整气血。

心为"君主之官"，即心是人体的主宰。心主血脉，又主神明，其华在面。心推动血液运行，养神、养气、养筋。人如在午时能睡片刻，对养心大有好处，可使下午乃至晚上面色红润、精力充沛。一年四季都需要午睡，但每次睡的时间不宜过长，半小时左右，不要超过一小时，最好能躺下来，不要趴着睡。据调查，许多老寿星即有保持午后小睡的养生习惯。

（八）未时：（13～15点）小肠经当令

未时小肠经当令。《内经》认为："小肠者受盛之官，化物出焉。"小肠可吸收食物中的精华，并将糟粕送入大肠与膀胱，以进行一天的营养调整。因此，人们应在下午1点前吃完午饭，这样才能使小肠在其功能最旺盛之时更好地吸收营养。

另外，当食物中的营养进入血液循环后，会使血液的浓度突然增高。所以，在未时应及时补充水分，如喝杯凉白开，或喝杯清茶，稀释血液浓度，即可达到保护血管的作用。

（九）申时（15～17点）膀胱经当令

申时膀胱经当值。此时小肠已把水谷精微输送到全身各处，由于膀胱经从足部沿后小腿、后大腿、臀部以至脊柱两旁向上，一直运行到头部，是身体一条大的经络，因此这时人体无论是精神还是体力又进入另一个强盛阶段，也是工作、学习及锻炼身体的好时段。现代医学也证实，下午4时左右人体新陈代谢率最高，运动能力也达到高峰，此时锻炼身体不易受伤。如果这个时候特别困，就是有阳虚的表现。

（十）酉时：（17～19点）肾经当令

酉时肾经当值。中医认为：肾藏精，为先天之本，既主生长发育，又主生殖。如果说凌晨5点到上午7点的卯时代表一天的开门，那么下午5点到晚上7点的酉时则代表一天的关门，开门宜动，关门宜静。此时宜减少外出与身体活动，不宜过劳，以养精蓄锐，保养肾脏，肾虚者酉时补肾最为有效。另外，此时喝水也非常重要，它可以帮助排毒，清洗肾和膀胱，预防肾结石、膀胱炎等病症。

（十一）戌时：（19～21点）心包经当令

戌时心包经当值。《内经》说："膻中者，臣使之官，喜乐出焉。"膻中就是心包，心包像一个内臣，代心行事，表达着心的喜怒哀乐。同时它又是心的警卫员，代心受邪。心包经最旺时易提升心之正气。此时最好的调理方法就是与朋友、家人聊聊天、散散步，舒畅一下心情。鼓掌、握拳等动作都可以振奋精神，因为心包经从手掌过，劳宫穴在手掌中央，而中冲穴在中指尖，鼓掌、握拳时能刺激到心包经这两个穴位。心脏疾病患者可在戌时按摩心包经穴位来辅助治疗。

（十二）亥时：（21～23点）三焦经当令

亥时三焦经当值。三焦具有通行诸气、畅通百脉的作用。人在此时睡眠，百脉、脏腑可得到最好的休养，对身体健康十分有益。睡觉之前，可以先用温热水泡脚半小时，以全身微微出汗为度，能畅通上、中、下三焦的气机，使劳累了一天的身体得到充分的放松，有利于睡眠。

三、劳逸适度

养生的"劳逸适度"指工作和休闲娱乐应量力而行、交替进行、相互调节，从而保证二者均不超过人体的承受能力，使健康得以长久维持。劳和逸之间具有一种相互对立、相互协调的辩证统一关系，二者都是人体的生理需要。人们在生活中，必须有劳有逸，既不能过劳，也不能过逸。孙思邈《备急千金要方·养性》曰："养性之道，常欲小劳，但莫大疲及强所不能堪耳。"古人主张劳逸"中和"，有常有节，不偏不过。长期以来的实践证明，劳逸适度对人体养生保健起着重要作用。

（一）劳逸失度的危害

1. 过劳

劳，指劳动，太过就会伤害人体，体力劳动、形体劳动、精神智力的劳动以及房劳，太过都损耗人的正气，正如《素问·举痛论》曰："劳则气耗。"《素问·宣明五气篇》说："久视伤血，久立伤骨，久行伤筋。"过度劳倦与内伤密切相关。李东垣在《脾胃论》中提出，劳役过度可致脾胃内伤百病由生。房劳又称"肾劳"，主要指房事太过，或手淫成习，或妇女早孕多育等。房劳太过，首先伤人肾气。

2. 过逸

过逸即过度安逸，包括体力和脑力两方面。过度安逸同样可以致病。久逸不劳，既不劳动，又无体育锻炼，长期躺着、坐着照样气血不通。正如《素问·宣明五气篇》所说："久卧伤气，久坐伤肉。"其中"久卧""久坐"是过逸的两种类型。"久卧伤气"，指睡卧过久可致阳气敷布失常，气滞为病；"久坐伤肉"，指蹲、坐过久，可致四肢血脉运行不畅，新血不能达于四肢，使肌肉不荣、瘀血内生而为病。缺乏劳动和体育锻炼的人，易引起气机不畅，升、降、出、入失常。升、降、出、入是人体气机运动的基本形式。人体脏腑、经络、气血、阴阳的运动变化，无不依赖于气机的升、降、出、入。气机失常可影响到五脏六腑、表里内外、四肢九窍，而发生种种病理变化。根据生物进化理论，用则进废则退，若过逸不劳，则气机不畅，人体功能活动衰退，气机运动一旦停止，生命活动也就终止。可见，贪逸不劳也会损害人体健康，甚至危及生命。

（二）劳逸需注意适度

《礼记·杂记》曰："一张一弛，文武之道也。"正确处理劳逸之间的关系，对于养生保健起着重要作用。不过，劳与逸的形式多种多样，并且劳与逸的概念又具有相对性，应当根据个人的具体情况合理安排。

在人生过程中，只有动静结合，劳逸适度，才能对人体保健起到真正作用。适度劳作，有益于人体健康。经常合理地从事一些体力劳动有利于活动筋骨，通畅气血，强健体魄，增强体质，能锻炼意志，增强毅力，从而保持了生命活动的能力。体力劳动要轻重相合；脑力劳动要与体力活动相结合；家务劳动秩序化；休息保养多样化。

四、排便

（一）便秘的原因

汉代王充在《论衡》中指出："欲得长生，肠中常清，欲得不死，肠中无滓。"《吕氏春秋·达郁篇》又说："用其新，弃其陈，腠理遂通，精气日新，邪气尽去，及其天年。"这说明古人早就认识到，大便通畅，及时排出浊物才能"尽其天年"，获得健康。便秘是一种常见症状，人到中年以后，由于运动量减少，胃肠功能衰退，肠蠕动功能减弱，或者体弱多病，营养不良，或生活饮食不当，尤其饮水过少，食物又过于精细，含粗纤维少，以致粪便在肠道停留时间过久而硬结，均可造成便秘。

便秘的三大指征：①排便困难，每次排便要费很大力气；②大便过于干燥、坚硬；③每周排便少于3次。

（二）便秘的危害

虽然便秘很常见，但是长期便秘，危害是多方面的。

便秘轻者引起胃肠道功能紊乱，出现腹胀、腹痛、痔疮、肛裂，重者还与人体多种疾病有关。人体肠道中有多种细菌，能将肠中残余的尚未分解的蛋白质继续分解成胺类等有毒与致癌物质，这些物质较长时间存积在肠内，日积月累，一旦超过肝脏解毒能力就会被人体吸收，带来一系列危害。一些肠道疾病的主要症状就是便秘，如肠梗阻、肠套叠、直肠癌、结肠癌、痔疮、肠道炎症。除了一些肠道本身的疾病，还有很多非肠道疾病时常伴随便秘。一旦出现便秘，要及时防治。便秘还会引起心绞痛发作，诱发心肌梗死；对于高血压患者，可导致血压升高，诱发脑血管意外；对肝硬化者，易引发食管静脉破裂造成上消化道大出血；对消化道溃疡患者，因腹压增加，可能诱发溃疡穿孔；而手术后患者，会出现刀口裂开难愈合，上述各诱发病症，严重时都将危及生命。

（三）便秘的改善方法

保持大便通畅的方法很多，主要包括以下五个方面。

1. 饮食调节

饮食中含纤维等利便成分的多少，直接影响着大便是否通畅。肉蛋类食品、精制食品，不利于肠道的蠕动，容易造成便秘。而五谷杂粮、新鲜蔬菜和水果，尤其是含纤维多的食品，则可促进肠蠕动，有利于通便。因为粗粮和杂粮在经过肠胃消化以后，会留下大量的残渣，可以增强肠道蠕动，帮助排便。除此之外，要多吃含有维生素 C 和纤维的食物。人体内每千克体重需要 90 ~ 100 毫克纤维来维持正常排便，要多吃青菜，如韭菜、芹菜、红薯。每天要吃一定量的蔬菜与水果，可以早晚空腹的时候吃一个苹果，或者是每次餐前吃一根香蕉，不仅可以增强饱腹感，帮助减肥，还可以预防便秘。多喝水可以保持肠胃湿润，减少大便干燥的可能性，帮助排便。早饭前或起床后喝一杯水有轻度通便作用，足量饮水，使肠道得到充足的水分。如果不喜欢喝白开水，可以在水里加入一些盐或者是蜂蜜。另外，可多食用含油脂多的食品，如核桃仁、花生、芝麻、菜籽油、花生油等，这些食物都具有良好的通便作用。很多人为了减肥，会选择节食，但是这个方法不仅容易反弹，还容易导致便秘，只有摄入足够的食物，刺激肠蠕动，产生粪便，才能让粪便正常通行和排出体外。

2. 正确排便

平时要养成良好的习惯，定时进餐，定时排便。大便"强忍"和"强挣"都易损伤人体正气，引起痔疮等病。大便用力强挣易扰乱大肠的功能，导致气血紊乱，过度增高腹内压，导致血压上升，特别对高血压、动脉硬化者不利，容易诱发中风。另外，由于腹内压增高，痔静脉充血，还容易引起痔疮、肛瘘等病。而有便意时强忍不排，会扰乱正常的排便规律，多会致大便秘结难解。一般认为，最好能养成每日晨起大便的好习惯，有利于养生。大便至便意消退、肠腑通畅即可结束，不要强求排尽大便而努责。大便时要专心，不要读书、阅报、看手机。若在饱食后大便，便后宜稍喝一些汤或饮料，以助胃气利消化。

3. 保持卫生

每天晚上睡觉前，最好用温水清洗一下肛门，或经常热水坐浴，保持肛门清洁和良好的血液循环。内裤宜选用薄而柔软的棉布制品。

4. 适当运动

进行适当的体力活动，增强体育锻炼的强度，如仰卧屈腿、深蹲起立或骑自行车。平时做提肛运动能改善会阴部的血液循环，改善肛门括约肌功能，对预防肛门松弛、痔疮和脱肛均有效；在睡觉之前还可以按摩腹部，促进肠胃蠕动，帮助排便。

（1）提肛运动

提肛运动就是有规律地往上提收肛门，然后放松，一提一松的一种运动。提肛运动适宜人群：久坐人群。这个动作可以随时做，对预防痔疮、肛门疾病也有帮助。做法：每日卯时做最好（晨 5～7 点），连续收缩和放松，10～15 次一组，间隔 1～2 分钟再做一组，共做 4～6 组。运动时有节律地一松一紧，能促进肠蠕动，有益于排便。注意事项：不要在膀胱充满尿液的时候进行提肛练习，会增加尿路感染的风险。

（2）按摩腹部

适宜人群：消化不好的人群，婴幼儿也适合，早晚都可以做。做法：用手掌以肚脐为中心顺时针贴实画圈，每次做 300 圈以上，或 10～15 分钟。注意事项：摩腹后能明显感受到肠胃的蠕动，会出现腹内有响声、嗳气、腹中温热、易饥饿等现象，这属于正常的反应。

5. 采用坐便器

部分人用蹲便器的时候就没有办法正常排便。在用蹲便器的时候，由于腿部用力，需要维持身体平衡，使得无法集中注意力去排便，这时候不妨把如厕工具换成坐便器。

第五章

传统运动养生

中国传统运动养生是在中国古代养生学说指导下逐步形成的多种体育活动和健身功法的总称，是中国传统养生学的一个重要分支，具有运动、医疗的双重属性，是在遵循生命自然规律的基础上，通过中国传统运动方式来疏通经络气血、改善脏腑功能，和畅精神情志，培育元真之气，从而达到调摄身心健康、提高生命质量、延年益寿的目的。

第一节　运动养生的机制与原则

一、传统运动养生的特点

传统运动养生通过意识引导形体运动，并配合呼吸吐纳，使意、气、形三者高度协调一致，具有鲜明的特点。主要特点是以中医学的阴阳学说、藏象学说、气血经络学说为理论基础，以调养"精气神"为运动要点，以运动为锻炼形式，做到形神统一、刚柔相济、动静得宜，以达到活动筋骨、疏通气血、调和脏腑的目的。因此，其独特之处就在于意守、调息、动形的统一。

所谓"意守"，指意念专注，凝神定志，守一抱元，即把全部精力专注于某一件事物上，如在运动养生时将思想集中于调节呼吸和身体运动上来。

所谓"调息"，指呼吸调节，匀细绵长，即根据运动的节律来调节呼吸的频率。

所谓"动形"，指形体运动，周身节节贯穿，内外合一，即采用某种形式的身体运动进行锻炼，如人体的运动主要依靠四肢及肩、脊、腰、髋的骨髓及相关肌肉的活动来进行，形体运动就是有意识地锻炼这些骨髓、关节和肌肉以保持其灵活和健壮。

养生功法的锻炼十分强调将意识的运用贯穿始终，在运动前首先要全身放松，平心静气，排除周围环境的干扰和去除杂念，将全部思想集中于形体，然后调节呼吸，使呼吸平静自然、均匀和缓，用腹式呼吸调节呼吸的平缓和深度，意守、调息的准备工作做好后，再开始进行形体运动。在练功过程中，注重形体导引与调神相配合，做到形神合一，有利于心神的宁静。

意守、调息及动形的统一，是指以意调息，以息动形，保持三者的和谐统一，以达到内炼精气神，外炼筋骨皮的目的。三者之中，最重要的是意守，只有静下心来，排除杂念，使精神充分放松，才能做好调息和动形。

二、传统运动养生的作用

适量的运动（包括日常活动、体力劳动或体育运动等）可以活动筋骨，调节气息，畅达经络，疏通气血，调和脏腑，增强体质而使人健康长寿。如果人体缺乏必要的体力活动，机体内的气血在经络内的运行就会迟缓而不通畅，脾胃运化食物的功能也会减退，从而导致消化不良，吸收营养成分的功能减弱。由于脾胃功能减弱，使得机体内的气血生成不足，致使正气虚弱，抗病能力下降而出现一系列症状。所以，长期缺乏必要活动的人，会出现食欲不振，精神萎靡，头晕心悸，倦怠乏力，失眠多梦等症状，故中医理论有"久卧伤气，久坐伤肉"之说。在中国的传统养生学中，对运动养生作用的阐释也与此不谋而合。传统运动养生的作用有以下三个方面。

1. 疏通经络气血

传统运动养生通过各种手段和方法对人体的经络系统进行调节，从而达到疏通经络和气血的功效。通过运动增强气血的运行，使得全身各脏腑器官得到充分的营养供应，以保持精力充沛，机体强健。如太极拳、易筋经、形神桩等，就是注重对形体的锻炼和调控，通过肢体运动，伸筋拔骨，从而牵拉人体各部位大小肌群和筋膜，促进活动部位的气血畅通，提高肌肉、肌腱、韧带等组织的柔韧性、灵活性和骨骼、关节、肌肉等组织的活动功能，以达到强筋壮骨的目的。

2. 改善脏腑功能

脏腑功能活动的稳定协调是人体生命得以正常延续的重要保证。传统运动养生就是通过多种形式和方法来协调脏腑的功能活动，以维护其稳定，从而避免和纠正脏腑功能太过或不及的失常状态。运动可以增强肺主气司呼吸的功能，使得呼吸更加深沉而均匀，气体交换更加充分，并能增强机体对外界环境变化的适应功能。运动可以增强脾胃的消化功能，使其运化水谷的能力加强，同时增进食欲。运动可以增强肝藏血和主筋的功能使得肝脏对血量的调节更加协调、四肢关节的运动更加灵活。运动可以增强肾主骨生髓的功能，使得骨骼强健有力牙齿坚固，耳聪目明，并能有效地防治骨质疏松症。

3. 和畅情志

传统运动养生能有效地改善人体的精神和心理状态。运动可以增强心主血脉和心主神志的功能，使得气血在血脉内的运行更加有力、更加通畅，人的精神也更加饱满。

三、传统运动养生要遵循的原则

传统运动养生之所以能健身、治病、益寿延年，是因为它有一套较为系统的理论、原则和方法，注重和强调机体内外的协调统一，和谐适度。从锻炼角度归纳起来，有如下几个原则。

（一）动以养形，适量运动

我国传统养生运动在形成之初，就非常重视动以养形。春秋战国时期的思想家、养生家庄周就十分重视动以养形。他在《庄子·刻意》中指出："吹呴呼吸，吐故纳新，熊经鸟申，为寿而已矣"。之后，《吕氏春秋》也强调要动以养形，指出："流水不腐，户枢不蠹，动也。形气亦然，形不动则精不流，精不流则气郁。"三国时期的名医华佗亦极力提倡用运动来锻炼身体，养生保健。他模仿了虎、鹿、熊、猿、鸟的动作特点，创编了"五禽戏"，作为人们锻炼形体的手段。唐代著名医学家、养生家孙思邈在《备急千金要方·养性》中指出："养性之道，常欲小劳，但莫大疲及强所不能堪耳。"也大力提倡行气、导引，用以治疗疾病，增进身体健康。宋代养生家蒲处贯还根据前人的导引术，改编了一套动以养形的练身法，叫作"小劳术"，他在《保生要录》中说："养生者形要小劳，无至大疲。"强调形体运动要适量。到了明清时期，动以养形的观点又有了较大的发展，主张通过适量的形体运动来强身健体，延年益寿，认为形体锻炼既不可太过，也不宜不及，以适量为度。传统运动养生还强调掌握运动量的大小。运动量太小达不到锻炼目的，起不到健身的作用；太大则超过了机体耐受的限度，反而会使身体因过劳而受损。

（二）三因制宜

传统运动养生，要遵循因人、因时、因地制宜的原则，不可一概而论。个人可根据自己的身体状况、年龄阶段、体质与运动量的配合，选择适宜自身的运动方法和运动量。

1. 因人而异

这是指要根据不同性别、不同年龄阶段、不同身体状况来选择不同的运动形式和运动量。

（1）不同性别

这是指不同性别的运动应有所不同，男性的运动量可适当大一些，而女性的运动量应小一些，特别是女性在月经期一定要避免剧烈运动。

（2）不同年龄阶段

这是指不同年龄段的人群运动形式与运动量也应有所不同，如儿童及少年时期处于机体生长发育的旺盛时期，其运动对促进生长发育和增强体质有重要意义，所以运动方式主要是每日的"两操"（即早操和课间操）和1小时的体育活动。青年时期正是机体生长发育的高峰时期，机体各系统器官迅速成熟、青春活力最旺盛的时期，可选择一些运动量较大、较剧烈的运动，如武术、球类、跑步、攀岩、游泳等。中老年人各系统器官的功能逐渐衰退，宜选择较轻柔的运动，如太极拳、太极剑、八段锦、易筋经、五禽戏及散步等运动形式。

（3）不同身体状况

这是指体质好与体质弱的人、健康的人与患有疾病的人运动形式和运动量应有所不同。体质好和健康的人可选择较剧烈的运动形式和运动量较大的活动。而体质较弱和患有疾病的人则应选择较柔和的运动形式和运动量较小的活动。有慢性病者可选几种对自己疾病具有针对性的运动方式进行锻炼，由少逐渐增多，逐步增加运动量。太极拳、八段锦、五禽戏可重复锻炼，来增加运动量，以达到有效的健身效果。

2. 因时而异

这是指根据一年四季及一日昼夜变化的规律而选择不同的运动形式和运动量，如夏季天气炎热，运动量应适当小一些，运动时间也应该短一些。从四季的锻炼时间选择来看，冬季天气寒冷，运动量可适当大一些，运动时间也可以长一些。夏季的白天时间较长，天亮得较早而且凉爽，应该在清晨进行运动；冬季白天的时间较短，天亮得较迟而且寒冷，应该晚些时候进行运动，最好的运动时间是下午4点到6点，此时人体新陈代谢达到高峰，热量消耗最大，运动效果最好。如在饭前锻炼，至少要休息半小时后才能用餐；饭后则至少要休息1.5小时以上才能锻炼。为了避免锻炼后过度兴奋而影响入睡，应该在临睡前1小时左右结束锻炼。

3. 因地而异

这是指在不同地区或不同地点的运动形式与运动量有所不同。如在气候炎热的南方地区或在空气条件较差的地方，运动量可小些，运动时间也要短些；在气候凉爽的北方地区或在空气清新的地方，运动量可大些，时间也可长些。就运动场地的选择而言，只要环境清静，干扰较少即可，并不需要特定的场所，因此在公园、广场、空地、走廊均可，到室外林木繁茂、空气新鲜的地方更为理想。

（三）循序渐进，持之以恒

传统运动养生功法的习练有一个渐进的过程，初学者以调形为主，要求动作柔顺、娴熟准确，进一步则要求呼吸与动作的协调一致，再进一步则要求在意识指导下引导呼吸，呼吸催动形体活动。运动养生法非一时一日之功，如果平时不锻炼，忽然心血来潮进行剧烈的运动，难免会出现这样那样的问题，严重者甚至危及生命。习练传统养生功法之前，必须先下定决心，坚定信念，并每天给锻炼安排出固定时间。但一定要坚持循序渐进、持之以恒的原则，才能达到良好的养生健身效果。

第二节 传统运动养生常见功法

传统运动养生功法种类繁多，其流派纷呈、特色各异，现择其精要，简单介绍几种代表性功法及近年来在社会上流传较广、影响较大、健身效果较好的养生功法。

一、太极拳

太极拳是我们祖先在长期生活实践中创造和逐渐发展起来的一种优秀拳种。经过几百年的反复实践和不断总结经验，人们才逐步认识到它的内在联系和运动规律，使这种拳种能更好地为人民保健事业服务。太极拳在整个运动过程中自始至终都贯穿着"阴阳"和"虚实"，这在太极拳动作上表现为每个拳式都具有"开与合""圆与方""卷与放""虚与实""轻与沉""柔与刚"和"慢与快"，并在动作中有左右、上下、里外、大小和进退等对立统一的独特形式。这是构成太极拳的基本原则。

太极拳不仅在外形上是独特的，而且在内功上也有特殊的要求。练太极拳时，首先要用意不用拙力，所以太极拳在内是意气运动，在外则是神气鼓荡运动，也就是说既要练意，又要练气。这种意气运动的特点是太极拳的精华所在，并统领着太极拳的其他各种特点。此外，练太极拳时在全身放长和顺逆缠丝相互变换之下，动作要求表现出能柔能刚，且富弹性。它的动态，要求一动全动，节节贯串，相连不断，一气呵成。速度要求有慢有快，快慢相间。要求有柔有刚，刚柔相济。立身与动作，要求中正不偏，虚中有实、实中有虚和开中寓合、合中寓开。具备了这些条件，太极拳才能充分发挥它的特殊作用。在体育保健上，不仅能增强运动器官与内脏器官功能，并能锻炼和增强意识的指挥能力，即"用意不用力"的能力，可以顺利地指挥着气活跃于全身。这样就既练了气，也练了意，意气相互增长与强旺，身体自然强壮。

太极拳功法特点有如下八点。

（1）大脑支配下的意气运动

太极拳是用意练意的拳，也是行气练气的拳。但练拳时，要"以心行气"，心为发令者，气为奉令而行的"传旗"；一举一动均要用意不用力，先意动而后形动，这样才能做到"意到气到"，气到劲到，动作才能沉着，久练之后气才能收敛入骨，达到"行气"最深入的功夫。因此，可以说太极拳是一种意气运动。"以心行气""以气运身"和用意不用拙力，是太极拳的第一个特点。

（2）身肢放长的弹性运动

虚领顶劲和气沉丹田是身躯放长，含胸拔背是以前胸作支柱把后背放长；沉肩坠肘是手臂放长；松腰圆裆和开胯屈膝，并使腿部得以圆活旋转，是腿部在这种特定的姿势下放长的结果。所以太极拳的步法必须在圆裆松腰和开胯屈膝的姿势下用旋踝转腿来倒换虚实。外表看，是腿的缠丝劲的表现，其实内部促进了腿的放长。这一系列的放长，又促成了全身放长；使身肢不但产生了弹性，形成掤劲，而且因全身放长，促使精神也能自然提起。因此，只要具备了放长的姿势，就不易发生努责鼓劲（拙力）的毛病，为自然的松开和身肢放长提供了条件。所以身肢放长的弹性运动，就成了太极拳的第二个特点。

（3）顺逆缠丝的螺旋运动

太极拳运动必须如抽丝的形状。抽丝是旋转着抽出来的，因为直抽于旋转之中，自然就形成一种螺旋的形状，这是曲直对立面的统一。至于缠丝劲或抽丝劲都是指这个意思。因为在缠的过程中伸缩其四肢同样会产生一种螺旋的形象，所以拳论说，不论开展的大动作或紧凑的小动作，千万不可离开这种对立统一的太极劲。练纯熟之后，这种缠丝圈就越练越小，达到有圈不见圈的境界，到那时就纯以意知了，所以顺逆缠丝对立统一的螺旋运动就成为太极拳的第三个特点。

（4）立身中正、上下相随的虚实运动

太极拳的所有动作都必须分清虚实。动作能分清虚实地转换，就可耐久不疲，这是最经济的一种体力活动。因此，练太极拳时双手要有虚实，双足也要有虚实，尤其重要的是左手和左足、右手和右足要上下相随地分清虚实，也就是说，左手实则左足应虚，右手虚则右足应实。这是调节内劲使之保持中正的中心环节。此外，形成落点的虚中要有实，实中要有虚，从而处处总有此一虚一实，使内劲处处达到中正不偏。初学时，动作可以大虚大实，以后逐步练成小虚小实，最后达到内有虚实而外面不见有虚实的境界，这是调整虚实的最深功夫。虚实转换的核心，在于意气的转换，同时要在"中土不离位"心及内劲中正情况下来完成。为此，练拳时必须"尾闾正中""安舒支撑八面""虚领顶劲""上下一条线"地随时调整虚实。所以立身中正，上下相随地调整虚实就成为太极拳的第四个特点。

（5）腰脊带头、内外相合的节节贯串运动

为了达到一动全动，必须以腰脊为中心，因为腰是左右平行转动的中轴，脊是上下弯曲的根基。太极拳动作既要一动全动，那么在运动线路上就不能单纯地左右平旋，也不能专在上下、前后做弯曲动作，而必须将腰脊联合起来，使运动的路线形成一条既是左右，又是上下和前后的空间曲线，以建立一动全动的基础。这就是说，只有通过腰脊为中心，才可以使周身九个主要的运动关节依次贯串起来。此外，还要做到周身无缺陷，贯串如九曲圆珠，这样功夫才可以进展到周身一家的地步。所以腰脊带头，内外相合的节节贯串运动，就成为太极拳的第五个特点。

（6）相连不断、滔滔不绝的一气呵成

太极拳不以一动全动为满足，还要求在练全趟架子时能够进一步做到一气呵成，内劲不断。这是加大运动量的又一方法。其具体方法是：在手法上遇到往复时，要嵌进折迭；在步法上遇到进退时，要嵌以转换；在开合、收放时，要有收即是放和放即是收的意和劲。当然，这个特点同前文的（5）一样，是在螺旋式缠丝运动的辅助下来实现的。如果在发劲之后出现了断劲现象，就要将这种发劲的余意接续下去。万一意也断了，则要运用意、劲的余神接续下去。为了做到这点，劲要有折迭转换，动作要用意不用力，使收放统一的身法如同长江水流滔滔不绝，中间无卸劲的余地，亦无意驰的时候，这样就自然可以达到一气呵成的要求。因此，相连不断、滔滔不绝的一气呵成运动就可作为太极拳的第六个特点。

（7）从柔到刚、从刚到柔的刚柔相济运动

太极拳的学习，首先要摧毁人们动作中原有的坚硬劲，使它化为柔软，这是化柔的时期。这个时期越长，则越可把僵硬摧毁得彻底。此时的要点是仍须不失绵软，在柔软之下，向着更有弹性的坚刚上迈进。这个刚，不是从努责和鼓劲而产生的"生铁"的刚，而是由松开和放长而产生的弹性的刚。因为身肢放长，并不断螺旋式地绞来绞去，就可产生这种弹性。因此，又可名为"绷劲刚"。这样绷紧中能搓揉得越柔软，则内在的质量也就可越坚刚。只有这种具有弹性的刚，才能达到"外操柔软，内含坚刚"的要求。这种刚柔的变换是由精神意气的隐显来掌握的。所谓"隐则柔""显则刚"，就是这个道理。功夫精进后，劲可内隐得极深，使外形显得极柔，使人感到好像又恢复到柔上去了，其实内在的质量却更加刚了。因此，从柔到刚、从刚到柔的刚柔相济运动就成为太极拳的第七个特点。

（8）从慢到快、从快到慢的快慢相间运动

在初练太极拳套路（一趟架子）时，动作应该越慢越好，可将时间放长。动作放慢了，才有修改的机会，才能检查出不顺遂的地方。但是，慢不可慢到面部表现痴呆，这是慢的限度。以后，随着熟练程度的提高，可渐渐加速，缩短走一趟架子所需的时间。但由慢转快，同样也要有一个限度，即要做到虽快，但动作仍能沉着，仍能表现出劲别来，并不发生浮飘与错乱现象。这是指练习一趟架子所需时间的长短而言的。在这种能慢能快的总前提下，用到每个拳式时则须将这种快慢的对立面统一于一个拳式中，即转关处要慢，过了转关处就逐渐加快，运到落点时最快，以后复转慢，如此周而复始。所以太极拳的每个拳式都要经过能慢能快的锻炼，这样才能在推手时"彼微动，己先动""动急则急应，动缓则缓随"，创造有利于自己的条件，并能达到快慢相间的统一。所以，从慢到快、从快到慢的快慢相间运动，就成为太极拳的第八个特点。

二、八段锦

八段锦是由八种不同动作组成的健身术，所以名为"八段"。由于这种健身动作可以强身益寿，祛病除疾，其效果甚佳，犹如展示给人们一幅绚丽多彩的锦锻，所以称为"锦"。八段锦是我国民间广泛流传的一种健身术，距今已有八百多年的历史。其习练特点为：柔和缓慢，行云流水；松紧相兼，动静相宜；形神合一，意气相合。现代研究证明，八段锦对神经系统、心血管系统、消化系统、呼吸系统及运动系统同样都具有良好的调节和改善功能。单纯在心血管方面可明显改善心血管弹性，提高腿部力量和平衡能力，加速血液回流，达到防治心血管疾病的目的；习练中要求紧中有松，松中有紧，松紧可以协调配合，频繁转换，有助于机体阴阳平衡，关节滑利；气血流通，筋骨强壮，可防治关节筋骨疾病；习练时，都由脊椎来指挥，以脊椎为中心，带动全身运动，而支配全身的神经根全位于脊柱两侧，通过练习，可对其进行拉伸、旋转、刺激，故可以疏通督脉、足太阳经气血，从而具有整体调节、锻炼全身的效果。因此，对于头痛、头晕、肩周炎、腰腿痛、消化不良、神经衰弱也有很好的防治作用。

三、五禽戏

五禽戏是古代传统导引养生功法的代表之一，具有悠久的历史。它是通过模仿五种动物——虎、鹿、熊、猿、鸟的动作而编创成的导引功法。该功法通过模仿不同动物的形态、动作及气势，结合意念活动，能起到舒筋通络、强健脏腑、灵活肢体关节的功用。其功法特点包括以下三个方面。

1.模仿五禽，形神兼备

五禽戏模仿动物的形态动作，以动为主，通过形体动作的导引，引动气机的升降开合。外在动作既要模仿虎之威猛、鹿之安适、熊之沉稳、鸟之轻捷、猿之灵巧，还要求内在的神意兼具"五禽"之神韵，意气相随，内外合一。

2.活动全面，大小兼顾

五禽戏动作体现了身体躯干的全方位运动，包括前俯、后仰、侧屈、拧转、开合、缩放等不同的姿势，能对颈椎、胸椎、腰椎等部位进行有效的锻炼，并且牵拉了背部督脉及膀胱经，刺激了背部腧穴。

3. 动静结合，练养相兼

五禽戏虽以动功为主，舒展形体、活动筋骨、畅通经络，但同时在功法的起势和收势，以及每一戏结束后，配以短暂的静功站桩，以诱导练功者进入相对平稳的状态和"五禽"的意境当中，以此来调整气息、宁静心神。

四、易筋经

易筋经，源自于中国古代秦汉时期的导引术，唐宋年间被少林僧侣改编，明代开始流传于社会。其特点为简单舒缓，柔中带刚；动中有静，形态优美。现代研究表明，因本功法为全方位的运动强健筋骨，所以长期习练易筋经可以改善神经系统功能，可以提高肌肉、肌腱、韧带的柔韧性和灵活性，又可以疏通血脉，防治泌尿系统疾病，头晕、头痛、失眠多梦等疾病；并调节人体的阴阳使之达到平衡，促进身体健康长寿，特别适合中老年人习练。

五、六字诀

六字诀，又称六字气诀，是以呼吸吐纳、发音为主要手段的养生功法。即以中医五行、藏象学说为理论基础，明确规范呼吸口型及发音，肢体的动作导引与意念导引遵循中医经络循行规律。六字与脏腑配属为：四属肺金，吹属肾水，嘘属肝木，呵属心火，呼属脾土，嘻属三焦。其功法特点有如下三点。

1. 以音引气，调节脏腑

六字诀的锻炼通过特定的发音来引动与调整体内气机的升、降、出、入。以"嘘、呵、呼、四、吹、嘻"六种不同的特殊发音，分别与人体肝、心、脾、肺、肾、三焦六个脏腑相联系，从而达到调整脏腑气机的作用。在六字的发音和口形方面有其相应的特殊规范，目的在于通过发音来引动相应脏腑的气机。

2. 吐纳导引，音息相随

六字诀功法中，每一诀的动作安排、气息的调摄都与相应脏腑的气化特征相一致，如肝之升发、肾之蛰藏等。练习过程中十分注重将发音与调息吐纳及动作导引相配合，使发音、呼吸、动作导引协调一致，相辅相成，浑然一体，共同起到畅通经络气血、调整脏腑功能的作用。

3. 舒展圆活，动静相兼

六字诀动作舒展大方，柔和协调，圆转灵活，如行云流水，婉转连绵，具有人在气中，气在人中的神韵，表现出安然宁静与和谐之美。并且其吐气发音要求匀细柔长，配合动作中的静立养气，使整套功法表现出动中有静、静中有动、动静结合的韵意。

第六章

经络穴位养生

第一节　认识经络与穴位

经络是运行全身气血，联络脏腑肢节，沟通上下内外的通路。我们可以将经络想象成人体里的道路，只不过这种道路运行的不是车辆，而是人体的气血。经络包括经脉和络脉，经脉是循行于人体深部的主干，就像道路中的主干道，如高速公路、国道等，经脉的"经"是路径的意思，是指经脉有一定的循行路径；络脉是循行于人体浅部的分支，就如同乡间的无名小路，络脉的"络"是网络的意思，纵横交错形成交通网络。

经络，是古人对人体某些部位之间特定联系的一种直观解释，意在说明人体体表与体表、体表与内脏的远隔部位之间的相关联系是通过"经络"实现的，进而用经络来表达和说明人体的一些生理功能和病理变化，逐渐成为一种理论学说，即经络学说。经络是运行全身气血，联络脏腑形体官窍，沟通上下内外，感应传导信息的通路系统，是人体结构的重要组成部分。经络起到了沟通表里上下，联系脏腑器官；通行气血，濡养脏腑组织；感应传导信息；调节脏腑器官的功能活动的重要作用。

一、经络系统的构成

经络系统由经脉、络脉以及连属部分构成，《灵枢·脉度》里说道："经脉为里，支而横者为络，络之别者为孙。"

其中经脉即主干，循行于人体深部，包含十二经脉、奇经八脉及十二经脉的附属部分。十二经脉包括手三阴经（手太阴肺经、手厥阴心包经、手少阴心经）、手三阳经（手阳明大肠经、手少阳三焦经、手太阳小肠经）、足三阳经（足阳明胃经、足少阳胆经、足太阳膀胱经）、足三阴经（足太阴脾经、足厥阴肝经、足少阴肾经），称为"十二正经"。奇经八脉由督脉、任脉、冲脉、带脉、阳维脉、阴维脉、阴跷脉、阳跷脉组成，其与十二正经不同，其与脏腑无直接的络属关系，又无表里配合关系，"别道奇行"，故称"奇经"。十二经脉的附属部分包括十二经别、十二经筋及十二皮部，十二经别是十二正经深入体腔的支脉；十二经筋是十二经脉之气输布于肌肉、关节、骨骼的体系；十二皮部是十二经脉功能活动反映于体表的部位。

　　络脉遍布全身，包括别络、浮络和孙络。别络由十二经脉及任脉、督脉各出一络，再加上脾之大络，共十五络，称为十五别络，皮下浅表部位的络脉为浮络，最为细小的脉络为孙络。它们纵横交贯，遍布全身，将人体内外、脏腑、四肢关节联结为一个有机的整体（图6-1）。

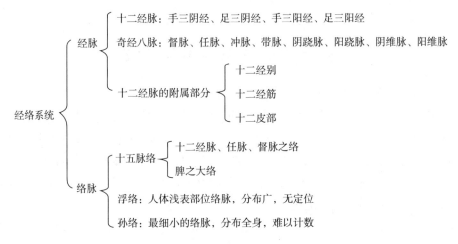

图 6-1　经络系统

二、十二正经的分布

　　十二正经有规律的循行部位，因此重点介绍十二正经的分布（图6-2）。观察十二正经名称可以发现，十二正经分为阴经和阳经。阴经主要分布于四肢内侧和胸腹部，上肢内侧为手三阴经，下肢内侧为足三阴经。手足三阴经的排列顺序：太阴经在前，厥阴经在中，少阴经在后（内踝上八寸以下为厥阴在前，太阴在中，少阴在后）。

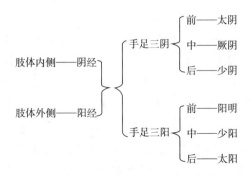

图 6-2　十二正经的分布

阳经多循行于四肢外侧、头面和腰背部，分布于上肢外侧的为手三阳经，下肢外侧的为足三阳经。手足三阳经在四肢外侧的排列顺序：阳明经在前，少阳经居中，太阳经在后。

三、太阴、少阴、厥阴、阳明、太阳、少阳

太阴、少阴、厥阴、阳明、太阳、少阳是根据阴阳之气的盛衰多少而命名的。太阴、少阴、厥阴统称为三阴，阴气最盛的为太阴，其次为少阴，再次为厥阴；少阳、太阳、阳明统称为三阳，阳气最盛的为阳明，其次为太阳，再次为少阳。正如《黄帝内经·素问·至真要大论》中所说："原闻阴阳之三也，何谓？气有多少平异用也""阳明何谓也……两阳合明也""厥阴何谓也……两阴交尽也"。

四、穴位

穴位是脏腑经络气血输注于体表的特殊部位，也是疾病的反应点和针灸施术的部位，又称为腧穴。腧，与"输"意音相通，有转输或输注之意，指水流转输灌注；穴，即空隙、孔或聚集的意思。

五、穴位的分类

穴位可分为三类，分别为经穴、奇穴和阿是穴。经穴有明确的名称、位置和归经的穴位。这些穴位属于十二正经和任督二脉，因为只有这十四条经络才有穴位，因此经穴又被称为"十四经穴"，是穴位的主要组成部分，如足三里、太冲、涌泉都属于经穴。奇穴，即经外奇穴，有明确的名称、位置，但是没有经脉的归属，这些穴位多是由经验穴发展而来，主治范围单一，对某些病症有特殊疗效，如太阳穴、胆囊穴、安眠穴、子宫穴等。阿是穴则以病痛局部或有关的压痛（反应）点作为腧穴，统称为阿是穴，即"以痛为腧""以病变点为腧"，阿是穴又称为天应穴、不定穴。最早见于《千金方》，为唐代医学家孙思邈所创。这些穴位的特点就是没有明确的名称、定位、主治功效及归经，按压痛点取穴，只治疗穴位周边的局部病症。

六、穴位的定位

中医学对人体部位和方位的描述与现代解剖学不完全相同，腧穴的定位方法可分为体表解剖标志定位法、骨度测量定位法、指寸定位法和简便取穴法四种。

1. 体表解剖标志定位法

这是以体表解剖学的各种体表标志为依据来确定腧穴位置的方法。可分为

固定标志和活动标志两种。如下关穴，张嘴时可摸到凹陷处，为下关穴，颈后摸到高骨称为乳突，乳突下方可直接取乳突穴，两眉之间取印堂，两乳头间取膻中等。

2. 骨度测量定位法

这是以体表骨节为主要标志，设定尺寸，用以确定腧穴位置的方法。此方法不拘于性别、年龄、体型、体重，测量的分寸都是一样的，均可按此标准测量，以骨头为标志，将人体分成几等份，如前臂分成 12 等份，从肘横纹到腕横纹分成 12 等份。

3. 指寸定位法

以本人手指为尺寸测量标准来量取穴位的方法叫"手指同身寸法"，又称"指寸法"。常用的手指同身寸有：拇指同身寸、中指同身寸、横指同身寸。如 4 个手指是 3 寸，3 个手指是 2 寸，大拇指是 1 寸。内关穴处于腕横纹上 2 寸，即可用 3 个手指比出内关穴的位置。

4. 简便取穴法

这是临床常用的一种简便易行的取穴法，简便易记忆，以合谷穴为例，有两种简便取穴法，一种是将手掌并拢，最高点处即是合谷穴，另一种是将双手大拇指弯曲勾回掐于虎口，大拇指所点位置即合谷穴。如立正姿势，手臂自然下垂，其中指端所触及下肢处为风市穴；两手虎口自然平直交叉，手食指压在另一手腕后高骨的上方，其食指尽端到达处取列缺穴等。

七、经络穴位刺激防治疾病

经络穴位刺激的形式多种多样，包括针刺、艾灸、刮痧，其作用既不针对病源，也非直接作用于人体器官本身，而是通过刺激人体腧穴，激发自身调节功能，达到治病祛邪的目的。故对疾病初期，以及人体功能问题造成的疾病，治疗效果最佳，尤其擅长疼痛性、麻痹性疾病、早期炎症等。

第二节　常见经络穴位养生方法

经络养生是以中医经络学说为基础，以刺激腧穴，调整经络气血为基本手段，从而激发营卫气血的运行，和阴阳，养脏腑，达到增强体质，防病治病，益寿延年目的的养生方法。

经络养生方法丰富多样，包括针刺养生、艾灸养生、推拿养生、拔罐养生、刮痧养生等，这些方法各有所长，各有所宜。

一、针刺养生

针刺养生是用毫针刺激特定穴位，运用迎随补泻的手法以激发经络本身的功能，达到疏通经络、调畅气血、和谐营卫、增强体质、强身健体、延年益寿目的的养生方法。针刺方法需要专业人员操作，刺激体表穴位点，临床选穴也常常是"以表治里""以上治下""以局部治疗整体"。

（一）针刺养生的作用

通经络：针刺的作用首先在于"通"，疏通经络，使经络通畅无阻，气血流畅。
调虚实：虚则补之，实则泻之，补、泻得宜，可使弱者变强，盛者平和。
和阴阳：通经络、调虚实，使机体内外交通，营卫周流，阴阳和谐。

（二）针刺适应证

中风后遗症、面神经炎（面瘫）、头痛、失眠、情志疾病等。

（三）不适合针刺的情况

针刺沿用至今，其安全性和有效性已经经过时间的考验，但针刺也有需要注意的事项，主要包括情绪、体位、部位、疾病等。

第一，对于第一次进行针刺，精神紧张或体质虚弱、气血亏虚的患者，针刺时可能出现晕针的情况，应保持卧位针刺，而不要坐位针刺。

第二，女性月经期间，尤其是月经量较多，腰骶部、会阴部应避免针刺，若为治疗月经病，应减小刺激量。怀孕期间，孕妇腰骶部、腹部以及一些刺激比较强的穴位不宜针刺，以免对胎儿不利。

第三，当皮肤有感染、溃烂、溃疡、瘢痕时，不能针刺。严重糖尿病或者肿瘤的患者，也不宜针刺，因其免疫力较低，容易引起感染。艾滋病患者予以针刺时，需戴手套操作，另外，有凝血功能障碍的患者也尽量避免针刺，因为针刺后流血不容易止住。

第四，过饥、过饱、醉酒、大怒、大惊、过劳、剧烈运动后，不建议进行针刺，以免出现晕针。

二、艾灸养生

艾灸养生又称保健灸，在身体某些特定穴位施灸，以达到和气血、调经络、养脏腑，益寿延年的目的。灸法是利用艾绒等可燃材料熏灼或温熨穴位或患部的皮肤，借其温热效能及药理作用，通过经络的作用来调整人体生理功能的平衡，而达到防治疾病的目的。根据操作方法不同，艾灸分为直接灸和间接灸，而间接灸又可分为悬灸和隔物灸，隔物灸又包含隔姜灸、隔蒜灸、隔盐灸等。根据艾灸的操作方法不同，艾灸分为艾炷灸、艾条灸、温针灸、温灸器灸。艾条灸中的温和灸和温灸器灸应用比较广泛。

温和灸是悬灸的一种，有温通经络、祛风散寒的作用，是将艾条的一端点燃，不直接接触皮肤，对准选定的穴位或患处，距离皮肤 2～3 厘米处进行熏烤，以局部皮肤有温热感而无灼痛感为宜，一般每穴每次灸 10～15 分钟，至皮肤出现红晕为宜。如遇昏厥、局部知觉减退的患者或小儿，可将食指、中指，置于施灸部，以医者的手指来感知患者局部受热程度，以便随时调节施灸时间和距离，防止烫伤。

温灸器是为了方便艾灸操作的器械，常用的有温灸盒、温灸筒、温灸架、温灸包等，使用温灸器辅助施灸，可以较长时间操作，方便、省时、省力。

（一）艾灸养生的作用

1. 温通经脉，行气活血

气血运行具有遇温则散，遇寒则凝的特点。灸法其性温热，可以温通经络，促进气血运行。

2. 培补元气，预防疾病

艾为温热之药，以火助阳，可补阳壮阳，培补元气，真元充足，则人体健壮。

3. 健脾益胃，培补后天

灸法可以温运脾阳，补中益气，如常灸足三里，可以增强消化功能，抗衰防老。

4. 升举阳气，密固肤表

常施灸法可以升举阳气，密固肌表，抵御外邪，增强人体抵抗力。

（二）艾灸适应证

灸法的应用范围非常广，可应用于临床上绝大部分疾病的治疗及辅助治疗。因艾灸是利用艾叶制作的艾条或者艾绒，点燃后发挥温热的效应，艾叶也属温性，因此艾灸尤其适合阳虚、气虚等寒性疾病。如脾肾阳虚导致的平时怕冷、手脚冰凉、不敢吃凉的东西，吃凉东西后胃痛、腹泻、女性痛经，遇寒加重，寒凝关节导致的关节疼痛等。

（三）不适合艾灸的情况

患者的颜面部、关节活动处、心区、体表大血管部均需慎灸，尤其不可瘢痕灸。另外，妊娠期妇女的腰骶部、下腹部均需慎用灸法，禁用瘢痕灸，对于昏迷、肢体麻木、患有传染病，处于高热、昏迷、抽搐的患者，应慎灸，如治疗需要也应注意艾灸的时长及温度。

三、推拿养生

推拿养生主要运用各种手法刺激体表经络或腧穴，以疏通经络、调畅气血、调整脏腑从而达到防病治病、促进康复的目的。推拿疗法是通过缓解痉挛、温通经络、滑利关节、整复错位等起治疗作用的，对于伤科、内科、男科、妇科、儿科的多种疾病都有很好的治疗作用。

（一）推拿养生的作用

推拿主要是通过对身体局部刺激，促进整体新陈代谢，从而调整人体各部分功能的协调统一，保持机体阴阳相对平衡，以增强机体的自然抗病能力，达到舒筋活血、健身、防病之效果。

由于推拿大多是循经取穴，按摩刺激相应穴位。因而，可使气血循经络运行，防止气血滞留，达到疏通经络、畅达气血之目的。

从现代医学角度来看，推拿主要是通过刺激末梢神经，促进血液、淋巴循环及组织间的代谢过程，以协调各组织、器官间的功能，使机体的新陈代谢水平有所提高。

（二）推拿适应证

慢性软组织劳损；骨与关节退行性疾病，如颈椎病，急性软组织损伤，早期止痛消肿，关节复位等，多种内科、妇科、儿科疾病，如失眠、头痛、乳腺炎、痛经、小儿遗尿、斜颈等。

（三）自我保健常用的推拿方法

1. 叩齿法

每天清晨睡醒之时，把牙齿上下叩合，先叩臼齿 30 次，再叩前齿 30 次。有助于牙齿坚固。

功效：畅通经络、强肾固精。还可以促进面部血液循环，增加大脑的血液供应，使皱纹减少，起到延缓衰老的作用。

闭口调息法：经常闭口调整呼吸，保持呼吸的均匀、和缓。本法通过呼吸吐纳，调整气息，调畅气机。

2. 咽津法

每日清晨，用舌头抵住上颚，或用舌尖舔动上颚，等唾液满口时，分数次咽下。有助于消化。

3. 搓面法

每天清晨，搓热双手，以中指沿鼻部两侧自下而上，到额部两手向两侧分开，经颊而下，可反复 10 余次，至面部轻轻发热为度。可以使面部红润光泽，消除疲劳。

功效：改善面部血液循环的作用，长期坚持可延缓颜面衰老，推迟老年斑产生。

4. 梳发

用双手十指插入发间，用手指梳头，从前到后按搓头部，每次梳头50～100 次。有助于疏通气血，清醒头脑。

功效：梳头可以刺激头部的穴位，起到疏通经络，调节神经功能，增强分泌活动，改善血液循环，促进新陈代谢的作用。经常梳头，可使人的面容红润，精神焕发。

5. 运目法

将眼球自左至右转动 10 余次，再自右至左转动 10 余次，然后闭目休息片刻，每日可做 4～5 次。可以清肝明目。还可采用熨目法，即两手摩擦，搓热后，将手掌放于两眼之上，如此反复熨眼 3 次。然后，用食指、中指、无名指轻轻按压眼球，稍停片刻。具有养睛明目的作用。

6. 凝耳法

两手掩耳，低头、仰头 5～7 次，可使头脑清净，驱除杂念，灵活颈肩关节。

另外还有一种摩耳的方法，两手掌按压耳孔，再骤然放开，连续做 10 余次。然后，用双手拇指、食指循耳廓自上而下按摩 20 次。再用同样方法按摩耳垂 30 次，以耳部感觉发热为度。摩耳可刺激耳部穴位，可增强听力，清脑醒神。

7. 提气法

在吸气时，稍用力提肛门连同会阴上升，稍后，再缓缓呼气放下，每日可做 5～7 次，有利于气的运行以及肛肠保健。

8. 摩腹法

每次饭后，用掌心在以肚脐为中心的腹部顺时针方向按摩 30 次左右。可帮助消化，消除腹胀。

9. 足心按摩法

每日临睡前，左手拇指按摩右足心；用右手按摩左足心，顺时针方向按摩100 次，以足心感觉发热为度。

功效：足心有足少阴肾经的第一个穴位——涌泉穴，因此睡前足心按摩有强腰固肾、健脾、安眠、强身的作用。

10. 按双眉

用双手拇指关节背侧按摩双眉，自眉头至眉廓，经攒竹、鱼腰、鱼尾、丝竹空等穴。做时可稍稍用力，自己感觉略有酸痛为度，可连续按摩 5～10 次。

功效：明目、醒神。

11. 捶背法

捶背分自己锤打及他人捶打两种。

（1）自己捶打

两腿开立，全身放松，双手半握拳，自然下垂。捶打时，先转腰，两拳随腰部的转动，前后交替叩击背部及小腹。左右转腰一次，可连续做 30～50 次。叩击部位，先下后上，再自上而下。

（2）他人捶打

坐、卧均可。坐时，身体稍前倾；卧时，取俯卧位，两臂相抱，枕于头下。捶打者用双拳沿脊背上下轻轻锤打，用力大小以捶击身体，震而不痛为度。从上而下为一次，可连续捶打 5～10 次。

功效：背部为督脉和足太阳膀胱经循行之处，按摩、捶打背部，可促进气血运行，和调五脏六腑，舒筋通络，益肾强腰。

四、拔罐养生

拔罐法是以罐为工具，利用热力、抽气等方法，形成罐内负压，使之吸附于体表穴位或患处，形成局部充血或瘀血，激发经气，调理气血。古称"角法"，因最初使用的罐具为兽角。

拔罐通过抽吸作用，能排吸出体内风寒湿邪。以发挥祛风解表、温热泻火、行气除湿、畅通经络气血、扶正祛邪的作用，对于风寒湿邪导致的关节疼痛，腰背疼痛，伤风感冒、头痛、咳嗽均有较好的效果。闪罐法以祛风解表为主，留罐法以镇痛祛寒为主，走罐法以活血通络为主。

五、刮痧养生

刮痧是以中医经络腧穴理论为指导，用特制的器具（牛角、玉石等）和相应的手法，在体表进行反复刮拭、摩擦，使皮肤局部出现红色粟粒状或暗红色出血点等"出痧"变化，以达到活血透痧、疏通经络之目的。

刮痧可活血化瘀、祛邪排毒。刮痧法注重对机体的整体调理，通过刮拭经络穴位来疏通经络，活血化瘀，使阻滞经络的邪气，如风、寒、热、湿邪等从表而解。

以上各种方法各有所长，既可单独应用，又可按需综合施行，只要操作得法，且能持之以恒，则为养生祛病良法。临床上可根据中医经络理论，按照经络和腧穴的功效主治，采取针灸、推拿、拔罐、刮痧、导引等方式，舒筋通络、交通阴阳以实现治病驱邪，使机体恢复阴平阳秘的健康状态。在实际生活中，普通人群也可采用推拿、艾灸、拔罐等易于掌握且安全的治疗方式，以达到治病强身的目的。针刺方法非经专门学习训练者，不宜随意施行。

第三节　常用腧穴举例

1. 膻中穴

膻中穴位于胸部前正中线上，两乳头连线的中点。

膻中穴是任脉的穴位，有降逆宽胸，理气畅中的作用。膻中穴是八会穴中的气会，是气运行的枢纽，具有理气的作用，用于治疗胸闷、胸痛、心悸、咳嗽、气喘、噎膈、呕吐、呃逆、心痛、心烦、产后无乳、膈肌痉挛、健忘等。

2. 四白穴

四白穴位于面部，瞳孔直下，眶下孔凹陷处。瞳孔直下，向下按压，可在颧骨部位摸到一个凹陷，就是眶下孔。

四白穴是足阳明胃经的腧穴，四白穴具有明目利窍，疏风清热的作用。在眼保健操中就有"揉四白穴"一节，说明四白穴有护眼的功效。按揉此穴可缓解因长时间使用电脑、手机等电子产品导致的视疲劳，此穴可采用按揉的方法，以食指指腹沿顺时针方向和逆时针方向旋转按揉穴位2分钟即可。

3. 伏兔穴

伏兔穴在大腿前面，当髂前上棘与髌骨外侧端的连线上，髌骨上缘上6寸。简易取法：掌根部放在膝盖骨最高处，整个手掌放平，中指指尖所在位置即伏兔穴。

伏兔穴属足阳明胃经的常用穴位，可祛风除湿，通经活络、散寒止痛，主治下肢病症，常用于下肢痿痹、膝冷、腰部臀部、胯部疼痛、妇科病症、腹胀腹痛等，日常可用砭石点刺按摩，以皮肤微微泛红为度，也可用艾条灸局部，每次10～15分钟，每日1～2次，以温热无灼痛感为度。

4. 合谷穴

合谷穴位于手背虎口处，第1、第2掌骨之间，当第2掌骨桡侧之中点处。简易取法：以一手的拇指掌侧指骨关节横纹，放在另一手拇指、食指之间的指蹼缘上，当拇指尖下是该穴。

合谷穴为手阳明大肠经原穴，可疏风清热、开窍醒神、通经活络。主治身热、头痛、眩晕、目赤肿痛、鼻衄、血渊、咽喉肿痛、齿痛、脘腹疼痛、呕吐、耳聋、面肿、口眼歪斜、中风口噤、麻木、半身不遂、热病无汗、多汗、消渴、黄疸、痛经等。疼痛时按合谷5分钟，疼痛会减轻。如疼痛持续时间较长，反复发作，可经常按压合谷。合谷还可用于急救，如因中暑、中风、虚脱等导致的晕厥，可掐捏患者合谷，持续2～3分钟，晕厥一般可缓解。同时用指尖掐按人中，醒脑回神的效果更好。常按压此穴，每次1～3分钟，还有健脾胃的保健作用。

5. 迎香穴

迎香穴在鼻旁，位于鼻翼外缘中点旁，当鼻唇沟中。

迎香穴属于手阳明大肠经，为手、足阳明经的交会穴，故通经活络、疏散风热、通利鼻窍之作用甚强，是治疗各种鼻部疾患、颜面疾患的要穴。可用于治疗鼻塞、鼽衄、口眼歪斜、面痒、面浮肿等。平素可双手食指放于鼻根部两侧，上下擦拭按摩，往返15～20次。

6. 劳宫穴

劳宫穴位于手掌心，当第2、第3掌骨之间偏于第3掌骨，简易取法：握拳屈指时中指尖处。

劳宫穴是手厥阴心包经的常用腧穴之一，主治心胃病症，常用于治疗昏迷、中暑、癔病、口腔炎症等，经常按压手心劳宫穴，有强壮心脏的作用，时间自由掌握，贵在长期坚持。如心肾不交引起的失眠，可每晚临睡前半小时，通过擦热双掌按揉劳宫，并快速搓涌泉穴，使心肾相交水火既济，促进睡眠。

7. 照海穴

照海穴位于内踝尖下1寸，内踝下缘边际凹陷中，在足大趾外展肌的止点处。简易取法：内踝尖正下方凹陷处，即照海穴。

照海穴是足少阴肾经腧穴，有滋肾清热、通调三焦之功，主治精神、神志病证，五官热性病证，妇科病证，小便频数，癃闭。可点揉按摩，一日2次，每次3～5分钟。

8. 内关穴

内关穴位于腕横纹上2寸，掌长肌腱与桡侧腕屈肌腱之间。从腕横纹向上量三横指，手臂内侧中间，两筋之间就是内关穴。

内关穴为手厥阴心包经上的重要穴位。可宽胸醒神，除烦宁心，理气和胃，降逆止呕。用于治疗心痛、心悸、胸闷、胸痛、胃痛、呕吐、呃逆、失眠、癫痫、热病、上肢痹痛、偏瘫、手指麻木等。内关穴对心率有双向调节作用，所谓双向调节就是说内关对于阵发性的心动过速和心动过缓都有调节作用，因此无论是心率过快还是过慢都可以通过按揉内关穴进行调节。

关元、气海、涌泉、足三里、丰隆、三阴交等穴位见体质养生与保健。

第七章

小儿推拿

第一节　小儿推拿基础知识

小儿推拿是建立在中医学整体观念的基础上，以阴阳五行、脏腑经络等学说为理论指导，运用各种手法刺激穴位，使经络通畅、气血流通，以达到调整脏腑功能、治病保健的目的。小儿推拿的对象一般是指 6 岁以下的小儿，特别是 3 岁以下的婴幼儿。其治疗范围比较广泛，如泄泻、呕吐、疳积、便秘、脱肛、发热、咳喘、惊风、遗尿、肌性斜颈、斜视、小儿瘫痪等症。

（一）小儿推拿的特点

第一，在经穴方面提出了五指经穴通联的观点。

第二，有适合推拿特点的穴位，这些穴位大多集中于头面及上肢部，且穴位不仅是点状，还有线状和面状。如前臂的三关穴和六腑穴都是线状穴，而指面部的脾土、肺金、心火、肝木、肾水诸穴皆为面状穴。特定穴位的点、线、面状和分布特色，更能反映推拿手法治病为主的特点。

第三，诊断中发展了腹诊法，治疗上很重视归经施治和五行生克的基本法则。

第四，在推拿手法方面，强调以轻柔着实为主，要求轻快柔和，平稳着实，适达病所，形成了"按摩掐揉推运搓摇"小儿推拿八法为主的一整套小儿推拿手法和复式操作法。

第五，在临床操作中，一是强调先头面、次上肢、次胸腹、次腰背、次下肢的操作程序；二是强调手法的补泻作用；三是重视膏摩的应用和使用葱汁、姜汁、滑石粉等介质进行推拿，这样既可保护娇嫩皮肤不致擦破，又可起到增强手法的治疗作用。

（二）小儿推拿的作用

1. 提高小儿身体功能

穴位是人体经络最重要的组成部分，在穴位被有效刺激的条件下，可以调阴阳、益气补血。尤其是对于小儿来说，还能够增强免疫能力，保证小儿的饮食均衡、正常成长。

2. 缓解小儿病痛

小儿生病时，通过按摩与病处对应的穴位，能够缓解病痛甚至痊愈。而中医推拿针对的病症种类很多，范围很广，小到伤风感冒、胃痛等消化性疾病，大到哮喘、近视等。

3. 增强小儿抗病能力

推拿不仅可以增强小儿的免疫能力，还可以减少患传染病的概率。按摩可以调养气血，令经脉畅通，还能预防一些急性传染病。

（三）小儿推拿常用手法

1. 推法

用拇指或食指、中指二指指面沿同一方向运动称为推法。推法主要包括直推、旋推、分推三种。直推常用于线状穴位，是在表皮进行操作，不要推挤皮下组织，如开天门。旋推主要用于手部面状穴位，也是只作用于表皮，不得带动皮下组织，如旋推脾经（拇指螺纹面）。分推可横如直线，也可弯曲如弧线，如分推坎宫穴。

2. 揉法

揉法是用手指的螺纹面、大鱼际或手掌，作用于一定的部位或穴位上，做环形揉动。一般以每分钟揉 120 ～ 160 次为宜。揉法分为指揉法、掌揉法和鱼际揉法。用手指的螺纹面作用于穴位做环形揉动称为指揉法，如揉迎香穴。

3. 摩法

摩法是用食指、中指、无名指和小指指腹或手掌掌面放在一定部位上，以腕关节带动前臂，沿顺时针或逆时针方向做环形抚摩，频率是每分钟摩动 120 次，如摩腹法。

4. 擦法

擦法是用手掌、鱼际或食指、中指螺纹面着力于一定的部位，做往返的直线擦动，包括指擦法、鱼际擦法和掌擦法。擦时不论是上下方向还是左右方向，都应直线往返，不可歪斜，往返距离要长。着力部位要紧贴皮肤，但不要硬用压力，以免擦破皮肤。用力要稳，动作要均匀连续、呼吸自然，不可屏气，如擦膻中。

5. 按法

以拇指或掌根在一定的部位或穴位上逐渐向下用力按压，如按中脘。

6. 捏脊疗法

在小儿的背部靠近脊柱的两旁，从下向上捏，即从长强穴捏到大椎穴，捏 2 ～ 3 次要适当上提肌肉捏脊 20 ～ 30 次，主要用于治疗小儿疳积、小儿营养不良、小儿腹泻、小儿肠炎。

7. 其他

拿法，如拿风池；掐法，如掐四横纹。

（四）小儿推拿穴位方向

小儿推拿的穴位分为直线方向、旋转方向和垂直方向三种。

1. 直线方向

（1）定义

直线方向的推拿手法，顾名思义，是指需要用推、捏等手法在呈直线状的穴位处推拿。

（2）补泻原则

沿着向心方向的称为补法，沿着离心方向的称为泻法，一前一后的推拿称为平补平泻法。至于那些分布在经络的非特定穴位，它们的补泻原则会有些不同，顺着经脉的方向称为补，逆着经脉方向的称为泻，一前一后的推拿称为平补平泻。

2. 旋转方向

（1）定义

旋转方向的推拿手法，指的是要运用揉、摩等手法在以点面状分布的穴位处推拿。

（2）补泻原则

旋转方向是顺时针的称为补，而反方向则称为泻，兼顾顺时针和逆时针称为平补平泻。穴位呈现左右对称的状态时，往内转称为补，往外转称为泻，有两个方向旋转的称为平补平泻。

3. 垂直方向

（1）定义

垂直方向的推拿手法是指需要用按、掐等手法在呈现点状的穴位处推拿。

（2）补泻原则

垂直方向的补泻原则取决于推拿时的力度轻重。力度稍重的称为泻，力度稍轻的称为补，力度适中的称为平补平泻。

4. 特殊手法

例如推三关和清天河水这样的手法没有固定的方向标准，因此补泻手法与以上三种均有所不同。

（五）小儿推拿手法基本要求

均匀：手法动作要有节律性，用力轻重得当，速度均匀。

柔和：手法用力要灵活、缓和、中病即止。

平稳：手法轻而不浮，重而不滞。

深透：手法要透过肌肤表面深入疾病点。

（六）小儿推拿常用穴位

1. 头面部

（1）开天门（攒竹）

定位：两眉中间至前发际成一直线。

操作：两拇指自下向上交替直推，30～50次。

主治：发热、头痛、感冒、精神不振、惊惕不安。

（2）推坎宫

定位：自眉头起沿眉梢成一横线。

操作：两拇指自眉心向眉梢做分推，30～50次。

主治：外感发热、惊风、头痛、目赤痛。

（3）运太阳

定位：太阳穴，眉梢与眼角延长线相交处，眉后按之凹陷处。

手法：以拇指或中指指端在一定穴位上，由此往彼做弧形或环形运转推动，称运法。此法以顺时针运为补，逆时针运为泻。用中指指端运，称"运太阳"。运50～100次。

运法宜轻不宜重，宜缓不宜急，要在体表旋绕摩擦推动，不带动深层的肌肉组织。频率为每分钟80～120次为宜，运时向耳廓方向稍用点力。

（4）耳后高骨

定位：耳后入发际高骨下凹陷中。

操作：用两拇指或中指指端揉，30～50次。

主治：头痛、惊风、烦躁不安。

（5）风池

定位：胸锁乳突肌与斜方肌之间，平风府。

操作：用拇指、食指拿风池，5～10次。

主治：感冒、头痛、发热、颈项强痛。

（6）天柱骨

定位：项后发际线正中至大椎穴。

操作：用拇指或食指、中指自上而下直推，称为"推天柱骨"，100～500次。

主治：呕吐、恶心、项强、发热、咽痛、惊风。

2. 躯干

（1）腹

定位：腹部。

操作：摩腹，用全掌或四指轻摩之；分推腹阴阳，用两拇指沿肋弓边缘或自中脘至脐部向两旁分推。摩 5 分钟，分推 100～200 次。

主治：腹痛、消化不良、腹胀、恶心呕吐。

（2）脐

定位：肚脐。

操作：揉脐，用中指端或掌根揉；摩脐，用四指或全掌轻摩揉 100～300 次，摩 5 分钟。

主治：腹胀、腹痛、食积、便秘、呕吐、腹泻。

（3）脊柱

定位：大椎至长强。

操作：用食指、中二指自上而下直推，100～300 次；捏脊，用三指捏或二指捏，自下而上，3～5 次。

主治：感冒、腹痛、腹泻、便秘、发热、呕吐、疳积、厌食。

（4）龟尾

定位：尾骨端到肛门之间（即长强穴）。

操作：揉、旋推 300 次，拇指甲掐 3～5 次。

主治：腹泻、脱肛、便秘。

3. 上肢

（1）脾经

定位：在拇指桡侧缘，指尖至指根成一线。或拇指螺纹面。

操作：以拇指、食指二指捏住患儿拇指，使之微屈，再用右手拇指自患儿拇指尖推向拇指根，称为补脾经；将患儿拇指伸直，自拇指根推向指尖，称为清脾经；来回推之，称为清补脾经，100～500 次。

主治：补脾经能健脾胃、补气血。主治脾胃虚弱、气血不足引起的腹泻、食欲不振、消化不良、肌肉消瘦等。清脾经能清热化湿、利痰止呕。主治湿热熏蒸、皮肤发黄、恶心呕吐、腹泻、痢疾等症。清补脾经能和胃消食、增进食欲。用于饮食停滞、脾胃不和引起的胃脘痞滞、吞酸纳呆、腹泻、呕吐等症，常与运八卦、揉板门、分腹阴阳等合用。若湿热留恋久而不退或外感发热兼湿者，可单用本法治疗，清补脾经 20～30 分钟，至微汗出，效果较好。

（2）肝经

定位：食指掌面，由指根到指尖。

操作：以拇指、食指二指捏住患儿拇指，使之微屈，再用右手拇指自患儿拇指尖推向食指根，称为补肝经；将患儿食指伸直，自食指根推向指尖，称为清肝经；来回推之，称为清补肝经，100～500 次。

推本穴时宜用泻法，少用补法，如肝虚应补时，常以肾穴代之，肾为肝之母，补肾即补肝。

主治：急慢惊风、感冒、目赤、昏闭、烦躁不安、脾虚泄泻等。

（3）心经

定位：中指掌面，由指根到指尖。

操作：以拇指、食指二指捏住患儿中指，使之微屈，将患儿拇指伸直，自拇指根推向指尖，称为清脾经；来回推之，称为清补脾经，100～500次。

主治：口舌生疮、小便赤涩、眦红、惊搐、弄舌等。

（4）肺经

定位：无名指末节螺纹面。

操作：用推法，自无名指掌面末节指纹起推至指尖为清，称清肺经；反之为补，称补肺经，100～500次。

主治：清肺经能宣肺清热、疏风解表、止咳化痰。主治感冒发热、咳嗽气喘、痰鸣、鼻干、鼻流浊涕等症。补肺经能补益肺气，主治肺气虚损、少气懒言、面白、自汗、盗汗、遗尿、脱肛、大便秘结等。

（5）肾经

定位：小指末节螺纹面。

操作：用推法，自指尖推至小指掌面末节指纹为补肾经，100～500次。

主治：补肾气，主治遗尿、惊风、发育迟缓等。

（6）胃经

定位：在大鱼际桡侧，赤白肉际处。

操作：用拇指或食指自掌根推向拇指根，称为清胃经；反之为补，称补胃经。100～500次。

主治：清胃经能清中焦脾胃湿热，和胃降逆，泻胃火，除烦止咳。用于治疗恶心呕吐、呃逆、嗳气、吐血衄血、烦渴善饥、食欲不振等。补胃经能健脾胃、助运化等。

（7）大肠

定位：食指桡侧缘，自食指尖至虎口。

操作：补大肠，从食指尖直推至虎口；清大肠，从虎口直推至食指尖。均为100～300次。

主治：补大肠主治腹泻、脱肛；清大肠主治便秘、食积、身热下痢。

（8）小肠

定位：小指尺侧缘，自指尖至指根。

操作：补小肠，自指尖直推至指根；清小肠，自指根直推向指尖。均为100～300次。

主治：多用清法，主治小便赤涩、遗尿。

（9）四横纹

定位：掌面食指、中指、无名指、小指第一指间关节横纹处。

操作：患儿四指并拢，医者用拇指从患者食指推向小指横纹处，推 100 ～ 300 次；用拇指甲掐四横纹，5 次。

主治：推之主治疳积、腹胀、消化不良、气血不和；掐之能退热除烦、散瘀结，治惊风。

（10）板门

定位：手掌大鱼际平面。

操作：揉板门，用拇指端揉之，100 ～ 300 次；板门推向横纹；横纹推向板门；横纹推向板门。

主治：腹胀、食积、呕吐、腹泻、嗳气、疳积等。板门推向横纹可止泻。横纹推向板门可止呕吐。

（11）内八卦

定位：手掌面，以掌心为圆心，从圆心至中指根横纹约 2/3 处为半径所作圆。

操作：顺时针或逆时针方向用运法 50 次，掐 3 ～ 5 次。

主治：咳喘、呕吐、腹泻、胸闷等。

（12）二人上马

位置：手背侧小指与无名指指关节后陷中。

操作：用拇指掐 3 ～ 5 次，拇指揉 30 次。

主治：牙痛、小儿易惊、腹痛、脱肛。

（13）虎口

位置：手背侧第 1、第 2 掌骨之中，稍偏食指（即合谷穴）。

操作：用拇指拿 3 ～ 5 次。

主治：感冒、牙痛。

（14）总筋

定位：掌后腕横纹中点。

操作：用拇指或中指揉总筋，100 ～ 300 次；用拇指甲掐总筋，3 ～ 5 次。

主治：揉总筋主治口腔生疮、潮热、夜啼、牙痛等，可通调周身气机；掐总筋主治惊风抽搐。

（15）二扇门

定位：掌背中指根节两侧凹陷处。

操作：用拇指掐 5 次；用拇指偏峰按揉 100 ～ 200 次。

主治：发汗要穴，主治惊风抽搐，身热无汗等。

（16）三关

定位：前臂桡侧缘（太渊穴到曲池穴）。

操作：用拇指桡侧面或食指、中指指腹从腕部推向肘，100～300次。

主治：可主治一切虚寒病症，体弱多病、气血虚弱、外感风寒、发热、恶寒、无汗等。

（17）清天河水

定位：前臂正中，自掌后腕横纹中点至肘窝成一直线。

操作：患儿坐位或仰卧位，家长用一手握住患儿四指，使患儿掌面与前臂掌侧向上，另一手食指、中指螺纹面并拢，蘸水自手掌内劳宫穴经掌后腕横纹中点至肘窝止，呈单方向推100～200次。

主治：一切热证、痰喘、惊风等。

（18）六府

定位：前臂尺侧缘（神门到少海）。

操作：用食指、中二指或拇指指面自肘部推向腕，100～300次。

主治：一切实热病症，发热、惊风、烦渴、鹅口疮、咽痛、便秘等。

4. 下肢

（1）百虫

定位：膝上内侧肌肉丰厚处。

操作：用拇指按拿5次。

主治：通经络，主治四肢抽搐。

（2）膝眼

定位：髌骨下缘，髌韧带外侧凹陷中。

操作：按膝眼，用拇指按5次。

主治：下肢痿软，惊风抽搐。

（3）足三里

定位：胫骨前嵴外一横指处。

操作：按揉足三里，用拇指端按揉，50～100次。

主治：健脾和胃、行气导滞，主治腹胀腹痛、呕吐泄泻、下肢痿软。

（4）三阴交

定位：内踝尖上3寸。

操作：用拇指或食指按揉100～200次。

主治：通血脉经络、利下焦湿热、健脾胃等。

（5）丰隆

定位：外踝上8寸，胫骨前缘外侧1寸半，胫腓骨之间。

操作：用拇指或中指端揉，50～100次。

主治：痰鸣咳嗽。

（6）委中

定位：膝盖后侧中央，两大筋之间。

操作：用拇指、食指端提，5次。

主治：惊风抽搐、下肢痿软。

（7）涌泉

定位：足底，足掌心前正中凹陷中。

操作：用拇指从涌泉下方直推至脚趾，50～100次；揉涌泉，50～100次。

主治：推涌泉主治发热、五心烦热；揉涌泉主治呕吐、腹泻。

（七）小儿推拿的禁忌证

1. 皮肤有伤

如果小儿暴露在外面的皮肤曾经受到过伤害，如烧伤、擦伤，特别是生了疥疮的小儿，推拿时千万要避免碰到受伤的地方。

2. 急性感染性疾病

身患骨髓炎等急性感染病的小儿不适合做推拿。

3. 恶性肿瘤及骨伤

恶性肿瘤，或是身体上有骨伤、外伤没有康复的小儿不适宜做推拿。

4. 急性传染病

患有肺结核等急性传染病的小儿不适宜做推拿。

5. 患其他疾病

如果小儿有较严重的心脏病和精神病等病症，最好不要做推拿。

（八）小儿推拿注意事项

1. 适用年龄

小儿推拿的适用年龄是0.5～9周岁，年龄过大的小儿不适合推拿，而月龄较小的小儿身体还很娇嫩，也不适合做推拿。

2. 注意环境

推拿要在无风、无强光、少噪声的室内进行。在推拿前要通风以保持室内温度适中、空气清爽。小儿在推拿后不要受风，更不要吃冷食。

3. 注意手部清洁

家长给小儿进行推拿前要用洗手液清洗干净手，并摘下手上佩戴的饰品，并且要将指甲修剪得平整干净，冬天时先让双手暖和起来。

4. 安抚情绪

小儿太饿或者太饱都影响治疗效果，不宜进行推拿。如果小儿哭闹不止，家长要耐心地开导，安抚小儿，等到小儿的情绪稳定下来了再开始推拿。

5. 小心小儿皮肤

可配合使用姜汁、滑石粉等。有利于保护患儿的皮肤不受损伤，还能让手法的疗效得到最大限度的发挥。

6. 操作顺序

家长给小儿进行推拿时，通常是按照头面—上肢—胸腹—腰—后背—下肢，也可按照先推拿重点部位再推拿其他部位的顺序推拿。

在用摩手法的时候，时间要长一些，而用掐、按法的时候，速度要快，力度要重。若是推拿单侧手部穴位，可以只按摩左手。

7. 推拿时间

具体的推拿时间需要以小儿的病情和体质来决定，每个人所需的时间都不尽相同。通常来说，一次推拿总共需要 10 ～ 20 分钟。

小儿的年纪越大、病况越重，推拿的数量就越多，自然时间也会越长。通常每个人一天需要推拿一次，病情重的一天需要 2 次。

若小儿患有慢性病，需要较长时间来治愈，则以 7 ～ 10 天作为一个疗程。每个疗程结束后都可以休息几天，再做接下来的治疗。

如果推拿是为了保健，每天一次或者隔天一次也可以。此情况下，推拿的穴位相对较少，力度需求也较小，15 分钟即可。

8. 基本要求

鉴于小儿肢体皮肤容易受到伤害，给小儿推拿时要注意这几点基本要求：力道均匀，力度轻柔，运劲轻且迅速，动作持久。

9. 体位姿势

在进行推拿的时候，家长要密切关注小儿的姿势，要方便进行推拿，以宝宝感觉舒服、不害怕、没有拘束感为佳。

10. 接受专业医师治疗

小儿患的病通常发病很快，需要及时有效的治疗，因此家长在给小儿选择推拿医师时一定要注意是否具有合法的从业资格证书。如果有治疗需要，家长最好兼顾推拿与内治的方法，将两者结合。

11. 对症下药

给小儿进行推拿的时候，要注意最好每一次推拿都只对应一种病症，这样有的放矢，治疗效果更好。

12. 明确诊断

这是最重要也是最需要注意的一点，首先必须明确小儿患何病症，之后才能对症下药做推拿，应首先去医院检查确诊。

第二节 小儿推拿疾病治疗

一、感冒

感冒俗称伤风，是小儿最常见的疾病。本病一年四季均可发生，但在气候变化多端、冷热交替的秋冬之交和冬春之交发病率最高。小儿脏腑娇嫩，得病之后，容易出现夹痰、夹滞、夹惊以及化热变喘等兼症，这是小儿感冒的特点，临床上应予注意。

（一）病因病理

本病的发生与气候变化有着密切的关系，通常在气温低下，或突然变冷时最易发病。外感风寒是感冒的主要原因。小儿形气未充，肌腠疏薄，表卫不固，抗病能力差，一旦外界气候突然变化、冷热失常，易被外邪所侵而致病。外邪侵袭首先犯肺，肺主呼吸，系喉，开窍于鼻，外合皮毛。风邪自口鼻、皮毛而入，客于肺卫，导致表卫调节失司，肺气失宣而出现恶寒、发热、头痛、鼻塞、流涕、咳嗽等症，肺失清肃，津液凝聚成痰，痰阻气道，导致肺闭痰喘。小儿脾常不足，感受风邪之后，会影响脾胃运化的功能，造成乳食积滞呕吐、腹泻。邪热不退，扰乱神明，引动肝风出现烦躁不安、抽搐等症。

（二）临床表现

1. 风寒感冒

发热、怕冷、无汗、鼻塞、流清涕、打喷嚏、头身疼痛、喉痒、咳嗽、痰清稀，舌质淡红、苔薄白，脉浮紧，指纹淡红。

2. 风热感冒

高热、微恶寒、汗少、喷嚏、鼻塞、流黄涕、头痛、面赤、咽红、咳嗽痰黄，舌尖稍红、苔薄白或黄白相兼，脉浮数，指纹红紫。

（三）治疗

处方：推攒竹、推坎宫、揉太阳，清肺经，清河水。风寒者加推三关、掐揉二扇门，拿风池；风热者加推脊。

方义：清肺经、清河水宣肺清热；推天门（攒竹）、推坎宫、揉太阳疏风解表，发散外邪；风寒者加推三关、掐揉二扇门、拿风池祛散风邪，发汗解表；风热者加推脊，多推清河水以清热解表。

若兼咳嗽，痰鸣气喘者加推揉膻中、揉肺俞、揉丰隆、运内八卦；兼见脘腹胀满，不思乳食，嗳酸呕吐者加揉中脘，推揉板门、分推腹阴阳，推天柱；兼见烦躁不安，睡卧不宁者加清肺经，掐揉鱼际交，掐揉五指节。

以上治疗每天 1 次。一般感冒，推拿 1 次即可，最多推拿 2～3 次可愈。推拿 4 小时左右，发热会更高一些，这是邪热外表之象，发热持续 2～3 小时，则汗出热退，病愈。

二、咳嗽

咳嗽是小儿疾病常见的症状，一年四季皆可发病，而冬春季节尤为多见。咳嗽的成因不一，种类也多，外邪侵袭肺脏可引起咳嗽，其他肺腑有病累及于肺，也可发生咳嗽。临床上一般将咳嗽分为外感咳嗽和内伤咳嗽两大类，小儿以外感咳嗽多见。

（一）病因病理

1. 外感咳嗽

本病的发生多因人体卫外功能不固，在寒冷季节或气候突变时，风寒等外邪侵袭而致。肺为娇脏，风为百病之长，人体一旦遭受外邪侵袭，或从口鼻而入，或从皮毛而受，必首先犯肺，影响到肺气之肃降，上逆则致咳嗽。

2. 内伤咳嗽

本病多由外感咳嗽久治未愈或失治转变而成；或肺脏虚弱，或脾肾有病累及肺脏所致。久咳伤阴，肺失濡润，则肺气上逆而咳嗽少痰；肺气不足则气短而咳。脾为生痰之源，肺为贮痰之器，若肺气化不足，影响于脾，则脾失健运而水液不能化生精微，反而生湿聚为痰浊。湿痰积于肺，影响气机出入，逐为咳嗽。寒久伤肾，肾虚则不能纳气，而影响津液之输化，肺气之升降。人体的气化功能失常，则水气不能循常而积为患，上逆犯肺，可见喘促气短，咳声无力。

（二）临床表现

1. 外感咳嗽

（1）风寒咳嗽

初起咳嗽无痰或少痰，鼻塞流清涕，头身疼痛，恶寒不发热或有微热，无汗，苔薄白，脉浮缓或浮紧，指纹淡红。

（2）风热咳嗽

咳嗽，痰黄稠，咳痰不爽，发热恶风，汗出，口渴唇燥，流黄涕，咽燥干痛或痒，便秘，小便黄，舌红苔黄，脉数，指纹鲜红。

2. 内伤咳嗽

（1）阳虚咳嗽

咳声不扬，痰稀色白，便溏，面色㿠白，易出汗，神疲乏力，畏寒肢冷，食欲不振，动则气急，苔薄白，舌淡红，脉缓无力。

（2）阴虚咳嗽

干咳无痰或少痰，吐痰胶黏，咽喉干痛，大便干燥，甚则口苦，低热或不发热，舌红无苔，脉多弦细或细数。

（三）治疗

1. 外感咳嗽

处方：推天门，推坎宫，揉太阳，清肺经，运内八卦，推揉膻中，揉乳旁，揉肺俞，分推肩胛骨。

方义：推天门、推坎宫、揉太阳疏风解表；推揉膻中、运内八卦宽胸理气，化痰止咳；清肺经、揉乳旁、揉肺俞、分推肩胛骨宣肺化痰止咳。

若风寒者加推三关、掐揉二扇门；风热者加清天河水；痰多喘咳，有干、湿性啰音加推小横纹、揉掌小横纹。

2. 内伤咳嗽

处方：补脾经、补肺经、运内八卦、推揉膻中、运内八卦宽胸理气，化痰止咳；揉乳旁、揉肺俞宣肺止咳；揉中脘、按揉足三里健脾胃，助运化。

久咳体虚喘促加补肾经、推三关、捏脊；阴虚咳嗽加揉二马；咳痰不利加揉丰隆、天突。

三、支气管哮喘

哮喘是小儿常见的一种呼吸系统疾病，临床上常以阵发性呼吸困难，呼气延长，喉间有哮鸣声，严重时张口抬肩，难以平卧为特征，多见于春秋季节，气候突变、寒温失宜、饮食不当等为本病诱发因素。古人认为哮与喘不同，《医学正传》说："喘促喉间如水鸣声者谓之哮，气促而连续不能以息者谓之喘。"但在临床上哮必兼喘，故一般通称为哮喘。小儿哮喘多指支气管哮喘。

（一）病因病理

小儿哮喘的形成有内因和外因两个方面。《证治汇补》说："内因有壅塞之气，外有非时之感，膈有胶固之痰，三者相合，闭拒气道，搏击有声，发为哮喘病。"

1. 内因

本病的发生与肺、脾、肾三脏不足有关。肺虚表卫不固，痰邪内状；脾虚运化失职，不能行其津液，积湿生痰，上贮于肺；肾虚不能纳气，则气短而喘。

2. 外因

气候转变，寒温失调，外邪侵袭肺脏，肃降失常，肺气壅塞，呼吸不利，气逆而喘。

哮喘是由于外来因素作用于内在因素而发病。特禀质的小儿，对某些刺激特别敏感，如外感风寒或饮食不当，过食生冷或咸酸食物等，常可导致哮喘发作。反复发作则可导致肺气耗散，病程日久肺虚及肾，出现肾阳虚亏的症状。

（二）临床表现

哮喘有寒、热及寒喘兼阳虚之分。哮喘主要症状为呼吸急促，咳嗽气逆，喉间哮鸣有声，呼吸困难，呼气延长，平卧困难，咳痰不出，甚则张口抬肩，面白唇青，神倦肢冷，头汗涔涔。

1. 寒喘

咳嗽喘促，喉间有痰鸣声，吐痰清稀，色白多沫，形寒无汗，面色苍白或青紫，四肢不温，口不渴或渴喜热饮，小便清长，舌质淡红，苔薄白，脉数或浮滑，指纹淡。

2. 热喘

咳嗽气喘，呼吸憋气，不能平卧，喉间痰鸣，痰稠色黄，发热面红，胸膈满闷，烦躁不安，渴喜冷饮，小便黄赤，大便燥秘，舌质红，苔薄黄或黄厚，脉浮数，指纹深红。

3. 寒喘兼阳虚

除上述寒喘的症状外，兼面青唇紫，口不渴，倦怠乏力，食少纳呆，头汗涔涔，张口抬肩，端坐喘息，四肢欠温，小便清长舌淡，苔薄白，脉濡而无力，指纹淡白。

（三）治疗

治法：降气平喘、化痰。

处方：清肺经，推揉膻中，揉天突，搓摩胁肋，揉肺俞，运内八卦。

方义：揉天突，搓摩胁肋降气引痰，推揉膻中，运内八卦，揉肺俞，清肺经宽胸宣肺，降气平喘化痰。

热喘加清天河水；寒喘加推三关、揉外劳；久病体虚、阳气不足、肾不纳气者加推三关、补脾经、补肾经、揉丹田，清肺经改为补肺经。

四、小儿肺炎

小儿肺炎是一种常见的呼吸系统疾病，尤其在冬天天气寒冷，流感病毒肆虐的时候，有很多小儿会被传染而发生肺炎，这种情况不及时治疗会对小儿免疫力造成很大的影响，而中医用穴位按摩治疗小儿肺炎可以改善新陈代谢、疏通经络，从而帮助疾病尽快好转。

（一）临床表现

1. 风热犯肺

身热无汗或少汗，微恶风寒，咳嗽痰少，头痛，口微渴。舌边尖红，苔薄白，脉浮数。

2. 痰热壅肺

身热烦渴，汗出，咳嗽气粗，或痰黄带血，胸闷胸痛，口渴。舌红苔黄，脉洪数或滑数。

3. 热闭心包

壮热，烦躁不安，口渴不欲饮，甚则夜啼不安，神昏痉厥或四肢厥冷。舌绛少津，苔黄，脉弦数或沉数。

（二）治疗

方法一：先把患儿扶抱或者让其仰卧，把患儿上肢固定好，然后进行清肺经、退六腑各 300 次，完成之后可以力度适中地推三关 100 次。

方法二：让患儿俯卧，然后推肩胛骨，次数为 100 次，完成之后再按揉肺俞、大椎两个穴位，时间为 1 分钟。

方法三：小儿肺炎可以按揉膻中、丰隆穴两个穴位，每个穴位各按揉 2 分钟。

（三）小儿肺炎随证加减

1. 风热犯肺型

中医按摩治疗常用手法：①推太阳 30 次，完成后推三关 300 次；②推拿风池、肩井穴两个穴位各 10 次。

2. 痰热壅肺型

小儿发生这种类型的肺炎常用的按摩手法：①退六腑，次数为 300 次，清心经次数为 100 次；②在穴位上加揉丰隆穴位 50 次，完成后可以揉中脘穴位 3 分钟。

3. 热入心营型

小儿发生这种类型的肺炎可加用的手法：①推六腑、清天河水等两个穴位，每个穴位各 500 次，完成后可以清心经、清肝经，两个经络各操作 300 次；②可以按揉曲池穴，时间为 1 分钟，完成后继续推涌泉穴，次数为 300 次。

有头痛、鼻塞的症状可以加揉膊阳池，而高热不退的肺炎患儿，可以力度适中地挤捏天突至剑突、两侧大椎至第 1 腰椎两侧。

五、发热

正常人在体温调节中枢的调控下，机体的产热和散热过程常保持动态平衡，而当机体在致热原作用下或体温中枢的功能障碍时，产热过程增加，而散热不能相应地随之增加或散热减少，导致体温升高，当体温 ≥ 37.3℃称为发热。临床上一般将发热分为外感发热和内伤发热。

（一）病因病理

外感发热：外邪入侵，人体正气与之相搏，正邪交争于体内，则引起脏腑气机紊乱，阴阳失调，阳气亢奋，或热、毒充斥于人体，发生阳气偏盛的病理性改变，即所谓"阳胜则热"。

内伤发热：主要是由素体虚弱，或饮食劳倦，或情志失调等原因导致脏腑功能失调，气血阴阳亏虚，阴阳失衡，或气、血、湿郁，进而引起机体发热。

（二）临床表现

1. 外感发热

（1）卫表证

发热恶寒，鼻塞流涕，头身疼痛，咳嗽，或恶寒甚而无汗，或口干咽痛，或身重脘闷，舌苔薄白或薄黄，脉浮。

（2）肺热证

壮热胸痛，咳嗽喘促，痰黄稠或痰中带血，口干，舌红苔黄，脉数。

（3）胃热证

壮热，口渴引饮，面赤心烦，口苦口臭，舌红苔黄，脉洪大有力。

（4）腑实证

壮热，日晡热甚，腹胀满，大便秘结或热结旁流，烦躁谵语，舌苔焦燥有芒刺，脉沉实有力。

（5）脾胃湿热证

身热不扬，汗出热不解，胸腹胀满，纳呆呕恶，口渴不欲饮，或目身发黄，舌苔白腻或黄腻，脉濡数。

（6）大肠湿热证

发热，腹痛，泄泻或痢下赤白脓血，里急后重，肛门灼热，口干口苦，小便短赤，舌红苔黄腻，脉滑数。

（7）膀胱湿热证

寒热起伏，午后热甚，尿频尿急尿痛，小便灼热黄赤，或腰腹作痛，舌红苔黄，脉滑数。

2. 内伤发热

（1）气虚发热

发热，热势或低或高，常在劳累后发作或加剧，倦怠乏力，气短懒言，自汗，易于感冒，食少便溏，舌质淡，苔白薄，脉细弱。

（2）血虚发热

发热，热势多为低热，头晕眼花，身倦乏力，心悸不宁，面白少华，唇甲色淡，舌质淡，脉细弱。

（3）阴虚发热

午后潮热，或夜间发热，不欲近衣，手足心热，烦躁，少寐多梦，盗汗，口干咽燥，舌质红，或有裂纹，苔少甚至无苔，脉细数。

（4）阳虚发热

发热而欲近衣，形寒怯冷，四肢不温，少气懒言，头晕嗜卧，腰膝酸软，纳少便溏，面色㿠白，舌质淡胖，或有齿痕，苔白润，脉沉细无力。

（5）气郁发热

发热多为低热或潮热，热势常随情绪波动而起伏，精神抑郁，胁肋胀满，烦躁易怒，口干而苦，纳食减少，舌红，苔黄，脉弦数。

（6）血瘀发热

午后或夜晚发热，或自觉身体某些部位发热，口燥咽下，但不多饮，肢体或躯干有固定痛处或肿块，面色萎黄或晦暗，舌质青紫或有瘀点、瘀斑，脉弦或涩。

（7）湿郁发热

低热，午后热甚，胸闷脘痞，全身重着，不思饮食，渴不欲饮，呕恶，大便稀薄或黏滞不爽，舌苔白腻或黄腻，脉濡数。

（三）治疗

1. 外感发热

处方：清天河、顺八卦、拿风池，搓风门、肺俞。

方义：清天河，顺八卦以解表；风池，风门，肺俞以疏风解表。

卫表证者加开天门，推坎宫；肺热证者加清肺经；胃热证者加清胃经；腑实证者加退六腑，按揉中脘；脾胃湿热证者加清脾经、清胃经；大肠湿热证者加按揉大肠俞，清大肠；膀胱湿热证者加退六腑。

2. 内伤发热

处方：开天门、揉太阳、揉板门、清脾经、清胃经、清天河水、退六腑、摩腹、点揉脾俞和胃俞、捏脊。

方义：开天门、揉太阳能清热安神，醒脑开窍；揉板门可健脾和胃；清脾经、清胃经、点揉脾俞和胃俞以清脾胃之热；退六腑可退热；捏脊以退热。

气虚发热者加按揉气海；血虚发热者加按揉脾俞、气海；阴虚发热者加水底捞明月、按揉三阴交；阳虚发热者加按揉关元；气郁发热者加清肝经；血瘀发热者加按揉血海膈俞；湿郁发热者加按揉补脾经、阴陵泉。

六、鹅口疮

鹅口疮是由白念珠菌感染所引起，在口腔黏膜表面形成白色斑膜，多见于婴幼儿。当婴儿营养不良或身体衰弱时发病，而体弱的成年人也可发生。临床表现为口腔黏膜出现乳白色的斑膜，周围无炎症反应，形似奶块，不易擦去。但擦去斑膜后，可见下方不出血的红色创面，斑膜面积大小不等，可出现在舌、颊、腭或唇内黏膜上。

（一）病因病理

本病以胎热内蕴、口腔不洁、感染秽毒之邪为主要病因。母亲孕期嗜食辛辣肥甘之品，体内蕴积的热毒遗于胎儿，或是产后护理不当，口腔不洁，柔嫩黏膜破损，导致秽毒之邪乘虚而入，发为本病。或因疾病用药不当，正气受损，体内阴阳平衡失调，阴液耗损，虚火内生，上熏口舌而成。鹅口疮的病位在心脾，病久可影响到肾。临床上一般将其分为实火和虚火：心脾积热，循经上炎，熏灼口舌，秽毒外侵，致使口腔舌上产生白屑；若因婴儿先天禀赋不足，素体阴虚，或久病伤阴，肾阴不足，水不制火，虚火上浮，内熏口舌，也可导致口腔舌上出现白屑，且绵延反复。

（二）临床表现

1. 心脾积热

口腔舌上白屑堆积，周围红较甚，面赤唇红，烦躁不宁，吮乳啼哭，或伴发热，口干或渴，大便秘结，小便短黄，舌质红，脉滑数，或指纹紫滞。

2. 虚火上浮

口腔舌上白屑稀散，周围红晕不著，形体怯弱，面白颧红，手足心热，口干不渴，或大便溏，舌嫩红，苔少，脉细数无力，或指纹淡紫。

（三）治疗

1. 心脾积热

治法：清心泻火解毒。

处方：清心经、清脾经、泻小肠经、清胃经、清天河水。

方义：清心经、清脾经、清胃经、清天河水可清心脾积热；而心与小肠相表里，泻小肠经可使积热下行，从小便而去。

夜间烦躁、啼哭不安者，加揉百会；大便秘结者加按揉中脘、摩腹。

2. 虚火上浮

治法：滋肾阴，退虚热。

处方：揉二马、水底捞明月、清天河水、揉涌泉、补肾经。

方义：揉二马可滋补肾阴；水底捞明月、清天河水以退热；揉涌泉、补肾经可滋补肾阴，引火归元。泄泻者，加补脾经、揉中脘。

七、鼻炎

鼻炎是指由病毒、细菌、变应原、各种理化因子以及某些全身性疾病引起的鼻腔黏膜的炎症。在西医中被分为急性鼻炎，慢性鼻炎，药物性鼻炎和过敏性鼻炎等类型，在中医中属鼻鼽。其临床表现为阵发性反复发作的鼻痒，鼻塞，喷嚏，多涕，嗅觉下降，头痛，头昏，食欲不振及记忆力下降等。

（一）病因病理

多由脏腑虚损，正气不足，导致腠理疏松，卫表不固，此时风邪、寒邪等病邪侵袭鼻窍，发而为病。鼻窍与肺相通，与肺脏最为密切；脾属土，为肺之母，脾虚则肺之生化源绝而肺虚；肾属水，金水互生，且肺纳气归于肾。三脏受损均可引起鼻炎的发生。

（二）临床表现

1. 肺气虚寒，卫表不固

鼻痒，喷嚏频频，清涕如水，鼻塞，嗅觉减退，畏风怕冷，自汗，气短懒言，语声低怯，面色苍白，或咳嗽痰稀，舌质淡，舌苔薄白，脉虚弱。

2. 脾气虚弱，清阳不升

鼻痒，喷嚏突发，清涕连连，鼻塞，面色萎黄无华，消瘦，食少纳呆，腹胀便溏，四肢倦怠乏力，少气懒言，舌淡胖，边有齿痕，苔薄白，脉弱。

3. 肾阳不足，温煦失职

清涕长流，鼻痒，喷嚏频频，鼻塞，面色苍白，形寒肢冷，腰膝酸软，神疲倦怠，小便清长，或见遗精早泄。舌质淡，苔白，脉沉细。

4. 肺经伏热，上犯鼻窍

鼻痒，喷嚏频作，流清涕，鼻塞，常在闷热天气发作。全身或见咳嗽，咽痒，口干烦热，舌质红，苔白或黄，脉数。

（三）治疗

处方：开天门，推坎宫，按揉太阳、风池、风府、迎香，揉双侧鼻通穴。

方义：开天门、推坎宫以治咳嗽、头痛等卫表症状，揉太阳能祛风解表、开窍明目；按揉风池、风府可以驱风邪、通鼻窍；按迎香、揉双侧鼻通穴可以宣通鼻窍、养肺固涕。

肺气虚寒，卫表不固者加补肺经、按揉风门穴。脾气虚弱，清阳不升者加补脾经，按揉脾俞、足三里。肾阳不足，温煦失职者加补肾经、按揉关元。肺经伏热，上犯鼻窍者加退六腑、清肺经，按揉合谷、曲池。

八、疳积

疳积是小儿时期，尤其是 1～5 岁儿童的一种常见病证，是指由于喂养不当，或由于其他疾病的影响，使脾胃受损而导致全身虚弱、消瘦面黄、毛发干枯结穗、精神萎靡或烦躁不安等症状。

（一）病因病理

小儿时期脾胃娇弱，家长喂养不当，小儿又不知节制，易于过饱或过饥，损伤脾胃，耗伤气血津液，积滞内停，水谷精微不能运化，积久不消，转而为疳；或者胎儿时期由于多种原因导致小儿先天不足，脾胃虚弱，无以生化气血精微，输布无能，而致疳积；也可因慢性泄泻、痢疾及肠道寄生虫引起。该病起病缓慢，病程较长，若迁延失治，脾胃功能受损严重，可造成血气化生不足、营养失调、免疫力下降等后果，可严重影响儿童正常生长发育，并导致出现营养障碍的慢性疾病。

（二）临床表现

1. 积滞伤脾

患儿形体消瘦，体重不增，毛发稀疏，面色萎黄少华，精神不振，多食善饥，腹胀膨隆，便秘，烦躁，舌质淡，苔白，脉细滑，指纹紫滞。

2. 脾胃气虚

患儿面色萎黄或面白无华，精神萎靡不振，头发枯焦，消瘦，消化不良，大便溏稀，四肢不温，爱哭，睡眠不实，舌淡。

3. 气血两虚

患儿出现面色苍白，口渴唇干，头大颈细，头发枯黄，厌食，便溏或清稀，哭声无力，睡着后睁着眼睛，质淡，苔少，脉沉细弱，指纹隐伏不显。

（三）治疗

治法：健脾和胃，导滞消积。

处方：掐揉四横纹，清补脾经，揉板门，摩腹，揉脐，揉中脘，按揉足三里。

方义：掐揉四横纹可和气血，清退中焦热结，为治疳病要穴；揉板门、摩腹、揉中脘、分推腹阴阳能消食导滞，调节肠胃积滞；补脾经、按揉足三里可以调节脾胃，消食和中；推上三关、揉中脘、捏脊温中健脾，补益气血，增进饮食，捏脊还能健脾和胃消除疳积，与足三里合用可治疗虚证；推下七节清热通便；运内八卦顺运止泻、逆运止吐，并具有消食的功效。

乳食伤脾者加揉板门、分推腹阴阳、推下七节；脾胃虚弱者加补脾土、推上三关、揉脾、胃俞，运内八卦，揉二人上马；气血虚弱者加按揉气海、关元，推三关；有便溏症状者加补大肠；有便秘症状者加清大肠。

九、厌食

厌食是指小儿在较长一段时间内食欲不振，甚至出现拒食现象。而临床上出现这种现象的原因很多。小儿时期脾常不足，加之饮食不当，出现挑食、偏食，不按时吃饭，饥饱不一，或家长在婴儿期喂养不当，均易损伤脾胃。也有原本患其他疾病脾胃受损，或先天禀赋脾胃薄弱，加之饮食调养护理不当而成病。

（一）病因病理

厌食的病变脏腑在脾胃，病机总属脾胃功能的失常。胃司受纳，脾主运化，脾胃调和，则饮食运化正常。小儿由于各种病因（先天不足、后天失养、饮食不当、情志失常等），易造成脾胃受损、运纳功能的失常。因病因、体质等的差异，证型又有脾运功能失健为主与脾胃气阴不足为主的区别。厌食为脾胃轻症，多数患儿病变以运化功能失健为主，虚象不显，因为饮食喂养不当，或湿浊、气滞困脾，导致脾气失约，胃运失常。部分患儿素体虚弱，或病程较长，表现出虚证，有偏气虚、偏阴虚者。而脾为阴土，喜燥而恶湿，得阳则运；胃为阳土，喜润而恶燥，以阴为用。故凡脾气、胃阴不足，皆能导致受纳、运化失职而厌食。

（二）临床表现

1. 脾运失健

厌恶进食，饮食乏味，食量减少，或有胸脘痞闷、嗳气泛恶，偶尔多食后脘腹饱胀，大便不调，精神如常，舌苔薄白或白腻。

2. 脾胃气虚

不思进食，食不知味，食量减少，形体偏瘦，面色少华，精神欠振，或有大便溏薄夹不消化食物，舌质淡，苔薄白。

3. 脾胃阴虚

不思进食，食少饮多，口舌干燥，大便偏干，小便色黄，面黄少华，皮肤失润，舌红少津，苔少或花剥，脉细数。

（三）治疗

治法：健脾开胃。

处方：推脾经，顺运内八卦，掐揉四横纹，揉肚摩腹，按揉中脘、脾俞、胃俞、足三里穴，捏脊。

方义：推脾经可健脾和胃；顺运内八卦、掐揉四横纹以理气消滞，调理气机；中脘为胃之募穴，与脾俞、胃俞配合，俞募配穴，按揉三穴可增强健脾和胃之功，足三里为胃经合穴，合治内腑，有健脾和胃，消积化滞的作用；捏脊能振奋一身之阳气，并且可推动脏腑气血的运行。

脾运失健者加补脾土、按揉脾俞；脾胃气虚者加补脾经，按揉脾俞、胃俞，气海；脾胃阴虚者加按揉三阴交。

十、呕吐

呕吐是指多种原因导致胃中之物从口中吐出的一种病证。其病因主要是胃失和降，胃气上逆。临床将无物有声谓之呕，有物无声谓之吐，而生活中呕与吐常同时发生，故合称为呕吐。呕吐可以单独出现也可以出现在多种急慢性疾病中。当以呕吐为主症时，临床上一般分为虚实两大类。

（一）病因病理

呕吐的病位在胃，其病因主要为胃失和降，胃气上逆。脾主运化，与胃互为表里，若脾胃素虚或饮食所伤，则脾失建运，胃失摄纳，饮食难以运化，水谷不得运化积聚于胃，胃失和降而致呕吐。

（二）临床表现

1. 实证

（1）外邪犯胃

突然呕吐食物，吐出有力，起病较急，常伴有恶寒发热，头身疼痛，胸脘满闷，不思饮食，舌苔白，脉濡缓。

（2）饮食停滞

呕吐物酸腐，或直接吐出未消化食物，脘腹胀满拒按，嗳气厌食，得食更甚，吐后反快，大便或溏泄或秘结，气味臭秽，苔厚腻，脉滑实有力。

（3）痰饮内停

呕吐物多为清水痰涎，或胃中如囊裹水，胸脘满闷，不思饮食，目眩心悸，或呕而肠鸣，苔白腻，脉沉弦滑。

（4）肝气犯胃

呕吐吞酸，或干呕泛恶，嗳气频作，胸胁胀满，烦闷不舒，每因情志不遂而呕吐吞酸更甚，舌边红，苔薄白，脉弦。

2. 虚证

（1）脾胃虚弱

饮食稍有不慎，或稍有劳倦，即易呕吐，时作时止，胃纳不佳，脘腹痞闷，口淡不渴，面白少华，倦怠乏力，舌质淡，苔薄白，脉濡弱。

（2）胃阴不足

呕吐反复发作，但呕吐量不多，或仅吐唾涎沫，时作干呕，口燥咽干，胃中嘈杂，似饥而不欲食，舌红少津，脉细数。

（三）治疗

1. 实证

治法：驱邪理气，降逆止呕。

处方：揉板门，逆运八卦，摩腹，推天柱骨，揉中脘。

方义：逆运八卦有降气之效；推天柱骨为止呕效穴；揉板门、摩腹、揉中脘可健脾和胃，理气消食。

外邪犯胃者加揉外劳宫；饮食停滞者加分腹阴阳、打马过天河；肝气犯胃者加按弦搓摩、清肝经。

2. 虚证

治法：扶正和胃，降逆止呕。

处方：推天柱骨，分阴阳，推三关，运八卦，补脾经，揉中脘，足三里。

方义：分阴阳，推三关，运八卦三者合用可以调节气血阴阳；中脘为胃的募穴，腑之会穴，具有健脾和胃、降逆消食的功效，与足三里合用可治疗虚证；补脾经可健脾和胃。

脾胃虚弱者加补脾土、按揉脾俞；胃阴不足者加按揉三阴交。

十一、泄泻

泄泻指因多种原因引起的以排便次数增多，粪便稀溏，甚至泄如水样为主证的病证。

（一）病因病理

导致泄泻的原因有很多，主要原因有：感受外邪，饮食所伤，情志失调或平素脾胃虚弱，导致脾失健运，水谷不化，胃失摄纳，肠道清浊不分，传导失常，而致泄泻。而根据病因和患者体质的不同，临床上一般将其分为急性泄泻和慢性泄泻。

（二）临床表现

1.急性泄泻

（1）寒湿泄泻

泄泻清稀，甚则如水样，腹痛肠鸣，脘闷食少，苔白腻，脉濡缓。若兼外感风寒，则恶寒发热头痛，肢体酸痛，苔薄白，脉浮。

（2）湿热泄泻

泄泻腹痛，泻下急迫，或泻而不爽，粪色黄褐，气味臭秽，肛门灼热，或身热口渴，小便短黄，苔黄腻，脉滑数或濡数。

（3）伤食泄泻

泻下稀便，臭如败卵，伴有不消化食物，脘腹胀满，腹痛肠鸣，泻后痛减，嗳腐酸臭，不思饮食，苔垢浊或厚腻，脉滑。

2.慢性泄泻

（1）脾虚泄泻

因稍进油腻食物或饮食稍多，大便次数即明显增多而发生泄泻，伴有不消化食物，大便时泻时溏，迁延反复，饮食减少，食后脘闷不舒，面色萎黄，神疲倦怠，舌淡苔白，脉细弱。

（2）肾虚泄泻

黎明之前脐腹作痛，肠鸣即泻，泻下完谷，泻后即安，小腹冷痛，形寒肢冷，腰膝酸软，舌淡苔白，脉细弱。

（三）治疗

1.急性泄泻

治法：除湿导滞，理气通腑。

处方：清补大肠，运土入水，按揉脾俞、大肠俞、中脘、天枢，摩神阙，分腹阴阳。

方义：清补大肠以消积导滞通便；运土入水适用于泄泻新病和实证；脾俞为胃之俞穴，中脘为胃之募穴，大肠俞为大肠之俞穴，天枢为大肠之募穴，俞募配伍以消食导滞；摩神阙、分腹阴阳可和胃消食降逆。

寒湿泄泻者加补脾土、推三关；湿热泄泻者加推下七节、退六腑；伤食泄泻者加清大肠、揉板门。

2. 慢性泄泻

治法：健脾温肾，固本止泻。

处方：补脾经，运水入土，摩神阙，分腹阴阳，揉中脘、脾俞、胃俞、大肠俞、足三里。

方义：补脾经，运水入土可健脾止泻，适用于泄泻久病和虚证；摩神阙、分腹阴阳可和胃消食降逆，与足三里合用可健脾；中脘与足三里合用可健中和胃。

脾虚泄泻者加补脾土、推上七节；肾虚泄泻者加揉肾俞、按揉命门。

十二、便秘

便秘是指排便次数减少，大便排出困难。正常人每日排便 1～2 次或 1～2 日排便 1 次。而便秘患者排便周期延长，次数每周少于 3 次，或周期不长，但粪质干结，排出困难，或粪质不硬，虽频有便意，但排便不畅。

（一）病因病理

本病病位在大肠，外感寒热之邪、内伤饮食、情志等多种病因导致大肠传导失常，出现便秘。临床上一般分为虚实两种类型。

（二）治疗

1. 实秘

治法：祛邪通便导滞。

处方：摩腹，揉大肠俞、天枢、中脘。

方义：摩腹可以促进胃肠蠕动；大肠俞和天枢分别为大肠的背俞穴和募穴，两穴合用可以消积导滞，调节肠胃；中脘为腑会，又为胃的募穴，可以健脾和胃，通腑消积。

热秘者加推下七节骨；气秘者加清肝经，按揉太冲、章门、期门；冷秘者加推三关、按揉关元。

2. 虚秘

治法：补虚润肠通便。

处方：摩腹，揉大肠俞、天枢、中脘，揉足三里。

方义：揉足三里的治疗作用是改善脾胃虚弱，缓解便秘症状。

气虚秘者加按揉气海、补脾土；血虚秘者加按揉关元、补脾经；阴虚秘者加按揉三阴交；阳虚秘者加补肾经。

十三、惊风

惊风是小儿常见的一种急危病证，以临床出现抽搐、昏迷为主要特征。又称"惊厥"，俗名"抽风"。任何季节均可发生，一般以 1～5 岁的小儿多见，年龄越小，发病率越高。其病情往往比较凶险，变化迅速，威胁小儿生命。由于惊风的发病有急有缓，症候表现有虚有实，有寒有热，故临床常将惊风分为急惊风和慢惊风。凡起病急骤，属阳属实者，统称急惊风；凡病势缓慢，属阴属虚者，统称慢惊风。

（一）临床表现

1. 急惊风

（1）风热动风

发热骤起，头痛身痛，咳嗽流涕，烦躁不宁，四肢拘急，目睛上视，牙关紧闭，舌红苔白，脉浮数或弦数。

（2）气营两燔

起病急骤，高热烦躁，口渴欲饮，神昏惊厥，舌苔黄糙，舌质深红或绛，脉数有力。

（3）邪陷心肝

高热烦躁，手足躁动，反复抽搐，项背强直，四肢拘急，口眼相引，神识昏迷，舌质红绛，脉弦滑。

（4）湿热疫毒

起病急骤，突然壮热，烦躁谵妄，神志昏迷，反复惊厥，呕吐腹痛，大便腥臭，或夹脓血，舌质红，苔黄腻，脉滑数。

（5）惊恐惊风

暴受惊恐后突然抽搐，惊跳惊叫，神志不清，四肢欠温，舌苔薄白，脉乱不齐。

2. 慢惊风

（1）脾虚肝亢

形神疲惫，面色萎黄，嗜睡露睛，四肢不温，足跗及面部轻度水肿，神志不清，阵阵抽搐，大便稀薄，色带青绿，时有肠鸣，舌淡苔白，脉细弱。

（2）脾肾阳虚

面色苍白或灰滞，囟门低陷，精神极度萎顿，沉睡昏迷，口鼻气冷，额汗涔涔，四肢厥冷，手足震颤，大便澄澈清冷，舌质淡，苔薄白，脉沉细无力。

（3）阴虚风动

虚烦疲惫，面色潮红、低热消瘦、震颤瘛疭，或肢体拘挛，手足心热，大便干结，舌光无苔，质绛少津，脉细数。

（二）治疗

1. 急惊风

治法：清热豁痰，镇惊息风。

处方：运天庭、推上攒竹、分推坎宫、按揉百会、水沟、上星、揉合谷、掐揉五指节。

方义：天庭，推上攒竹，分推坎宫，按揉百会，水沟，上星，以开窍醒神，定搐制掣；可以安神镇惊，通关窍。

风热动风者加清天河水、推脊；气营两燔者加清天河水、退六腑；邪陷心肝者加清心经、清肝经；湿热疫毒者加清补脾经、退六腑、按揉委阳；惊恐惊风者加按揉百会、印堂；神志不清者掐人中、拿合谷、掐十宣；抽搐不止者揉小天心、总筋，拿合谷、曲池、承山、委中。

2. 慢惊风

治法：补虚治本。

处方：按揉涌泉、京门、水沟、关元、神阙。

方义：涌泉有补益肾元之功，肾水足，则水足肝柔，有松筋缓节之功；水沟可醒脑开窍，调神导气；关元、神阙调补元气。

脾肾阳虚者温补脾肾，回阳救逆，加按揉肾俞、脾俞、膏肓俞；阴虚风动者育阴潜阳，滋水涵木，加揉肾顶、揉三阴交、掐五指节、揉大敦、摩肝俞。

十四、腹痛

腹痛指胃脘以下、脐之两旁及耻骨以上部位的疼痛。可根据疼痛发生的不同部位划分为大腹痛、脐腹痛、少腹痛和小腹痛。

（一）病因

1. 腹部中寒

小儿脏腑娇嫩，形气未充，且寒温不知自调。若因衣被单薄，腹部受寒或过食生冷寒凉之品，邪客胃肠，导致寒邪凝滞，气机不畅，经络不通，不通则痛，故发腹痛。

2. 乳食积滞

小儿脾常不足，易为乳食所伤，若喂养不当、不节，导致乳食积于中焦，影响脾胃运化，气机壅塞不通而致腹胀、腹痛。

3. 胃肠热结

乳食停滞，日久化热，或恣食肥甘、辛热，导致胃肠积滞，或感受外邪，入里化热，致热结阳明，腑气不通而腹痛。

4. 脾胃虚寒

小儿稚阳未充，若先天禀赋不足，素体阳虚，或过用寒凉攻伐之品，损伤脾胃，或病后体质虚弱，中阳不振，则寒自内生，脏腑、经脉失于温煦，气机不利，血脉凝滞，而出现腹痛。

（二）临床表现

1. 腹部中寒

腹部拘急疼痛，得温则舒，遇寒痛甚，痛处喜暖，面色苍白，痛甚者额冷汗出，唇色紫暗，肢冷不温，或兼吐泻，小便清长，舌淡，苔白滑，脉沉弦紧，指纹红。

2. 乳食积滞

脘腹胀满，按之痛甚，嗳腐吞酸，不思乳食，矢气频作或腹痛欲泻，泻后痛减，或有呕吐，吐物酸馊，矢气频作，大便秽臭，夜卧不安，时时啼哭，舌红，苔厚腻，脉沉滑，指纹紫滞。

3. 胃肠热结

腹痛胀满，疼痛拒按，大便秘结，烦躁口渴，手足心热，口唇舌红，舌苔黄燥，脉滑数或沉实，指纹紫滞。

4. 脾胃虚寒

腹痛绵绵，时作时止，痛处喜按，得温则舒，面色㿠白，精神倦怠，手足清冷，纳食减少，或食后腹胀，大便稀溏，舌淡苔白，脉沉细，指纹淡红。

（三）治疗

1. 腹部中寒

治法：温中散寒，理气止痛。

处方：揉一窝风、揉外劳宫，补脾经，推三关，摩腹，拿肚角。

方义：揉一窝风、揉外劳宫以温中止痛；补脾经、推三关益气行血，温阳散寒；摩腹、拿肚角以理气止痛。

2. 乳食积滞

治法：消食导滞，行气止痛。

处方：补脾经，顺运八卦，推四横纹，揉板门，清大肠，揉中脘，揉天枢，分腹阴阳，拿肚角。

方义：补脾经、揉板门、揉中脘以健脾和胃；顺运八卦、推四横纹以理气宽胸，消宿食；清大肠、揉天枢、分腹阴阳、拿肚角以行气止痛。

3. 胃肠热结

治法：通腑泄热，行气止痛。

处方：顺运八卦，清胃经，退六腑，推四横纹。

方义：顺运八卦、清胃经、退六腑以清胃腑肠热；推四横纹以调和气血止痛。

4. 脾胃虚寒

治法：温中理脾，缓急止痛。

处方：揉外劳宫，补脾经，顺运八卦，补肾经，推三关，揉中脘，按揉足三里。

方义：揉外劳宫以散寒，补脾经、顺运八卦以温中健脾，补肾经以温补肾阳；推三关以温阳散寒；揉中脘、按揉足三里以缓急止痛。

十五、近视

近视是指眼在调节放松状态下，眼的屈光系统不能将远处的光线汇聚在视网膜上，而把焦点落在视网膜之前，而形成近视。表现为视远处模糊，视近处清晰，可伴有眼睛酸胀、头胀、头晕等症状。中医学上属于"目不能远视""能近怯远症"。

（一）病因病理

近视的病因病理主要为：①心阳虚弱，阳虚阴盛，目中神光不能发越于远处；②过用目力，耗气伤血，以致目中神光不能发越于远处；③肝肾两虚，禀赋不足，神光衰弱，不能视远而仅能视近。

（二）临床表现

心阳不足：视近清楚，视远模糊；全身无明显不适，或兼见面白畏寒，心悸，神倦，视物易疲劳；舌质淡，脉弱。

气血不足：视近清楚，视远模糊，眼底或可见视网膜呈豹纹状改变；或兼见面色不华，神疲乏力，视物易疲劳；舌质淡，苔薄白，脉细弱。

肝肾亏虚：能近怯远，可有眼前黑花飘动，可见玻璃体液化浑浊，眼底呈豹纹状改变；或有头晕耳鸣，腰膝酸软，寐差多梦，视物易疲劳；舌质淡，脉细弱或弦细。

（三）治疗

治法：益气补血，调补肝肾。

处方：开天门，推坎宫，揉太阳穴，揉翳风，捣小天心，揉二马，揉涌泉。

方义：开天门、推坎宫、揉太阳穴、揉翳风以明目开窍；捣小天心、揉二马、揉涌泉以滋补肝肾，肝肾之精充足，则目窍得以滋养。

十六、肌性斜颈

肌性斜颈是指婴儿出生后数日发现一侧颈部肿块，头偏向患侧、前倾，颜面旋向健侧及颈部活动受限为特征的一种常见小儿疾病，又称先天性斜颈、原发性斜颈。

（一）病因病理

本病的发病机制尚不明确，目前认为可能与产伤、宫内发育障碍或缺血性肌痉挛有关。临床常于刚出生和出生后数月内发现头颈倾斜、患侧胸锁乳突肌触及硬结物，颈项活动障碍，尤以向患侧旋转及向健侧侧屈受限明显。

（二）治疗

治法：舒筋活血，软坚散结，纠正头歪畸形，改善和恢复颈椎活动功能。
处方：推揉、捏拿患侧胸锁乳突肌，牵拉扳颈。
方义：推揉及拿捏患侧胸锁乳突肌，能舒筋活血，改善局部血运供给，缓解肌肉痉挛，促使肿物消散；伸展扳拉患侧胸锁乳突肌，能改善和恢复颈部活动功能。

十七、夜惊

夜惊是指幼儿在夜间睡眠中忽然惊醒，惊恐不安或哭闹不安。本病多与环境因素有关，幼儿大脑受刺激和精神紧张造成夜间噩梦，形成夜惊。多由于看恐怖故事或影片，以及幼儿不听话，家长用恐吓或打骂的办法恐吓孩子，导致孩子精神紧张。中医学上属于"夜啼"范畴。

（一）病因病理

中医认为本病与脾虚寒、心经积热、惊骇恐惧有关。

1. 脾虚寒

婴儿先天禀赋虚弱，脾常不足，至夜阴盛，脾为阴中之阴，若照护不当，寒邪内侵，脾寒生，入夜脾寒愈盛，寒邪凝滞，气机不通，故入夜惊啼。

2. 心经积热

乳母平日恣食辛辣肥甘，或焦燥炙煿动火之食物，或贪服性热之药，火伏热郁，积热上炎。心主火属阳，阳为人生之正气，至夜则阴盛而阳衰，阳衰则无力与邪热相搏，正不胜邪，则邪热乘心，心属火恶热而致夜间烦躁啼哭。

3. 惊骇恐惧

小儿神气不足，心气怯弱，如有目触异物，耳闻异声，则心神不宁，神志不安，常在梦中哭而作惊。

（二）临床表现

1. 脾脏虚寒

夜间惊醒，睡喜伏卧曲腰而啼，四肢欠温，便溏，面色青白，唇舌淡白，舌苔薄白，脉沉细，指纹青红。

2. 心经积热

夜间惊醒烦躁不安，睡喜仰卧，见灯火则啼哭愈甚，小便短赤或大便秘结，面赤唇红，舌尖红，舌苔白，脉数有力，指纹青紫。

3. 惊骇恐惧

睡中时作惊慌，唇与面色乍青乍白，紧偎母怀，舌多无异常变化，但脉来急数。

（三）治疗

1. 脾虚寒

治法：温中健脾。

处方：补脾经、推三关、摩腹、揉中脘。

方义：补脾经、摩腹、揉中脘以健脾温中；推三关以温通周身阳气。

2. 心经积热

治法：清热导赤。

处方：清心经、清小肠、清天河水、揉总筋、揉内劳宫。

方义：清心经、清天河水以清热退心火；清小肠以导赤而泻心火；揉总筋、揉内劳宫以清心经热。

3. 惊骇恐惧

治法：镇惊安神。

处方：推攒竹、清肝经、揉小天心、揉五指节。

方义：推攒竹、清肝经、揉小天心以镇惊除烦；揉五指节以安神。

十八、遗尿

遗尿，又称尿床、遗溺，是指 3 岁以上的小儿不能自主控制排尿，经常睡中小便自遗，醒后方觉，每周超过一定的次数，至少持续 3 个月。

（一）病因病理

责之先天禀赋不足，后天久病失调；肺、脾、肾功能不足或肝经湿热下注。其中最为多见的是肾气不固、下元虚寒所致的遗尿。遗尿的病位主要在膀胱，与肾、脾、肺密切相关。病机为三焦气化失司，膀胱约束不利。

1，下元虚寒

肾为先天之本，司二便；膀胱主藏溺，与肾相为表里。膀胱气化有赖于肾的气化功能来调节。若先天禀赋不足，后天发育迟滞，肾气不足，无以温养，致下元虚寒，闭藏失司，不能约束水道则致遗尿。

2. 肺脾气虚

肺通调水道，下输膀胱；脾主运化水湿，喜燥恶湿而能制水。若肺虚治节不行，脾虚失于健运，气虚下陷，不能固摄，则肺脾宣散、转输功能失调，决渎失司，膀胱失约，津液不藏而成遗尿，所谓"上虚不能制下"。

3. 心肾失交

心主神明，内寄君火，肾主水液，内藏相火，水火既济则心有所主，肾有所藏。若外感热病或情志郁结化火，心火独亢，或久病失调，伤及肾阴，致水火不济，心火亢于上，肾水亏于下，膀胱失约，见梦中遗尿。

4. 肝经湿热

肝主疏泄，调畅气机，通利三焦，疏通水道，肝之经脉循阴器抵少腹。若肝经湿热，肝失疏泄，三焦水道通利失司，或湿热循经下迫膀胱，则膀胱约束不利而致遗尿。

此外，尚有自幼缺乏教育，没有养成良好的夜间主动起床排尿习惯，任其自遗形成者。精神刺激、环境改变、紧张焦虑等心理因素也会导致遗尿的发生。

（二）临床表现

1. 下元虚寒

睡中经常遗尿，醒后方觉，天气寒冷时加重，小便清长，神疲乏力，面色白，形寒肢冷，腰膝酸软，舌淡苔薄白或白滑，脉沉细或沉弱。

2. 肺脾气虚

睡中遗尿，日间尿频而量多，面色少华或萎黄，神疲乏力，纳少便溏，自汗，动则多汗，易感冒，舌淡苔薄白，脉弱无力。

3. 肝经湿热

睡中遗尿，小便量少色黄，气味腥臊，性情急躁，夜卧不安或梦语齿，甚者目睛红赤，舌红苔黄腻，脉滑数。

（三）治疗

1. 下元虚寒

治法：温肾固涩。

处方：补肾经、推三关、揉外劳、按揉百会、揉丹田、按揉肾俞、擦腰骶部、按揉三阴交。

方义：补肾经、按揉肾俞、揉丹田、擦腰骶部以温补肾气、壮命门之火、固涩下元；按揉百会、推三关、揉外劳宫以温阳升提；按揉三阴交以通调水道。

2. 脾肺气虚

治法：益气固涩。

处方：补脾经、补肺经、揉外劳宫、按揉百会、揉中极、按揉足三里、按揉膀胱俞。

方义：补脾经、补肺经、按揉足三里以补脾肺而益气；按揉百会、揉外劳宫温阳升提；揉中极、按揉膀胱俞以调膀胱气化、固涩水道。

3. 肝经郁热

治法：清肝泄热。

处方：泻肝经、泻心经、补脾经、揉二马、揉三阴交、揉涌泉。

方义：泻肝经、泻心经以清热除烦；揉二马、揉三阴交、揉涌泉以壮水制火、引热下行；补脾经以健脾扶正。

十九、流涎

小儿流涎也就是流口水，是指口中唾液不自觉从口内流出的一种病症。

（一）病因病理

中医认为本病多为脾气虚寒或脾经蕴热所致。脾气虚寒：患儿照护不周，饮食生冷，寒邪侵袭，脾阳不足，胃腑虚冷，脾寒则涎无约制而外溢。脾经蕴热，素体阳盛，或由食积化火，致使脾经积热，而廉泉不能约制而成。

（二）临床表现

脾气虚寒：口水清澈，色白不稠，大便不实，小便清长，舌质胖嫩，舌苔薄白。

脾经蕴热：口水较稠，浸湿胸前，进食时更多，伴有面色潮红，大便偏干，小便短少，舌红，苔薄黄。

（三）治疗

1. 脾胃虚寒

治法：温中健脾。

处方：补脾经，掐揉四横纹，揉外劳宫，推三关，揉小天心。

方义：补脾经以健脾，增强固摄之力，揉外劳宫、推三关温阳散寒。

2. 脾胃气虚

治法：健脾补虚。

处方：补脾经，补肺经，推三关，推四横纹，运内八卦。

方义：补脾经、补肺经健运脾胃，推三关、推四横纹、运内八卦调和中焦。

3. 脾经蕴热

治法：清泻脾热。

处方：退六腑，清天河水，清胃经，揉涌泉。

方义：退六腑、清天河水、清胃经以清泻胃脾之热，揉涌泉滋肾阴。

二十、多动综合征

多动综合征是一种较常见的儿童时期行为障碍性疾病，常以与年龄不相应的注意缺陷、多动冲动为主要特征。本病可归属中医"脏躁""躁动"。

（一）病因病理

由于患儿智能接近正常或完全正常，但活动过多，思想不易集中而导致学习成绩下降，故又与"健忘""失聪"有关。本病病因主要为先天禀赋不足，后天失于护养，教育不当，环境影响等。其他如外伤瘀滞、情志失调等也可引起本病。病位主要在心、肝、脾、肾。病机为脏腑阴阳失调，阴失内守，阳躁于外。

（二）临床表现

1. 心肝火旺

多动不安，冲动任性，急躁易怒，注意力不集中，做事莽撞，或好惹扰人、常与人打闹，或面赤烦躁，大便秘结，小便色黄，舌质红或舌尖红，苔薄或薄黄，脉弦或弦数。

2. 痰火内扰

多动多语，烦躁不安，冲动任性，难以制约，兴趣多变，注意力不集中，胸中烦热，纳少口苦，便秘尿赤，舌质红，苔黄腻，脉滑数。

3. 肝肾阴虚

多动难静，急躁易怒，冲动任性，难以自控，神思涣散，注意力不集中，难以静坐，或有记忆力欠佳、学习成绩低下，或有遗尿、腰酸乏力，或有五心烦热、盗汗、大便秘结，舌质红，苔少，脉细弦。

4. 心脾两虚

神思涣散，注意力不能集中，神疲乏力，形体消瘦或虚胖，多动而不暴躁，言语冒失，做事有头无尾，睡眠不熟，记忆力差，伴自汗盗汗，偏食纳少，面色无华，舌质淡，苔薄白，脉虚弱无力。

（三）治疗

治法：补益心脾，滋养肝肾。

处方：补脾经，揉内关、神门，按揉百会，摩腹，按揉足三里，揉心俞、肾俞、命门，捏脊，擦督脉、膀胱经第一侧线。

方义：补脾经、摩腹、按揉足三里以健脾，脾运得健，水谷化生气血；揉内关、神门、心俞，按揉百会以安神定志，揉肾俞、命门以补益肝肾；捏脊、擦督脉、膀胱经第一侧线以激发周身阳气。

二十一、生长发育迟缓

生长发育迟缓表现为五迟、五软。五迟指立迟、行迟、齿迟、发迟、语迟；五软指头项软、口软、手软、足软、肌肉软。本病多源于先天禀赋不足，中医归属于"胎弱""胎怯"。

（一）病因病理

五迟、五软病因包括先天因素及后天因素。病位主要在脾肾，可累及心肝。病机包括正虚和邪实两方面，正虚即五脏不足，气血虚弱，精髓亏虚；邪实为痰瘀阻滞心经脑络，心脑神明失主。

1. 先天因素

先天因素主要责之于父母精血虚损，或孕期调摄失宜，精神、起居、饮食、药治不慎等因素影响胎儿，损伤胎元之气，或年高得子，或堕胎不成而成胎者，先天精气不足，髓脑未充，脏气虚弱，筋骨肌肉失养而成五迟、五软。

2. 后天因素

后天因素主要包括分娩时难产、产伤，使颅内出血，或生产过程中胎盘早剥、脐带绕颈，生后护理不当，发生窒息、中毒，损伤脑髓，瘀阻脑络；或温热病后痰火上扰，痰浊阻滞，蒙蔽清窍，心脑神明失主，肢体活动失灵；或乳食不足，哺养失调，致脾胃亏损，气血虚弱，精髓不充，而致生长发育障碍，皆可致五迟、五软。

（二）临床表现

1. 肝肾不足

坐、立、行走、牙齿发育明显迟于同龄小儿，颈项、肌肉萎软或肢体瘫痪，手足震颤，步态不稳，智能低下，或失语失聪，面容痴呆，舌质淡，苔薄，脉沉细，指纹淡紫。

2. 心脾两虚

智力低下，面黄形瘦，语言迟钝，四肢萎软，肌肉松弛，多卧少动，步态不稳，食欲不佳，口角流涎，舌伸口外，咀嚼无力，头发稀疏枯槁，舌质淡，苔少，脉细弱，指纹淡。

3. 痰瘀阻滞

失聪失语，意识不清，反应迟缓，动作不自主，或口流涎，喉间痰鸣，或关节强硬，肌肉软弱，或癫痫发作，舌胖质暗，或见瘀点、瘀斑，苔腻，脉沉涩滑，指纹暗滞。

（三）治疗

治法：补肾益肝，补益气血，化痰祛瘀。

处方：推肾经，补脾经，捏脊，揉足三里、三阴交、涌泉穴。

方义：推肾经、揉涌泉穴以补益肝肾；补脾经、揉足三里、三阴交以健脾养血；捏脊激发周身阳气。

第八章

季节养生

第一节　春季养生

一、概述

春季包括立春、雨水、惊蛰、春分、清明、谷雨六个节气。《素问·四气调神大论》有云："春三月，此谓发陈，天地俱生，万物以荣。"春季阳气上升，大地回暖，万象更新，生机盎然，是一个舒畅升发的季节。因此，春季养生应当遵循、顺应自然界阳气萌发的趋势，生发自身阳气，条畅肝胆气机。"春不养，夏易病"，同时也为夏季养生打下基础。春季属木，为少阳，主生发、萌发；五藏应于肝，肝喜条达恶抑郁，故二者相呼相应。即如《素问·脏气法时论》中所云："肝主春，足厥阴、少阳主治，其日甲乙。"若调养不当，一则伤肝与胆，二则阳气生发不利。若春阳生发不利，则夏季阳气不足，易生虚寒病证，即《素问·四气调神大论》中云："逆之则伤肝，夏为寒变，奉长者少。"

二、精神调养

春天的3个月是自然界万物推陈出新的季节，天地俱生，万物开始生长发育，自然界一派生机勃勃之势。春为肝气当令，肝主疏泄，宜疏通、舒畅、条达，人在精神上也要使自己的情志舒展条达，乐观恬愉，以顺春季升生之性。因肝属木，与春相应，在志为怒，恶抑郁而喜条达，故而在春天应让情志生发，切不可扼杀；又因春令万物生发而妄动，使肝失疏泄，气郁化火，肝阳上亢，甚则肝木克脾，出现一系列的情志疾病。对一些原有情感障碍或精神病患者，春季也是旧疾易于复发或加重的季节。故春季养生，既要力戒暴怒，更忌情怀忧郁，要做到心胸开阔，乐观愉快，由此才能使情志与"春生"之气相适应。

春季，人的情志与肝的生理及人体气机相一致，也处于生发、宣畅、疏泄之状，因此，春季的情志以易变、易郁、易怒为特点，即《素问·阴阳应象大论》云："肝……在志为怒。"正因为如此，春季也是情志病的高发季节，轻则胸闷、烦躁、易怒、失眠等，重则神情淡漠、狂躁不安、打人毁物、声嘶力竭等，都是情志不畅所致。

民俗言"菜花黄，痴子忙"，即是形象的描述。因此，春季的情志调养，当以豁达、舒畅、恬静、和缓为度；不可大喜大怒，喜怒无常则生变，不可固执拘泥，执着不变而生郁。

出户踏青是舒畅胸怀、宣发抑郁的良方。在春光明媚、风和日丽、鸟语花香的春天，应该踏青问柳，登山赏花，临溪戏水，行歌舞风，陶冶性情，使自己的精神情志与春季的大自然相适应，充满勃勃生气，以利春阳生发之机。游玩之时，寄情于山水之间，忘怀于芬芳之中，锻炼之余，又能抒发情怀，对情志的调节与宣发大有益处。此外，盛怒之后，号啕大哭也是平肝息怒、宣发抑郁的方法。

春天空气清新，负离子含量也高，春游不仅使人在大自然环境中能吸收更多新鲜空气，给心、肺、脑充氧，更可从一片鸟语花香场景中愉悦身心、振奋精神，以此来调整因气候或其他原因而带来的隐性情绪，让人感受到生命的积极意义。所以真正的养生，其实重在养心、重在修智慧，我们要利用大自然赋予的有利条件，重修智慧，做一个活得有意义的人。此外旅途奔波，可加强人的胃肠蠕动，促进食物的消化吸收，还可增强腿部的力量和耐力以及身体各部位的协调性，强健体魄，减少病痛，对人的精神状态也是一种正面支持。

三、起居调养

春季属少阳生发之气，日常起居也应当注重舒展、宣发、条达人体气机，与春季阳气生发相应。《素问·四气调神大论》曰："春三月……夜卧早起。广步于庭，披发缓形，以使志生此春气之应，养生之道也。"即春季入寝无须过晚，入夜即眠，保护阳气以备于生发；天明即起，着衣宽松。

春回大地，气温回升，一派生机勃勃景象，但对于人，暖意容易使人犯困，出现精神昏倦、萎靡不振，工作和学习效率不高。这是因为随着气温回升，温暖的环境使人的皮肤和外周血管扩张，末梢血供增多，大脑供血、供氧相对减少，影响到大脑的兴奋性而产生困乏感觉，这是机体不适应外环境变化而产生的一种短暂的生理现象。对一些体弱多病或原本就有心脑血管病的老人来说，"春困"反应可能还要重些，时间也要长些，应注意"春困"与疾病的鉴别，及时采取相应措施。然而，睡懒觉不利于阳气生发。在起居方面要求早睡早起，穿宽松的衣服，舒展形体，在庭院或场地信步慢行，克服情志上倦懒思眠的状态，以助阳气生发。

我国民间历来有"春捂秋冻"之说。春季气候变化较大，极易出现乍暖乍寒的情况，加之人体腠理开始变得疏松，对寒邪的抵抗能力有所减弱。所以，春天不宜马上去掉棉衣。特别是年老体弱者，减脱冬装尤宜审慎，不可骤减，即"春捂"，春时衣着宜"下厚上薄"，既养阳又收阴，尤其要注意背部保暖。

春天惊蛰之后，蛰伏一冬的生物开始应春而动，此时也是春季流行病、季节病高发之时，流行性感冒、腮腺炎、流脑等流行病及咳喘等呼吸系统疾病在春季高发。而当春芽吐绿、春花盛开之时，花粉飘飞、杨柳絮满天，会诱发过敏性疾病。中医认为"虚邪贼风，避之有时"，尤其是素体虚弱或过敏质的人。

四、饮食调养

春之气为少阳之气，饮食上可适当吃一些性味微辛微温的食物，以助发阳气，如香椿芽、韭菜、葱、香菜、大枣、花生、小麦等，不宜食酸收之味。因为酸味入肝，且具收敛之性，不利于阳气的生发和肝气的疏泄，且容易影响脾胃的消化功能。春季还可多吃一些疏肝理气的食物，如薄荷、佛手、玫瑰花等。同时此季节，应少吃羊肉、狗肉等温热之品，注意预防"上火"。春季天气逐渐转暖，但早晚天气依然较冷，风邪渐增，此时整个冬天吃羊肉、补品等热性食物及在暖气环境下积攒下的内热，会随着大地复苏在人体中生发出来，人们很容易出现口舌干燥、口腔溃烂等情况，也就是俗称的"上火"。因此，此节气应多吃新鲜蔬菜、水果，清淡饮食，以补充人体水分，菠菜、韭菜等都是不错的蔬菜，少食油腻之品。有明显上火症状的人可吃些清热的食物，如绿豆汤、金银花茶、菊花茶、莲子心泡水等。

春季肝气生发，但木旺则易克伐脾土，故《金匮要略》有"春不食肝"之说，即是防肝木太过而克伐脾土。孙思邈在《千金方》中还指出，春天饮食应"省酸增甘，以养脾气"。春季与五脏中的肝脏相对应，易发肝气过旺，对脾胃产生不良影响，妨碍食物正常的消化吸收。

甘味食物能滋补脾胃，而酸味入肝，其性收敛，多吃不利于春天阳气的生发和肝气的疏泄，还会使本来就偏旺的肝气更旺，对脾胃造成更大伤害。这正是慢性胃炎、胃溃疡等疾病在春季容易复发的原因之一。包括大枣和山药在内的甘味食物，口感甜、可补益脾胃，常吃可提高人体免疫力。如将大枣、山药、大米、小米一起煮粥，不仅可以预防胃炎、胃溃疡的复发，还可以减少患流感等传染病的概率，因此非常适合春天食用。

初春万物复苏，为大地带来了无限的生机。这个时期人们普遍感觉困倦乏力，就是通常说的"春困"。现代医学认为"春困"与人体缺乏蛋白质和 B 族维生素，使机体处于偏酸环境有关，所以可适当增加蛋白质和碱性食物的摄入，应多吃牛奶、多吃一些红黄色和深绿色的蔬菜，如胡萝卜、南瓜、番茄、青椒、芹菜等，对恢复精力、清醒头脑大有裨益。"春困"使人身体疲乏，精神不振，也可喝上一杯浓浓的花茶，不仅芳香扑鼻，还能缓解春困带来的不良影响。

唐代药王孙思邈在《千金方》中提出"春时宜食粥"。春季喝粥应选择温性或平性的材料煮粥，最好选择小米、大米、糯米、玉米等，以健脾益气。粥中可适当加入甘味中药，如山药、芡实、大枣等，也可酌情加健脾化湿的中药，如白扁豆、薏苡仁、赤小豆等。

春饮花茶来养生

黄芪杞子菊花茶：提升免疫力、预防感冒。

玫瑰花茶：疏肝理气，活血调经。

金银花茶：疏散风热、清热解毒、消肿止痛。

菊花茶：疏散风热、平肝明目。

春季食疗药膳举例

薏莲猪脚汤：薏苡仁 30 克，莲子（去芯）30 克，猪脚 1 只，红枣 3 枚（去核），生姜 3 片，白酒少许，清水适量，煮 1.5 小时。功效：健脾益胃、利湿、壮腰膝。适用于解春困乏力。

五、运动调养

春季之时，万物生机盎然，人体阳气也随之生发。此时增加运动量不仅能活动筋骨，帮助气血流通，加快身体的新陈代谢，促进阳气的升发，还可以帮助消耗体内多余的脂肪与热量。

春季，晨起运动幅度应以缓和为主，动作宜轻动灵巧、舒展柔和，以达到舒缓筋骨、生发阳气的目的。而运动方式众多，不必拘泥，如散步、慢跑、练八段锦、打太极拳等皆可。

方法上以轻灵为要领，吸气以鼻、呼气以口，使气息调和、吐纳均匀；心中宜静、不宜躁；运动适宜微微汗出，可畅通气血、吐故纳新，若运动过度而大汗出，则耗气动血、夺汗伤津，不利于健康。锻炼之后应有精神爽利、心情愉悦之感。

在春光明媚、风和日丽之时，一定要走出家门，去拥抱大自然，要多做一些力所能及的有氧运动。外出踏青不但能舒展筋骨、生发阳气，还能开阔胸襟，陶冶情操，使身心得到舒缓。游玩地点可选乡间田野、园林亭阁、花间树下、溪旁河边等草木葱郁、细水清流之处。而游玩方式不必刻意远行或是跋山涉水，品茶对弈、闲庭信步、赏花品香等，也不失情趣。但是春季锻炼时要注意，由于春季昼夜温差较大，且春季自然界风邪较多。因此，进行户外运动时运动量不宜太大，不必大汗淋漓、气喘吁吁，宜微汗即止，以免运动后汗出当风，感受风邪而发病。

六、防病保健

俗话说"春捂秋冻"。"春捂"是传统的养生之道，意在要面对春季气温多变，而人体阳气也开始生发，毛孔腠理开泄，容易招致风寒之邪气侵袭致病，强调人要适应环境变化，必须捂住自身阳气不泄漏，才能保证身体不受邪气侵袭。只有保存内在实力，才能谈得上防病保健。春季气温反复变化，特别是中老年人代谢功能和调温功能比较差，一旦遭遇"倒春寒"受凉，极易感染疾病。尤其是北方春季多风，是支气管炎和哮喘等疾病的多发时期，所以应严防感冒，防止肺部感染。因此，为了对抗倒春寒，不要过早地脱掉冬装。当气温回升较大的时候，也不要过多减衣，应该随身携带外套，尤其是早晚要注意保暖。中医认为，颈背是人体督脉所在，主一身之阳，外邪入侵，首先伤阳。另外，"寒从脚起"，脚对寒冷的敏感要高于身体其他部位，所以"捂"的部位要重视头颈与双脚，无论穿衣还是盖被都要重点保护好这两个部位。当气候已稳定，不再需要"捂"之时，脱衣应遵循顺时递减原则，如中午温度高时，可适量减少衣服，早晚寒冷要添加衣服。我们也不主张"过捂"，因为汗出受风，容易感冒，人的防寒能力也得不到提高。

俗语说："百草回芽，百病引发。"早春之时，气候寒温无常，又多风兴雨，一般晨、晚仍较寒冷，中午阳气升发，暖意洋洋，人们难以一下适应这么大的冷暖变化。这是因为人们在隆冬多月盘踞居室的生活方式，使机体的耐寒能力和对外环境的调节能力都会有所下降，加之春来人体毛孔已开泄，对冷的敏感性更高，只要稍有不慎，极易因寒致病，甚至引动宿疾发生不测，如上呼吸道感染、肺炎、心脑血管意外等。老年人本身免疫功能就低下，基础病变又多，这方面发病的概率要远远超过年轻人。

春暖多风，病原微生物易于繁殖，引发多种传染病流行。春季常见的流行传染病有流感、流脑、流行性出血热、猩红热、风疹、腮腺炎、病毒性心肌炎等。不少病原微生物是通过空气作为媒介传播，所以气候变化是传染病发生的一个重要诱因。

春令百花盛开，花粉散落，易发过敏性疾病。特别是一些花粉过敏症患者，对"花"的气息、粉尘，甚至色彩都可产生变态反应，轻则出现眼鼻刺痒、流涕、皮肤瘙痒感，重则可诱发支气管哮喘、荨麻疹、喉头水肿、血管神经性水肿等。

《养生论》说："春三月，每朝梳头一二百下。"春季每天梳头是很好的养生保健方法。因为春天是自然阳气萌生升发的季节，这时人体的阳气也顺应自然，有向上向外升发的特点，表现为毛孔逐渐舒展，代谢旺盛，生长迅速。故春天梳头，正符合这一春季养生的要求，有宣行郁滞，疏利气血，通达阳气的重要作用。

七、养生禁忌

一忌"春捂"不当，别急着"换季"，随时增减衣物。

二忌吃得太酸辣，少食酸防肝气过旺，适量吃辛甘有助于阳气生发。

三忌门窗紧闭，春季通风重要，预防传染病。

四忌宅在家里不出门，"动则养阳"，慢跑、步行、放风筝。

五忌心情低落起伏大，"养肝"，养花种草，保持心情愉悦。

第二节　夏季养生

一、概述

夏季，指阴历4月至6月，即从立夏之日起，到立秋之日止。其间包括立夏、小满、芒种、夏至、小暑、大暑六个节气。自春季之后，阳气经春三月萌发以来，由弱转强，盛于夏至之时。此时，夏日阳气较春日少阳之气更为壮大，故称为太阳。夏季为四季之盛，万象之华；阳气盛大，日长夜短，气候炎热，雨水充沛，万物茂盛，繁华而秀丽。所以《素问·四气调神大论》云："夏三月，此谓蕃秀，天地气交，万物华实，夜卧早起，无厌于日，使志无怒，使华英成秀，使气得泄，若所爱在外，此夏气之应，养长之道也。逆之则伤心，秋为痎疟，奉收者少，冬至重病。"

夏季，五行属火，在五脏中与心相应。夏天是阳长阴消的极期，夏天主长，万物茂盛，心气内应，养生应以养心为主。夏季是一年中最热的季节，烈日当空、气候炎热、绿树成荫、蝉鸣阵阵；夏季也是果实、树木生长最繁茂的季节。炎热是夏季最突出的特点，人体在夏季阳气旺盛、趋于体表、气血运行畅快、腠理疏松、汗孔开泄、排汗增多，新陈代谢达到一年中最旺盛的状态。可以说，夏季最突出的特点就是"长"。因此，养生保健工作便要着力于"养长"，这样才是"夏气之应"。要使气得泄（当汗出就汗出），因为夏天属阳，阳主外，所以汗多。逆之则伤心，秋天就会得痎症（呼吸方面的病），那么就会降低适应秋天的能力，所谓奉收者少。夏季养生皆以生长之机为原则。

二、精神调养

夏季的3个月，天地之气交会，万物繁荣，人们的精神情绪也应像含苞待放的花一样饱满，以顺应夏日自然繁茂之势。

夏季是一年中阳气最盛的时节，人的气血因自然界阳热之气的推动而趋向于体表，人的情志也因之外泄，因此夏季应使机体的气机宣畅、通泄自如、情绪外向。由此才能使情志与"夏长"之气相适应。

夏气通于心，故夏季热之时，若避之不及，易扰乱心神，使人烦躁不安，此时调心宁神尤为重要。戒怒戒躁，切忌大喜大怒，要保持精神安静，情志开怀，心情舒畅，安闲自乐，笑口常开，这个时节，可多做偏静的文体活动，如绘画、钓鱼、书法、下棋、种花等从而静心，神志宁静。夏季烈日当空、气候炎热、蝉鸣阵阵，注意避暑与调神。另外，炎炎夏日，往往令人心烦生怒，为此遇事戒怒最为重要，怒虽为肝志，但怒气一发，不仅伤肝，也乱心神，从而导致各种疾病。故"使志无怒"的关键是保持心神的宁静。

三、起居调养

夏季日常起居中应多养护、壮大、充实阳气，与夏季阳气的盛大相合。

关于夏季的起居注意，古人对此已有论述，如《素问·四气调神大论》中言："夏三月……夜卧早起，无厌于日，使志无怒，此夏气之应，养长之道也。"夏季阳气旺盛，人体需要适应气候的这种变化来安排自己的起居，睡眠时间的安排以晚卧早起为宜。

由于阳气充盛外浮，气血流通快，人体不像冬天那样需要长时间的睡眠，因此夏季早些起床为好，天明即起，出户活动，多运动、多晒太阳，使一身阳气向外舒展、宣发，借天地阳气的盛大来养护自身阳气。此外起床早也可趁凉赶赴工作场所，避开上午的阳光照射。

夏季入寝可稍晚一些，阳气无须过早入阴，也不可过晚，入寝最晚在子时前，故《素问·四气调神大论》有云："使华英成秀，使气得泄，若所爱在外。"这是因为，白天气候炎热，到了傍晚太阳落山以后气温才渐渐降低，因此，傍晚后是夏季乘凉的好时间。另外，由于气候闷热，人在这样的环境下，也很难早早进入睡眠，所以夏季的睡眠时间可稍稍延迟，晚些再睡。

夏季气候炎热，人体散热主要通过皮肤排汗的方式。因此，夏季着装宜选择宽松舒适、透气性好、吸湿性和传导性好的衣物，如真丝、棉、麻织品为原料做成的夏装；颜色的选择上以白色、浅蓝、淡绿等浅、冷色系为好，并且要经常清洗和更换，保持衣物的卫生，减少痱子、皮肤瘙痒、湿疹等夏季皮肤病的发生。

夏季，天地间阳气充足，外出活动虽可长养自身阳气，但午间小憩也是养生之法、调养之道。夏季白天时间较长，"暑易耗气"，天气炎热，出汗较多，经过整个上午的劳作后，到中午时，人体已经消耗了大量的水分和体力，因而容易感觉疲劳，甚至出现头晕、胸闷等症状，加上夜晚睡眠时间也相对缩短，因此，提倡子午觉。既可避炎热之势，又可缓解疲劳。《灵枢·大惑论》说："阳气尽则卧，阴气尽则寤。"子午之时，阴阳交变，适当午休，可养护阳气、化生阴气，使阴阳调和，百病不生。夏季午休时间可稍长，一小时左右甚佳。

夏季天气炎热，居所的选择以阴凉通风舒适为宜，注意不要贪凉太过。因过度贪凉而导致的疾病也逐渐增多。汗出增加，腠理开泄，此时不能汗出当风，否则使邪气乘虚而入，轻则感冒、发热，重则面瘫、肢体偏枯等，有些人喜欢将空调的温度开得很低，或者将风扇对着自己长时间猛吹，人体如果长时间暴露在这种环境下，很容易因受凉伤风而引发热伤风感冒、腹泻、头痛等。

居所适宜选择较阴凉的地方，温度不宜太低，如不要将空调温度开得过低，睡眠中应适当加盖衣被，顾护好胸腹及关节部位，以免受凉；睡眠中不宜让风扇对着人体直吹，如果天气太热，可将风扇对着床旁墙壁或周围的方向吹，利用风扇的反流风来降温；不宜贪凉露天而卧或睡于草地等阴凉潮湿之地，以免感受寒湿之邪。

另外，夏季气候炎热，人体腠理疏松、毛孔张开，出汗很多，通过皮肤途径排泄的废物比较多，还需要适当增加沐浴次数，以清除皮肤表层的污垢，保持汗孔畅通。沐浴除了具有清洁的作用之外，还有助于解暑降温。

沐浴时，宜用温水洗浴，这样不仅能洗去身上污垢，同时可以使人体得到放松，且沐浴后腠理自然开泄，津液畅通。沐浴时水温的选择不宜太热或太凉。人体由于出汗已经大量丢失水分，如果沐浴水温太热，人体容易在沐浴过程中丢失更多的水分，加剧血液的黏稠程度，容易发生意外，尤其对于血管弹性下降、血液黏稠度本已增高的老年人，更容易发生脑血管意外。水温太低的话，容易使毛孔突然闭合，汗水混杂污垢瘀阻于毛孔内排泄不畅而发生痤疮等皮肤疾病。

四、饮食调养

夏季饮食调养的重点，一为养阳，二为清暑，三为护心，四为防湿。

养生者必顺应天时，《内经》中说："春夏养阳。"春夏时节，万物生机勃发生长茂盛，是阳气充旺生发的表现；夜晚渐短、阳气渐长而阴气渐消，万物进入生长阶段。养生也应顺时顺应阳气的生发宣泄，"动则生阳"，夏天也要坚持运动。艾灸、日光浴都是夏天为身体补充阳气的好办法。夏季虽酷暑炎热，而人体阳气充斥于外，内则相对空虚，饮食反宜温不宜寒，温则养护脾胃，寒则克伐阳气，如此也是"春夏养阳"之道。因此夏季饮食上，宜食热，少食生冷。进食过于生冷的食物容易使湿邪停滞。中医认为湿性属水，水属于阴，因此湿为阴邪，耗伤人体阳气，尤其是脾阳。本来长夏季节湿邪容易侵袭人体，过食生冷再给"湿"加一把助推的力量同它一起损伤体内的阳气，更加重了承担运化水湿功能的重要脏腑——脾的负担，从而更容易导致人体内部代谢的不平衡，使湿留体内而致病。冷饮看似能清热祛暑，实则清暑不足，反而寒凉易伤及脾胃。脾胃受损，清气不升，易生表湿，而肢体困倦、精神疲倦、大便稀溏等症状，多是由于饮食不当，伤及脾胃所致。

夏令炎热，是阳气旺盛生长的季节，暑气炎热蒸腾，易耗气伤津，夏季饮食摄养宜清淡，忌油腻，多食营养丰富的蔬菜、瓜果之品。如西瓜、乌梅、草莓、荔枝、黄瓜等，可直接食用，也可榨汁饮用。不仅能解暑生津，还能调养脾胃，如山药、白扁豆、薏苡仁、绿豆、荷叶、莲子、百合等食材，可依个人喜好，任选二、三种与粥同煮。

山药味甘，性平，归脾、肺、肾经，有益气养阴、补肺脾肾、固精止带的功效。可以用于脾胃虚弱，能补肺、脾、肾三脏。脾虚食少，体倦便溏及妇女带下，儿童消化不良、腹泻等皆可使用。

白扁豆味甘，性微温，归脾、胃经，有健脾、化湿、消暑的功效。可以用于脾虚湿盛，运化失常而导致的食少便溏、白带增多等。

大枣味甘、性温，归脾、胃经，有补中益气、养血安神、缓和药性的功效。可以用于脾虚食少、便溏、倦怠乏力。

薏苡仁，味甘，性淡、微寒，归脾、胃、肺经，有利水渗湿、健脾、除痹、清热排脓的功效。可以用于小便不利、水肿、脾虚泄泻等。

冬瓜皮味甘，性微寒，归肺、小肠经，利水消肿，可以用于水肿、小便不利等人群的日常代茶饮。

玉米须味甘，性平，归膀胱、肝、胆经，有利水消肿、利湿退黄的功效。还可以疏利小便，达到排除壅积的水液和湿气的作用。另外，它还具有一定的降血糖作用。夏季正值玉米上市之时，变废为宝将玉米须一起煎汤煮，代茶饮，十分适合糖尿病患者。

赤小豆味甘酸，性平，入心、脾、肾、小肠经，有利水除湿、通乳、解毒排脓的功效。

绿豆味甘，性寒，归心、胃经，有清热、消暑、利水、解毒的功效。用于暑热烦渴、感冒发热、吐泻、水肿尿少。

炎炎夏季，闷热难耐，暑热盛行，汗出不畅，食欲不振，神疲乏力，若热邪亢盛，扰动心神，则心烦不安、口舌生疮，小便黄赤等，可食用清热泻火之品，使热邪从小便而出，如绿豆、冬瓜、白菜等。

夏季运动量过大、出汗过多损伤心阴。对于夏季依然坚持锻炼身体的人，可以打太极拳。

随着夏季到来，除了骄阳似火之外，在许多地方还有连绵的阴雨。特别是长夏期间，祛湿是重要的养生内容。这个季节具有高温、多雨、潮湿的特点，空气中湿度最大，所以说"湿"是长夏的主气，因此《理虚元鉴》特别指出"长夏防湿"。闷热潮湿，阴雨连绵，或久居卑湿之地，或涉水作业，或汗出沾衣，更容易感受湿邪变生疾病。若夏季饮食不注意，过度进食生冷或误食发霉变质的食物损伤脾胃会导致湿邪内生。在中医理论中，脾脏有运化水谷精微和水液的功能，然而脾脏却最容易被"湿"困住，"脾喜燥而恶湿"。中医说"千寒易去，一湿难除"。这是因为"湿性缠绵"是其一大特点，即湿邪致病病程较长，缠绵难愈，反复发作，这是由湿邪的性质决定的。湿邪性黏滞，它容易与体内寒、热等其他病因互相结合，变生多种疾病，或结为湿热，或聚为寒湿。因此，应健脾利湿，保持体内气血津液和阴阳的平衡，合理饮食以及合理养生。

五、运动调养

夏季阳气盛大，人体气血旺盛，因此，晨起运动的幅度可舒展大方、增大开阖，以达到舒展筋骨、畅行气血、壮大阳气的目的。夏季运动不宜过于激烈，由于气候炎热，人体腠理疏松，出汗增多，此时如果进行过于激烈的运动项目，容易使人体丢失更多的水分，从而影响人体正常生理活动的进行。由于阳光强烈、气候炎热，运动的选择以室内、轻运动为好，比如游泳就是一项夏季很好的运动项目，既可锻炼身体、舒展筋骨，又可降温避暑。另外，散步、气功、太极拳、八段锦等不太激烈的运动都是夏季很好的运动选择。

夏季时，由于太阳光照射比较猛烈，紫外线也较强，我们应该尽量减少户外运动的时间。人如果过多地暴露在阳光下，皮肤容易被晒伤。夏季外出活动最好避开上午 10 时至下午 4 时的这一段时间，因为这个时间段的紫外线光线最强，对皮肤的损伤也最大。

另外，夏季外出时要做好防晒工作，如涂防晒霜、打遮阳伞、戴遮阳帽、戴太阳镜等，以免阳光灼伤皮肤。

夏日气温渐高，若不胜高温、不能运动，则恬静修养，同样可调养身心。动能养生，静则亦然。午休之后，或在林荫花间慢走，或在溪水河边垂钓，或在静亭雅阁品茶等；晚饭后，树下纳凉、读书习字、品诗赏画等，虽不能活动气血，舒活筋骨，但静则养心，宁则养神。

六、防病保健

夏日气温高，暑热邪盛，暑邪易导致"上火"出现口舌生疮、疖肿；暑邪耗气伤津，导致气阴两伤出现乏力、气短、口渴。治疗以清热解暑、益气养阴为法。常用具有清热解毒、清心火作用的药物，如菊花、薄荷、金银花、连翘、荷叶等来祛暑。湿邪也是夏天的一大邪气，应常服健脾、芳香化湿及淡渗利湿之品，如藿香、莲子、佩兰等健脾利湿。此外，夏天心火旺而肺金、肾水虚衰，要注意补养肺肾之阴，可选用枸杞、生地黄、百合、桑葚以及酸收肺气药，如五味子等，可防出汗太过，耗伤津气。

第三节　秋季养生

一、概述

秋季，从立秋至立冬前，包括立秋、处暑、白露、秋分、寒露、霜降六个节气。气候由热转寒，是阳气渐收，阴气渐长，由阳盛转变为阴盛的关键时期，是万物成熟收获的季节，人体阴阳的代谢也开始向阳消阴长过渡。因此《素问·四气调神大论》将秋三月称为"容平"。我国地域广阔，南北自然环境、气候差异较大，人体体质各有不同。深秋气候转变，人体随之发生相应变化，是发病较多的时节，尤以呼吸系统、消化系统疾病多见。

秋季养生应当注意滋阴润燥，以免燥邪为患；同时遵从肃杀的趋势，使阳气收敛、养护阴气，由此也为冬季养生做好准备。

立秋是秋季的第一个节气，是由热转凉的交接节气，也是阳气渐收、阴气渐长，由阳盛逐渐转变为阴盛的时期。此时，人体也随着自然界的阴阳变化，进入阳消阴长的过渡时期。立秋的时候并没有出伏，在暑热、暑湿未消的同时，秋凉、秋燥也随着节气到来，寒热交互，雨后的湿气与立秋节后的燥邪并存。所以，立秋养生总的原则是健脾祛湿，养肺润燥，重视收养。立秋之后，暑气渐淡，夜晚会相对舒适一些，此时起居调养宜早卧早起。"春捂秋冻，不生杂病"，立秋之后，在早晚温差大时适当增减衣物，不要气温稍有下降就立马添衣加裤，把自己捂得过于严实。

二、精神调养

秋内应于肺。肺在志为悲，悲忧易伤肺。肺气虚，则机体对不良刺激耐受性下降，易生悲忧情绪。秋日之时，秋风扫落叶、草木枯黄，人们容易产生"悲秋"情绪，萧条、凄凉，使人不禁惆怅，因此，秋季往往也是情志病多发季节。特别是老年人，更易产生凄凉垂暮之感，勾起忧郁之情。

秋高气爽，秋天是宜人的季节，但气候渐转干燥，日照减少，气温渐降；草枯叶落，花木凋零，常在一些人心中引起凄凉，垂暮之感，产生忧郁、烦躁等情绪变化。

秋季的养生关键是要保持精神上的安宁，意志安定，不急不躁，以和为要，调和情志，远离悲愁。《素问·四气调神大论》指出"使志安宁，以缓秋刑，收敛神气，使秋气平；无外其志，使肺气清，此秋气之应，养收之道也"，明确告诉人们：秋季养神的关键是"使志安宁"。此时正值由热转凉的时候，阳盛逐渐转变为阴盛，顺应四时养生要遵循春生夏长秋收冬藏的自然规律，秋天要突出一个"收"字。即人们一定要注意不断地收敛神气，由振奋转为宁静，由活跃变为平和，以适应秋季的特征。

秋季养生首先要培养乐观情绪，保持神志安宁，以避肃杀之气，收敛神气，以适应秋天容平之气。我国古代民间有重阳节（阴历九月九日）登高赏景的习俗，也是养收之一法，登高远眺，可使人心旷神怡，一切忧郁、惆怅等不良情绪顿然消散，是调解精神的良剂。

对于老人，子女亲朋也需对其多加劝说和陪伴，柔声细语，和其颜、悦其色。孙辈儿童，新生而朝气蓬勃，顽皮无忌，惹人喜爱，若让老人多与稚孙相处，则能喜而忘忧、乐而忘悲。

三、起居调养

秋季，自然界的阳气由疏泄趋向收敛，秋季属少阴肃杀之气，日常起居应当注收敛阳气，养护阴气，起居作息要相应调整。《素问·四气调神大论》中云："秋三月，早卧早起，与鸡俱兴。""早卧"，一般指10点左右入睡，可调养人体中的阳气，顺应阳气之收养，"早起"，一般指在早上5～6点起床，则可使肺气得以舒展，防止收敛太多。睡前可以用温水泡脚，以助睡眠。"早卧早起，与鸡俱兴"，可以明显提高人体适应自然界寒热变化的能力，提高机体免疫能力，增强人体的抗压能力。

立秋时节，还未出伏，暑热未退，秋老虎还虎视眈眈，这个时节早晚温差大，中午的暑热不容忽视。要注意防暑，应在保证充足睡眠的同时，补充水分，多食新鲜蔬菜与水果。此外，夏季渐退，秋季来临，天气渐凉，燥气当令，不可不防。五脏之中，肺应于秋，且为娇脏，易受燥邪。燥为秋季主气，易耗津液，人体也容易出现口干舌燥、咽干咽痒等症状。因此，要注重养肺润燥，可以服用百合莲子羹、海参粥、贝母秋梨羹等，也可以饮用麦冬菊花饮，即麦冬9克，菊花6克，枸杞6克，代茶饮。

入秋后天气渐凉，人体开始进行自我调整，各种生理功能渐趋平衡，但炎夏造成的能量消耗未能完全恢复，不少人感到浑身疲软无力、精神疲惫、倦怠、睡意连绵、呵欠不断，食欲增强却又不易消化，这种现象称为"秋乏"。中医养生也重视强体健身运动，讲究劳逸结合，动静有度，"不妄作劳"。"收养"是秋季养生的主要原则，秋冬养阴就是要保养体内的阴气阴津。立秋节气运动不宜过大，不要过度出汗，避免阳气耗散、阴津损伤，要选择一些舒缓的运动。

"春捂秋冻，不生杂病"。适度"秋冻"增加机体对气候转冷的适应能力，衣着宜下厚上薄，保护肾气生发之根，防止过犹不及。气温明显下降，则应及时增加衣服防寒保暖。自"立秋"节气以后，气温日趋下降，昼夜温差逐渐增大，寒露过后，北方冷空气会不断入侵，出现"一场秋雨一场寒"。同时，天气变化无常，则使在同一地区也会有"一天有四季，十里不同天"的情况。因而，应须多备几件秋装，做到酌情增减。不宜一下子着衣太多，从防病保健的角度出发，循序渐进地练习"秋冻"，加强御寒锻炼，可增强心肺功能，提高机体适应自然气候变化的抗寒能力，有利于预防呼吸道感染性疾病的发生。骤添衣物的情况，尤多见于婴幼儿，父母长辈出于对子女的爱护，每当天气一凉，便添裹厚衣物，唯恐小儿受凉。这样做反而因衣厚体热，腠理开泄，加重了小儿患感冒的可能性，故此《育婴家秘·十三科》有谚云："若要小儿安，常受三分饥与寒。"

深秋时节，气温明显下降，阴雨霏霏，如果仍是薄衣单裤，极易受到寒冷的刺激，导致机体免疫力下降，引发感冒等病，特别是患有慢性支气管炎、哮喘、慢阻肺、心脑血管病、糖尿病等病的中老年人，若不注意天气变化，防寒保暖，一旦受凉感冒，极易导致旧病复发。当下，年轻人穿衣打扮喜欢露肩、露膝，甚则露脐，极易招致寒邪。年轻时或因阳气盛壮，可无知觉，老来阳气衰减，恐寒邪入于关节而成痹，入于脏而成痛、成泻。因此，深秋时节要及时增加衣服，体弱的老人和儿童，尤应注意。要顺应秋天的气候变化，适时地增减衣服，做到"秋冻"有节，与气候变化相和谐，方为明智之举。

四、饮食调养

秋燥易伤津液，故饮食应以滋阴润肺为佳。《饮膳正要》说："秋气燥，宜食麻以润其燥，禁寒饮。"主张入秋宜滋阴润燥。秋季时节，可适当食用如芝麻、糯米、粳米、蜂蜜、枇杷、菠萝、乳品等柔润食物，以益胃生津，有益于健康。此外，还可用一些滋阴润燥的中药，如黄精、生地黄、玉竹、沙参等，配合大米煮粥，秋日食之甚佳。相反，一些辛燥的食物、香料，如花椒、辣椒、油炸食品、膨化食品等，都宜少食少用。

秋季饮食，宜"省辛增酸"，《素问·藏气法时论》说："肺主秋……肺欲收，急食酸以收之，用酸补之，辛泻之。"属辛的食物如辣椒、葱、姜、蒜、韭菜等，麻辣烫、孜然羊肉、麻辣香锅，少食辛味避免辛散耗伤津液。属酸的食物如葡萄、石榴、柠檬等，酸甘养阴润燥。酸味收敛补肺，辛味发散泻肺，秋天宜收不宜散。所以，要尽可能少食葱、姜等辛味之品及油腻食物，如辣椒、韭菜、油炸食物，适当多食一点酸味果蔬。可适当食用丝瓜、茄子、芝麻、银耳、糯米、粳米、蜂蜜、枇杷、菠萝、乳品等具有滋润作用的食物，以养阴清热、益胃生津、润燥止渴。丝瓜性凉味甘，有清热凉血、消暑除烦、活络通经、祛风化痰的功效。丝瓜的营养成分非常丰富，含蛋白质、脂肪、碳水化合物、钙、磷、铁及维生素 B_1、维生素 C，还有皂苷、植物黏液、木糖胶、丝瓜苦味质、瓜氨酸等。食用时，可用蒜蓉清炒，也可以做成虾皮炒丝瓜、西红柿炒丝瓜。但脾胃虚寒者不宜多食。

茄子的营养丰富，含有蛋白质、脂肪、碳水化合物、维生素以及钙、磷、铁等多种营养成分。茄子味甘性寒，入脾、胃、大肠经，具有清热活血化瘀、利尿消肿、宽肠之功效。建议蒸食，可以切成块状，开锅蒸8分钟后放入盘中，以麻酱蒜泥拌食；也可将姜蒜末炒香加生抽、蚝油各半，加水见开后放入蒸好的茄子拌匀，出锅食用。

此外，需要注意的是，秋季是许多瓜果的上市季节，虽多数瓜果汁水较多，可润燥生津，但不宜食之过多、食之以冷。因瓜果易酿湿，多食、冷食则易伤脾胃，化生痰湿，故食之当适可而止。

民间有"立秋贴秋膘"的民俗。人到夏天，缺乏胃口，饭食清淡，体重大都要减少一点，称为"苦夏"。立秋后，秋风一起，胃口大开，就想吃点儿好的，也就出现了贴秋膘的现象。在立秋节气人体胃肠虚弱，胃肠不能一下子承受大量补品，建议清补而不宜过于肥甘厚味；在增加肉食时，可增加一些中药，如猪肉中加入一些草果仁、砂仁、山楂，既可去腥，还可以降低滋腻之性；炖羊肉时，可以加入适量的绿豆，减少羊肉的膻气和食物的燥性；蒸鱼时加入五味子以酸收等。

下面介绍两个润肺健脾的食谱

1. 莲子百合银耳汤

材料：莲子15克，百合10克，水发银耳30克，鸡蛋1个，白糖适量。

做法：将莲子去芯，水发银耳去根、去杂洗净，撕成小片，与百合同放在砂锅内，加适量清水，文火煮至莲子肉烂，再加入鸡蛋、白糖。鸡蛋煮熟后即可食用。

功效：滋阴润肺，宁心安神。

2. 小米山药粥

材料：山药30克，小米50克，红枣5个。

做法：将山药去皮洗净，捣碎或切片，红枣洗净待用。将山药、小米、红枣放入锅中，加适量的清水，用大火先煮沸，转小火煮约半个小时，至粥稠软烂即可。

功效：健脾止泻，益气养胃。

五、运动调养

秋时阳气渐收，阴气渐长，天气由温热转凉爽，因此，锻炼时宜逐渐收藏阳气，减缓幅度，与秋季肃杀之气相和。秋高气爽时节是锻炼身体的好时期，不过运动锻炼要因人而异，中青年可以选择跑步、打球、爬山、游泳等，老年人可以选择散步、慢跑、太极拳、健身操、八段锦、自我按摩等。随着天气渐冷，深秋时节要适当"春捂秋冻"，增强耐寒能力。

动则强身，静则养神。运动调养之余，也可以静养生。秋季容平，万物趋静，此时可顺应天地之气，以静养阴、以静宁神。如湖边垂钓、观棋对弈、抚琴作画、赏花品香等。

秋季养肺可采用《道藏·玉轴经》所载秋季养生功法，即秋季吐纳健身法，对延年益寿有一定好处。具体做法：每日清晨洗漱后，于室内闭目静坐，先叩齿 36 次，再用舌在口中搅动，待口里液满，漱炼几遍，分 3 次咽下，并意送至丹田，稍停片刻，缓缓做腹式深呼吸。吸气时，舌舐上腭，用鼻吸气，用意将气送至丹田。再将气慢慢从口呼出，呼气时要稍搵（擦的意思）口，默念呬，但不要出声。如此反复 30 次。秋季坚持练此功，有保肺强身之功效。

入秋天气渐凉，但炎夏造成的能量消耗未能完全恢复，不少人出现"秋乏"，感到浑身疲软无力、精神疲惫、倦怠、睡意连绵、呵欠不断，食欲增强却又不易消化。针对"秋乏"可采用腹部导引术，它具有行气健脾和胃、促进胃肠蠕动、改善胃肠功能的作用。

腹部导引术步骤：第一步，叩打膻中穴，双手指交叉，用鱼际叩打膻中穴；第二步，通任脉，双手拇指分别放在天突穴和关元穴，用拇指指腹沿任脉按摩；第三节，分阴阳，双手平放在两肋，由内向外两侧分开按摩；第四步，振神阙，将手心搓热，平放在神阙穴进行小幅度、高频率振动；第五步，摩腹导引，双手从神阙到关元顺时针方向进行揉腹。

以上动作重复五遍，每天早晚各一次。

此外，还要注重调神，遵循"收养"原则，凝神静气，不急不躁，不悲不忧，保持心情舒畅，神志安宁，以收敛神气，做到"神与形俱"

六、防病保健

立秋后早晚气温虽较夏天凉爽，但中午热气逼人，这就是"秋老虎"在肆虐，易耗气伤津。秋季药补的基本原则应以滋润为主，忌耗散。

燥为秋之主气，肺主气司呼吸，开窍于鼻。秋燥之邪多从口鼻而入，最易伤肺，引起支气管炎、哮喘等呼吸系统疾病发作。好多人觉得一到秋天皮肤变得紧绷，毛发干枯无光泽，口唇干燥起皮，咽喉干、痒等症状，这都是秋季燥气当令造成的。应服用宣肺化痰、滋阴益气的中药，如西洋参、沙参、芡实、玉竹、天冬、麦冬、百合、女贞子、生地黄、川贝母等，对缓解秋燥多有良效。

1. 山药枸杞粥

做法：将山药 10 克，枸杞 6 克，粳米 50 克，冰糖适量一起熬煮。

功效：补脾养胃、生津益肺、补虚益精、清热明目。

2. 生地麦冬粥

做法：将生地黄 8 克，麦冬 10 克，粳米 100 克，共煮成粥。

功效：清热凉血、养阴生津，对秋季肺燥干咳、内热消渴、心烦失眠、肠燥便秘等有较好的疗效。

秋天气温适宜，病菌繁殖快，食物容易腐败变质，人们仍习惯于夏天的饮食习惯，喜喝冷饮，喜食瓜果；秋天胃肠道激素分泌产生变化，蠕动增加，胃肠功能有所下降，所以容易腹泻。秋季是肠炎、痢疾多发季节，要搞好环境卫生，消灭蚊蝇。注意饮食卫生，不喝生水，不吃腐败变质和被污染的食物。板蓝根、马齿苋等煮水，对肠炎、痢疾的流行可起到一定的防治作用。

秋天是寒暑交替的季节，气候特点是初秋湿热较甚；白露后雨水减少，气候干燥，昼热夜凉；寒露后天气很快变冷。由于昼夜温差变大，冷暖多变，许多人很难适应气候的变化，极易发生疾病或引起旧病复发。秋季应预防的常见病和多发病如下。

（1）声音嘶哑

肺主声，声音的产生与肺的功能有关。肺气充足人的声音洪亮，肺气虚弱的人声音低微。风寒袭肺时，肺气闭塞，可出现声音嘶哑或失声。

（2）鼻炎

肺开窍于鼻，鼻是气体出入之通道，与肺直接相连。肺气正常，则鼻窍通利，嗅觉灵敏。若肺有病则可出现鼻塞、流涕、嗅觉异常，甚则出现鼻翼扇动，呼吸困难等症。特别是有过敏质人群，在秋季由于很难适应这一气候的变化，因此，很容易患上鼻炎或者鼻炎发作。如果出现频频打喷嚏以至于头痛、胸痛、腹痛，一定要提高注意，因为这是过敏性鼻炎的典型症状。这个时候应该特别注意保暖，避免受凉，并且保证饮食的清淡，这样才能远离过敏原。

（3）皮肤瘙痒

肺合皮毛，皮毛指人体的肌表与毛孔，是人体抵抗外邪的屏障。肺能将卫气和津液输布到肌表，温养皮毛，以维持其正常的生理功能。肺气充足则皮毛润泽，汗孔开合正常，机体不易受外邪的侵袭。若肺气虚弱，则卫外之气不足，肌表不固，容易自汗，并易受外邪侵袭而经常感冒，而外邪侵袭肌表，又多引起肺的病症。皮肤为肺所主，皮肤瘙痒是秋季非常常见的一种疾病，一般情况下吃了刺激性食品或温度升高时易诱发或加重。这个季节，沐浴不宜过勤，而且肥皂以及沐浴露也不能使用一些碱性较大的成分。

（4）口腔溃疡

口腔溃疡除了因干燥的气候所致外，口腔损伤、营养缺乏、激素变化等因素都会导致口腔溃疡的出现。平常应注意保持口腔清洁，常用淡盐水漱口，少吃辛辣、厚味的刺激性食品，保持大便通畅。此外，口腔溃疡在很大程度上与个人身体素质有关，因此口腔溃疡也被认为是身体变弱的信号，所以患者要加强身体锻炼，改善体质。

（5）习惯性便秘

肺与大肠相表里，秋季过后由于气候的特点，很容易出现大便干燥难排的情况，其主要表现为便次减少、粪质坚硬，病人常伴有左下腹腹胀感、欲便不畅等。因此，到了秋季有习惯性便秘的患者，每天至少要喝约 2000 毫升的温水，以有效地预防便秘。

第四节 冬季养生

一、概述

冬季是从立冬到立春之前，是一年四季中最严寒的季节。包括立冬、小雪、大雪、冬至、小寒、大寒六个节气。秋季之后，阳气逐渐消尽而藏于地下，阴气由此增长而主权当令。此时阴气较少阴更为壮大，故称为太阴。《素问·四气调神大论》说："冬三月，此谓闭藏。水冰地坼，无扰乎阳，早卧晚起，必待日光，使志若伏若匿，若有私意，若已有得，去寒就温，无泄皮肤，使气亟夺，此冬气之应，养藏之道也。"严寒凌凌，朔风凛冽，阳气潜藏，阴气盛极，草木凋零，蛰虫伏藏，用冬眠状态养精蓄锐，为来春生机勃发做好准备，人体的阴阳消长代谢也处于相对缓慢的水平，成形胜于化气。因此，冬季养生之道，应着眼于一个"藏"字。

二、精神调养

《素问·四气调神大论》有"冬三月，此谓闭藏……使志若伏若匿，若有私意，若已有得"。意思是欲求精神安静，必须控制情志活动。做到如同对待他人隐私那样秘而不宣，如同获得了珍宝那样感到满足。如是，则"无扰乎阳"，养精蓄锐，有利于来春的阳气萌生。

冬季封藏，是一个主静的季节，万物休养生息，情绪上不宜大悲大喜，波动起伏，心态平和静谧，心静方能养肾；藏神即包含少欲之意。此处的欲，不仅指性欲，对于物质、精神上的过度追求都是欲望。因欲望过度易催动相火，使相火妄动，不仅不利于顺冬之收藏，还易暗耗真阴，久而久之，常有乏力、口干、烦躁易怒之感。冬属肾，肾藏精，情志中，肾主恐，恐惧情绪多会损伤肾气。《灵枢·本神》中提到，"恐惧而不解则伤精，精伤则骨酸痿厥，精时自下"，可见恐惧情绪对肾的损害。

三、起居调养

冬季属太阴闭藏之气，日常起居中应多收藏阳气、养护阴气，方与冬季阴盛阳衰的特点相合。

冬三月，早卧晚起，必待日光。冬季昼短夜长，起居要顺应自然变化的规律，早睡晚起。

冬季起居作息，如《素问·四气调神大论》所说："冬三月，此谓闭藏。水冰地坼，无扰乎阳，早卧晚起，必待日光……去寒就温，无泄皮肤，使气亟夺，此冬气之应，养藏之道也。"

《千金要方·道林养性》也说："冬时天地气闭，血气伏藏，人不可作劳汗出，发泄阳气，有损于人也。"为了顺应冬季阳气潜降的趋向，人们就要适当减少在外面的活动时间，要早睡晚起，等到太阳升起时再起床，才能避免寒气的侵袭，保持阳气的内藏。冬季适宜在晚上 11 点左右上床睡觉，早上 7 点左右起床；切忌熬夜，冬季属肾，肝肾同源，肾藏精，肝藏血，夜晚强行熬夜就会耗伤精血，肾主水，为水脏，夜晚阴气收藏，如果强行熬夜，一直处于兴奋状态，则会损伤肾气，日渐憔悴；睡前冷水洗脸、温水刷牙、热水泡脚、至少睡前 1 小时沐浴；睡前宜静，睡前 2 小时不做剧烈运动；晚餐忌口，忌辛辣燥热食物、忌补品，宜清淡饮食。

冬寒应注意保暖，以护卫阳气。防寒衣须渐次加厚，不得一次加多。由于天气寒冷，寒湿痹症多发。尤其老年人，由于关节功能退化。多有关节炎、肩周炎、腰腿疼痛等病，每遇天冷下雨则易发作，酸楚重痛，活动不利。在预防上，宜多注意保暖，尚可艾灸局部穴位，或熏烤痛处，减缓寒气侵袭，逐渐缓解疼痛。

由于寒凝气燥，冬季皮肤病也较为多发，容易出现皮肤干裂、发痒等问题，因此，身边需常备护肤用品，及时擦拭以缓解干燥。天气寒冷，容易导致四肢受寒，寒邪阻络，经脉不畅，气血凝滞，易发冻疮，故冬季时，四肢的保暖十分重要，外出需备厚的皮或棉手套、鞋袜，以防寒保暖。

若已生冻疮，保暖之外，可用当归、干姜、红花等温散活血之品，煎汤外用浸泡生冻疮之处，可缓解、治愈冻疮。冬季多发病中最危险的，莫过于心脑血管急症。故素有心血管疾病的人，自身及周围亲朋，需密切伴护和观察身体状况，一旦出现心悸、胸闷、胸痛等不适时，应立即就医。

至于防寒保暖，也必须根据"无扰乎阳"的养藏原则，做到恰如其分。衣着过少过薄，室温过低，则既耗阳气，又易感冒。反之，衣着过多过厚，室温过高，则腠理开泄，阳气不得潜藏，寒邪也易于入侵。

冬属肾，肾藏精，所以冬季房事要节制以藏精。《素问·金匮真言论》说："夫精者身之本也，故藏于精者，春不病温。"说明冬季节制房事，养藏保精，对于预防春季温病，具有重要意义。

四、饮食调养

"秋冬养阴""无扰乎阳"，冬季天寒地冻，人体阳气内收，因此，饮食上适宜进补，滋阴潜阳，宜食热饮食，保护阳气。冬季饮食对正常人来说，既不宜生冷，也不宜燥热，最宜食用滋阴潜阳、热量较高的膳食。《素问·藏气法时论》说："肾主冬……肾欲坚，急食苦以坚之，用苦补之，咸泻之。"这是因为冬季阳气衰微，腠理闭塞，很少出汗，减少食盐摄入量，可以减轻肾脏的负担，增加苦味可以坚肾养心。具体地说，在冬季为了保阴潜阳，宜食谷类、羊肉、鳖、龟、木耳等食品，宜食热饮食，以保护阳气。由于冬季重于养"藏"，此时进补是最好的时机。食物选择上，宜用甘温、辛温之品，如羊肉甘温，能温中益气；牛肉甘温，能温肾壮阳；鸽肉甘、咸温，能温肾养血、填精益气；花椒辛温，能温中散寒；胡椒辛温，能温中下气、温化痰饮；小茴香辛温，能温中散寒；板栗咸温，能补中益气、温肾强腰等。

由于冬季之时，人体阳气藏于内，阴气充于外，容易郁闭而生痰火，此时不妨食用白萝卜。

白萝卜性凉，味甘辛，肺胃有热、痰多的人尤为适用。萝卜有下气消滞的作用，行气太过容易破气，会在一定程度上妨碍人参、黄芪等补气类药物的吸收。冬季服用膏方的人不宜多吃萝卜，常规食用无妨。特别提醒大家，萝卜缨是很好的食物，烹饪时千万别丢弃。

白菜中的维生素 C 含量高于苹果和梨，与柑橘类水果居于同一水平，而热量却比柑橘类水果低得多。白菜非常"百搭"，可炒、可炖、可涮、可做馅，还可制成腌白菜、酸白菜、泡菜、酱菜等。白菜富含水分、纤维及多种维生素，有解热除烦、生津止渴、清肺消痰、通利肠胃、护肤养颜的功效。不过，白菜性寒凉，脾胃虚寒、大便稀溏者应避免过量食用。

肾与冬相通应，因此，饮食上可适当补益肾气。山药有益肾气、健脾胃、化痰涎、润皮毛等功效。它不热不燥，性平味甘，可替代一部分主食。蒸山药、山药粥是值得推荐的吃法，特别是煮粥时放入山药块或山药片，再加上几颗红枣，可温补脾胃。山药也可以直接清炒，如山药炒西芹、山药炒鸡丝。山药还可以用来做小甜点，如桂花山药。《素问·阴阳应象大论》云："在藏为肾，在色为黑。"因此，味咸的食物能入肾，色黑的食物能补肾，如黑芝麻、黑豆、黑米等都能补益肾气。

桑葚黑芝麻糊：大米 50 克，桑葚 12 克，黑芝麻 15 克，洗净后一起放入榨汁机里打碎。大米洗净，加适量清水，煮成稀粥，然后加入磨好的黑芝麻碎，搅拌均匀，再稍煮片刻，最后加白糖调味。桑葚与黑芝麻都具有润肠祛燥、温补肝肾、乌发益精的功效，同食效果更好。饮食上应根据情况不同，加以调整，适度为宜。

五、运动调养

对于冬季的运动锻炼，人们首先想到的是防寒保暖。入冬之后，阳气收藏，阴气较盛，天气寒冷，因此，锻炼时应收藏阳气，同时防寒防冻。即《素问·四气调神大论》所言："去寒就温，无泄皮肤。"冬日虽寒，仍要持之以恒进行自身锻炼，但要避免在大风、大寒、大雪、雾露中锻炼。还须指出，在冬天早晨，由于冷高压的影响，往往会发生逆温现象，即上层气温高，而地表气温低，大气停止上下对流活动，工厂、家庭炉灶等排出的废气，不能向大气层扩散，使得户外空气质量较差，能见度降低。有逆温现象的早晨，应避免室外锻炼，以室内锻炼为佳。

有心脑血管疾病的老年人，冬季锻炼不宜过早。这类人群对气温急剧下降的适应能力差，其血管易受寒冷刺激发生收缩，如果再进行大运动量锻炼，就会使心跳加快、心肌耗氧量增加，从而导致血压升高，诱发心血管疾病。因此，外出锻炼最好在太阳出来后，或者选择在下午、傍晚进行。冬季的早晨，天气比较寒冷，很容易使糖尿病患者的血管收缩，造成血糖、血压增高，因此，糖尿病患者出门锻炼不宜过早。糖尿病患者还需预防骨折，如果遇到室外地面有结冰的情况，最好不外出。糖尿病患者不要空腹锻炼，运动时随身携带些糖类食品，需要时及时补充，以预防低血糖的发生。锻炼幅度应循序渐进，由小至大。锻炼后不可大汗淋漓，而锻炼时间，强度适宜为好，不可勉力求强，以免损耗阳气、损伤身体，甚至招致病患。运动宜柔和，中国传统武术、太极拳、八段锦和瑜伽，是冬季推荐的运动养生方式，动作柔和但也能很好地梳理筋骨。冬季锻炼的目的是使气血流通，强固卫气，减少生病，而不是发越阳气。若盲目、过度锻炼，反而易损耗阳气，使之潜藏不足，影响春之生发，即如《素问·四气调神大论》中云："逆之则伤肾，春为痿厥，奉生者少"。

六、防病保健

冬季是进补强身的最佳时机。进补的方法有两类：一是食补，二是药补，两者相较，"药补不如食补"。不论食补还是药补，均需根据体质、年龄、性别等具体情况分别对待，有针对性，方能取效。人们提倡冬季进补，强调补肾，主要是补肾的阴和阳。肾阳不足的，可以表现为温煦功能不足，出现畏寒肢冷，腰膝冷痛，五更泄泻，小便清长，眩晕耳鸣，阳痿早泄，性欲减退，宫寒不孕，白带清稀，尿少水肿。需要温补肾阳，食疗方面，羊肉、牛肉、驴肉、虾、杜仲等温性的助阳食物和药物，都可以选择。肾阴不足的，表现为滋养功能低下，出现头晕耳鸣，腰膝酸软，五心烦热，遗精盗汗，手足发凉，失眠健忘，多梦，精神萎靡，齿摇发脱，动则气喘，足跗水肿。食疗选用熟地黄、山萸肉、女贞子、枸杞、玄参、龟甲、鳖肉等。肾五色主黑，黑色补肾食物是冬季进补的首选。推荐的冬季补肾之品：黑豆、桑葚、黑米、黑芝麻、枸杞。冬季是麻疹、白喉、流感、腮腺炎等疾病的多发季节，可用中药预防，如大青叶、板蓝根对流感、麻疹、腮腺炎有预防作用；黄芩可以预防猩红热；兰花草、鱼腥草可预防百日咳；生牛膝能预防白喉。这些方法简便有效，可以酌情采用。

冬寒也常诱发痼疾，如支气管哮喘、慢性支气管炎等，心肌梗死、中风等心脑血管疾病，以及痹证（关节疼痛）等，也多因触冒寒凉而诱发加重。因此，防寒护阳，是至关重要的。同时，也要注意颜面、四肢的保健，防止冻伤。

《内经》讲到："冬三月，此谓闭藏……去寒就温，无泄皮肤，使气亟夺，此冬气之应，养藏之道也。"从这段话告诉我们，冬季不宜使皮肤大量出汗，应该藏汗，敛汗。冬天不能做剧烈运动大汗出，只能做柔和运动，使气血流通即可；饮食忌辛燥，辣在中药中属于辛味，具有发散、行气、行血的功效，辛辣食物使人体气血运行迅速，体温增高散发热量，随之津液，也就是汗水就容易外泄了。冬季养阳气的潜降，冬季极度严寒时，还要去寒就温，这就是冬季养"藏"的养生原则。

第九章

中医体质辨识与调理

第一节　认识体质

一、体质的定义

体质是在先天禀赋和后天获得的基础上形成的形态结构、生理功能和心理状态方面综合的、相对稳定的、固有的特质，是人类在生长发育过程中所形成的与自然、社会环境相适应的人体的个性特征。

体质是一种特质。所谓特质，就是说每个人都不一样。这种特质是一种综合的特质，主要包括三个方面，形态结构、生理功能和心理状态。所谓的形态结构，就是指人的高矮胖瘦、肌肉是否丰满等方面的内容；生理功能指呼吸、心跳、消化等五脏六腑的功能；心理状态就是指这个人性格是偏于内向还是偏于外向，是容易乐观还是容易悲观等。

另外，要注意体质是一个相对稳定的固有的特质。也就是说体质不会在短时间内发生剧烈的变化。体质是在先天禀赋和后天获得的基础上形成的，先天禀赋就是遗传及母亲孕育生产胎儿过程的影响。后天获得是指后天因为饮食、情绪、起居等各个方面都对体质有一定的影响。

二、体质是否固定不变

在体质的定义中提到体质是相对稳定的、固有的特质，是不是在人的一生中体质都不会发生变化呢？答案是否定的，体质虽然具有一定的稳定性，但是这种稳定性是相对的，是具备动态可变性的。合理的饮食、舒畅的情绪和适度的运动可以增强体质，促进人的身心健康。相反地，如果一个人饮食不节、情绪不调、劳逸失度，也有可能从平和体质转变为偏颇体质，或者是使偏颇体质的程度加深。因此对于不良的体质可以通过饮食、运动、心理、经络养生等保健方法以纠正其体质上的偏颇，从而提高疾病的抵抗能力，达到防病延年的目的。这也是大家进行体质保健与养生的基础。

三、影响体质的因素

影响体质的主要有两大因素，一个是先天因素，另一个是后天因素。先天因素包括父母禀赋以及性别差异。后天的因素包括年龄因素、饮食因素、劳逸所伤、情志因素、地理因素以及其他因素。先天因素对体质起着决定性的作用，后天因素对体质也产生影响。

（一）先天因素

1. 父母禀赋

所谓禀赋，即先天赋予的体质因素。其中父母的遗传是先天禀赋最主要的组成部分。同时还包括母亲孕育的过程以及生产的过程对体质的影响。人体的先天之精禀受于父母，如果父母双方元气充盛，气血充盈，胎儿禀受的先天之精充盈，则体质强壮。如果胎儿禀受的先天之精不足，容易使胎儿气血虚弱，形成小儿生长发育障碍，影响体质的健康发展。

2. 性别差异

男性和女性体质有着较明显的差别。一般来说，男性的性格比较阳刚，脏腑功能比较强健，肌肉比较健壮。男性性格以外向粗矿，心胸开阔的居多。女性的性格多比较温柔，脏腑的功能相对于男性较弱，体型小巧，性格多偏细腻、敏感。男子以精、气为本，女子则以血为本，也有说法称女子以肝为先天，因为女性在经、带、胎、产、乳等特殊的生理时期均需要血的供养。并且在这些特殊的生理时期，女性更容易感受病邪的侵袭。

（二）后天因素

1. 年龄因素

儿童、青壮年、老年人体质也有差别。儿童，特别是年龄较小的婴幼儿，脏腑相对娇嫩，身体还未发育完全，容易感受外邪，疾病发展比较迅速。如同样是感冒，成年人一两周多可自行痊愈，小儿就较容易发展成支气管炎、肺炎等，原因就是婴幼儿免疫系统没有完全发育成熟，得病之后，疾病变化发展较迅速。而在青壮年时期，人体的精气血津液较为充盛，脏腑功能较为强盛，体质也相对比较稳定。到了老年时期，人体的脏腑功能衰退，新陈代谢减慢，容易出现阴阳的失调，气血不足或淤滞，形成痰饮瘀血等病理产物。

2. 饮食因素

饮食也会对体质产生重要的影响。饮食不足，则容易导致体质的虚弱。中医认为脾胃为气血生化之源，我们吃进去的食物通过脾胃的消化转变为气血，为我们的五脏六腑、四肢百骸提供营养。如果饮食不足，则气血化生不足，脏腑肌肉得不到充足的营养，就会产生气血阴阳的亏损，形成体质的虚弱，如气虚质、阴虚质、阳虚质等。随着社会的发展，饮食不足的情况比较少见。较多的是由于过度的节食减肥而导致的体质虚弱。因此，要树立健康的减肥观念，通过合理的饮食、增加运动量来减轻体重。过度的节食减肥虽然能够减轻一时的体重，但是容易出现暴饮暴食，在恢复正常饮食之后，易出现体重的反弹。另外，过度的节食减肥还会损伤五脏六腑的功能。甚至有的女性因为过度的节食减肥，出现月经量少、闭经等疾病。

还有一种情况是脾胃较弱，虽然食物吃进去了，但是脾胃失于健运，没有办法正常地消化吸收食物，造成体质虚弱。这种情况一是见于先天的脾胃虚弱，这种可以归为禀赋因素，二是后天饮食的不节，如暴饮暴食、吃饭时间无规律损伤了脾胃。

饮食偏嗜也会影响体质。无论是中医还是西医都提倡均衡饮食。常见的饮食偏嗜包括以下几种。

第一种是过食油腻，如经常吃油炸食品、肥肉以及甜食，即中医中所讲的"肥甘厚味"，堆积在体内就会形成痰湿体质。另外，过度饮酒也容易造成痰湿体质，如果过量饮用白酒，白酒辛辣易于化火，则易形成湿热体质，损伤肝脾，导致痰瘀互结。

第二种是过食辛辣，现代人非常喜欢吃辛辣，因为现代生活节奏较快，生活压力较大，吃辣能让人产生欣快感。所以辛辣的食物种类繁多，如麻辣烫、酸辣粉、水煮鱼、麻辣小龙虾等，过食辛辣就会出现阳偏盛的状态，首先就是容易上火，导致口舌生疮、便秘等不适。另外，阳偏盛还会消耗体内的津液，出现体内水分的消耗，导致阴液不足，形成阴虚火旺的情况。

第三种是过食生冷寒凉，这种情况在夏天比较多见，夏天天气炎热，很多人通过吃冷饮来减轻炎热感，常见的如冰激凌、冰镇饮料、冰镇水果等，一些性质比较寒凉的食物和药食两用药材，如穿心莲、苦瓜、金银花等这些温度较低的食物或者是性质寒凉的食物吃得太多就会损伤脾阳，出现胃痛、腹痛、腹泻等情况，日久容易形成阳虚体质。

饮食无度也会影响体质。《黄帝内经·素问》中云："饮食自倍，胃肠乃伤。"就是说饮食过量，会损伤肠胃，导致脾胃虚弱，脾胃为气血生化之源，脾胃虚则气虚，因此饮食无度容易产生形胜气虚的体质，也就是人的体型比较肥胖，实际上气并不充足。

3. 劳逸所伤

劳逸结合，人的气血充足，阴阳平衡则体质正常。过度劳累或者过度安逸都会影响体质，这就是劳逸所伤。《黄帝内经》中所说的"五劳"就是指劳逸过度对我们身体的影响，即"久视伤血、久卧伤气、久坐伤肉、久立伤骨、久行伤筋"。其中久视伤血、久立伤骨、久行伤筋是过劳导致的损伤，适度的劳作和体育锻炼可以起到调畅气机，促进气血运行，强壮筋骨的目的。如果劳累过度则会损伤人的气血，即《素问》中所说的"劳则耗气"。

中医过劳不仅指身体的劳累，中医理论认为劳累包括三个方面的内容，即形劳、神劳和房劳。

（1）形劳

即劳力过度，指体力劳动负担过重，劳伤形体而积劳成疾，或者是病后体虚，勉强劳作而致病。

劳力太过而致病，其病变特点主要表现在两个方面：一是过度劳力而耗气，损伤内脏的精气，导致脏气虚少，功能减退；二是过度劳力而致形体损伤，即劳伤筋骨。体力劳动，主要是筋骨、关节、肌肉的运动，如果长时间用力太过，易导致形体组织损伤，久而积劳成疾。

（2）神劳

神劳又称作劳神过度。指脑力劳动负担过重，过度思虑而影响健康。心主神志，脾在志为思，用脑过度或者对于事情反复纠结衡量，则易损伤心脾。心主血，脾胃为气血生化之源，血是神志活动的重要物质基础，故用神过度，长思久虑，则易耗伤心血，损伤脾气，气血化生无源，以致血不养神，神志不宁而心悸、健忘、失眠、多梦和脾失健运而纳少、腹胀、便溏、消瘦等。

（3）房劳

房劳指性生活过于频繁，或妇女早孕多育等，耗伤肾精、肾气而致病。由于肾藏精，为封藏之本，肾精不宜过度耗泄。若房事不节则肾精、肾气耗伤，出现肾精亏虚，肾气不足的症状，常见如腰膝酸软、眩晕耳鸣、精神萎靡、性功能减退等。

休息也是如此，适度的休息放松可以帮助人体恢复体力和精力。但是如果过度安逸，就会导致气血运行不畅，肌肉松弛，影响脾胃运化功能，易形成痰瘀体质。

4.情志因素

情志因素也是影响体质的一个非常关键的因素。情志调和是维持良性体质的重要基础。情绪波动大，五志过极，长期的不良刺激对于气血运行、脏腑功能都会产生影响，就容易形成偏颇体质。情志因素可以直接伤及脏腑，如怒伤肝、思伤脾、恐伤肾等，多种情绪交织最易伤及心、肝、脾。除了直接损伤脏腑，情绪还可以影响气机，也就是身体内气的运动，导致气血津液的代谢异常，也可导致体质的偏颇。其中最多见的就是影响气血津液三者之间的关系，气机郁滞会导致气的推动激发作用不足，影响血液、津液的正常运行输布，出现气郁、痰凝、血瘀等体质类型。气郁日久还易化火，形成阳热体质，火热灼伤体内阴液则容易出现阴虚火旺的体质。

5. 地理因素

地理因素对人的体质也有影响。不同地方的气候、土壤、居住习惯等因素都会对人的体质产生影响。《医学源流论》中说："人禀天地之气以生，故其气体随地不同。"北方人形体多比较高大健硕，腠理致密。所谓腠理就是指皮肤的纹理和皮下肌肉之间的空隙，因为北方比较寒冷，形体健壮，腠理致密可以更好地抵御寒冷。南方人形体相对瘦小，腠理比较疏松，因为南方气候偏热，这样的形体结构更有利于排出汗液而散热。生活在海边或者湖边的人，容易出现痰湿体质，多由于滨海临湖地区气候比较潮湿。

6. 疾病针药及其他因素

疾病对人的体质有着不良的影响，一是疾病容易影响脏腑气血运行，二是久病耗伤气血容易形成虚弱体质。在疾病的不同阶段也会出现不同的体质，例如，肺痨（也就是肺结核）在初期以肺阴亏虚为主，随着疾病的消耗则可能出现气阴两虚或者阴阳两虚的情况。

针药是常见的中医治疗方法，药物有寒热温凉四气，针刺有补泻的不同，在准确分辨的情况下，针药调理得当，则可使偏颇体质向良性的方向发展，若使用有误，也可能加重偏颇体质。例如，一个人得了风寒感冒，应该用辛温解表的方法治疗，可选用感冒清热颗粒等中成药进行治疗，但是如果误用了辛凉解表的药物，不但感冒不能好转，还容易损伤脾阳而出现腹泻等症状。

以上就为影响体质的主要因素，既包括先天因素也包括后天因素，在进行体质保健的时候，要注意综合考虑各方面因素而进行调理，方可取得理想的效果。

四、体质的类型

中医学的体质分类是以整体观念为指导思想，在阴阳学说、五行学说、藏象学说、精气血津液等理论的基础上建立起来的。从古至今的中医学家提出了多种体质的分类方法，分类依据也各有不同，例如，以阴阳为分类依据将体质分为阴阳平和质、偏阳质和偏阴质；也有以人体的形态与功能特征为依据进行分类的，但目前使用较广泛的是中华中医药学会在 2009 年发布的《中医体质分类与判定》标准中所使用的分类方法。该方法依据人的形态结构、生理功能、心理特点、反应状态四个方面的特征将体质分为九种类型，分别为平和质、气虚质、阳虚质、阴虚质、痰湿质、湿热质、血瘀质、气郁质、特禀质九个类型。其中平和质是良性体质，而其他八种体质是偏颇体质。

第二节　体质的辨识与调理

中医学历来重视根据人的体质采取不同的健康干预措施，即因人制宜的理念。体质受到先天禀赋的决定性影响，所以具有相对稳定性，但是体质受到年龄、生活习惯的影响，处于动态变化中，因此体质是可调的。这也是进行中医体质辨识与干预的目的。那什么是体质辨识呢？体质辨识就是以人的体质为认知对象，从体质状态及不同体质分类的特性，把握其健康与疾病的整体要素与个体差异，制订防治原则，选择相应的治疗、预防、养生方法，从而进行因人制宜的干预。主要包括两个步骤，第一步是先根据人的形态结构、生理功能、心理特点、反应状态特点确定某个人属于什么体质，第二步根据体质制订相关的健康干预措施。

下面我们就一起来了解九种体质以及每种体质的调理方法。

一、平和质

（一）认识平和质

平和质是第一种体质类型，也是健康的体质类型。平和质是指阴阳气血调和，以体态适中、面色红润、精力充沛等为主要特征的体质状态。

平和质的人有什么特点呢？平和质的人从形体来看，身体较健壮，体形不太胖也不太瘦，没有明显的驼背。面色红润，皮肤滋润，头发茂盛浓密有光泽，耳聪目明，嗅觉、味觉等感觉灵敏，反应灵活，白天不容易劳累，夜间入睡快，睡眠良好，食欲好，大小便正常。亚洲人健康的肤色在中医理论中有相应的描述，即红黄隐隐，明润含蓄。"明"代表"明亮"，"润"代表"润泽"，"含蓄"就是红黄之色隐藏于皮肤之内，不特别显露于外，这是精力充沛、气血津液充盛、脏腑生理功能正常的表现。

除了身体的健康，平和质的人情绪平稳，社会适应能力较强，性格随和开朗，不容易生病，即使患病也易痊愈。

平和质的形成与先天禀赋良好、后天调养得当有着密切的关系。随着年龄的增长，平和质人群的比例会逐渐减少。

（二）平和质的调理

1. 情志调摄

平和质人群心理状态较稳定，只要在日常生活中继续保持这种良好的心态即可。休闲活动选择范围比较广，根据爱好选择即可，如跳舞、歌唱等抒发情绪的活动，或者是书法、种植等修身养性的活动。

2. 饮食调养

在饮食方面，平和质人群注意均衡饮食，三餐定时，不要暴饮暴食，注意饮食卫生，不要摄入过多的肥甘厚味，控制糖、盐的摄入量，少吃辛辣刺激的食物，少吃生冷寒凉之品。注意戒烟限酒。

同时，平和质人群不要盲目使用药物进补。药物有寒热温凉四气之别，多以药物之偏性纠正身体之偏性，而平和质人群阴阳平衡、气血调和，不当进补反而容易破坏体内阴阳平衡，导致偏颇体质。如过食温补药物容易出现阳亢的体质等。

（1）四季饮食调养

春季万物生长，肝气亦升发，这时大量新鲜蔬菜上市，因此平和质人群在春季可多食时令蔬菜，例如油菜、荠菜、芹菜、芦笋等，一方面时令蔬菜可顺应肝气升发之性，另一方面，蔬菜多凉润，可缓解春季多风干燥。

夏季炎热，出汗较多，适合选择有祛暑降温，清热生津作用的食物，可多食瓜类蔬果，如黄瓜、西瓜、苦瓜、丝瓜，也可用金银花、菊花、荷叶、绿豆、绿茶等清解暑热。

长夏季节，气候呈现湿热的特征，湿邪易困脾，容易出现食欲不振等症状，因此长夏季节需要特别注意健脾以利湿，适合选用山药、莲子、芡实、薏苡仁等。

秋季气候干燥，适合选用一些养阴的食材，如梨、银耳、燕窝、枸杞、桑葚、百合等。

冬季天气寒冷，寒为阴邪，易损伤阳气，因此冬季适合多食温补之品，如羊肉、鸡肉、生姜、肉桂等。

（2）参考食疗方

枸杞银耳羹：银耳50克，枸杞15克，冰糖适量。银耳洗净，撕成小片，用清水浸泡后再次洗净，加清水入锅中，大火煮开后转小火炖半小时，起锅前5分钟入枸杞，适量冰糖调味，即成。

功效：银耳、枸杞皆味甘性平，银耳稍偏寒，枸杞稍偏温，二者合用能平补气血，生津润燥，补肝肾明目。

萝卜丝炒牛肉：白萝卜，瘦黄牛肉，调料各适量。萝卜切丝，牛肉切丝，将其打松，装碗，加调料拌匀。炒锅内植物油烧热后，入萝卜丝，加精盐，炒至八成熟，盛起。再起炒锅，同样翻炒牛肉丝3分钟，倒入萝卜丝，炒匀，加黄酒、冷水。焖烧5分钟即可。

这个食疗方具有补脾健胃，强壮筋骨的功效。萝卜，辛、甘、凉，煮熟后甘、平，有消食、理气、化痰、解渴、利尿的作用，对于咳嗽痰多、消化不良都有很好的调理作用，黄牛肉甘、温，具有健脾益气、强壮筋骨的作用。

3.起居调摄

平和质的人群只要顺应四季变化规律起居即可，睡眠也宜根据季节变化适当调整，例如，夏季是自然界阳气最盛季节，在保持睡眠充足的情况下，适合晚睡早起，而冬季万物蛰伏，更为适合早睡晚起，以保养阳气。

4.运动保健

平和质按照平素的习惯选择自己喜欢的运动方式即可。

5.穴位保健

（1）足三里穴

【定位】足三里穴位于小腿前外侧，当犊鼻下3寸，距胫骨前缘一横指处。犊鼻穴就是外膝眼，按压膝盖下方内侧和外侧各有一个凹陷，外侧的凹陷就是犊鼻穴，犊鼻穴向下4个横指与小腿骨前缘向外1个大拇指的宽度就是该穴。

足三里是足阳明胃经的穴位，是人体重要的保健穴位。有调理脾胃，补中益气的作用，中医中有一句话"肚腹三里留"，也就是胃肠不适都可以通过按揉足三里进行调理，如胃胀、胃痛、腹泻、便秘等。又因为脾胃为气血生化之源，足三里是胃经穴位，有益气增力的效果，对于气虚引起的乏力、精神不振也有不错的保健效果。

【操作方法】足三里穴可以采用按揉、艾灸等方法进行保健。按揉足三里穴以指揉法即可，以拇指指腹按揉穴位，力量由轻至重，以能耐受为度，按揉50～100次，每日操作1次。艾灸也是足三里穴常用的保健方法，艾灸方法中温和灸适合居家开展，因此选择温和灸，使用艾条或者温灸盒距离皮肤2～3厘米，以皮肤感到温热为度，一次灸15～30分钟即可。

（2）涌泉穴

【定位】涌泉穴位于足底部，卷足时足前部凹陷处，约当足底第2、第3趾趾缝纹头端与足跟连线的前1/3与后2/3交点上。

涌泉穴是足少阴肾经的第一个穴位，涌泉穴有补肾益精、强壮筋骨的保健作用，经常进行涌泉穴的保健，能起到延缓衰老、强健脏腑的作用，提高人体免疫力。在治疗方面，涌泉穴常用于腰腿酸软无力、失眠多梦、头晕头痛、高血压、耳鸣等症状和疾病的调理。

【操作方法】以大拇指指腹从足跟开始推向脚趾，推至脚心发热为度，称为推涌泉；以大拇指指腹按揉涌泉穴，每次按揉50～100次；以一手掌心来回搓揉对侧脚涌泉穴，以发热为度；也可采用温和灸的方法艾灸涌泉穴，或者用电吹风暖风吹涌泉，可以温暖足部及下肢，温补肾阳，对于平素手足怕凉的人群有很好的调理作用，同时还可提高自身免疫功能。

二、气虚质

（一）认识气虚质

气虚质是元气不足，以疲乏、气短、自汗等表现为主要特征的体质状态。气是维持人体正常运行的力量、能量，因此气不足时会表现出力量不足、能量不足的状态，表现为没力气、缺乏活力、精神不振、脏腑功能低下等。

气虚质人群的形体特征可见形体偏胖或是肌肉松软不实。气虚质的人平时多见语声低弱，气短懒言，容易疲乏，精神不振，易出汗。舌淡红，舌边有齿痕，脉弱。

气虚质主要表现为身体各方面的力量不足。肌肉无力则表现为容易疲乏，这是脾气不足，因脾主四肢肌肉，脾气不足则肌肉松软且容易疲劳。说话无力表现为说话声音低弱，甚至不愿说话，因为气虚之人感觉说话也会劳累。呼吸无力则表现为气短，气短就是人感觉呼吸费力，气不够用，气短懒言、语声低弱都是肺气不足的表现。

另外，气虚的人还时常表现出卫气不足的症状，卫气是人体四种主要的气之一，具有防御、温煦及调控腠理的作用，卫气不足的时候这些功能都会出现一定程度的减弱。防御功能减弱会出现抵抗力低下、容易感冒等症状，调控腠理的功能不足，腠理疏松，则容易出汗，这种出汗不是运动后正常的排汗，而是稍微一动就出汗，即通常所说的"虚汗"，大病初愈的人经常动则出汗，就是因为病后气虚导致腠理不固引起的易出汗。这种因为卫气不足而出现的各种症状，中医有术语叫做"卫气不固"，卫气不固引起的容易感冒、易出汗等症状，可用玉屏风散调理。玉屏风散具有益气固表止汗的作用，由黄芪、白术、防风三味药物组成，方中黄芪甘温补脾肺之气，固表止汗，白术健脾益气，配合黄芪益气固表，黄芪与防风相配，固表而不留邪，祛风邪而不伤正，有补中寓疏，散中寓补之意。

气虚质人群的性格多偏内向，喜安静。气虚质的人不耐受风、寒、暑、湿邪，卫气不足，因此容易患感冒，若脾气不足，脾气主升的作用不足，则容易出现内脏下垂性的疾病。脾气主升具有两层含义，一是指脾具有将水谷精微等营养物质，向上输于心、肺，再通过心肺的作用化生气血，以营养全身，称作脾主升清，这里的清，指精微物质；二是脾气向上升的力量可以维持人体内脏位置相对恒定的作用。因此，若脾气向上的功能减弱，上升力量不足，脏腑无法维持原来的位置就会产生如胃下垂、子宫脱垂等脏器下垂性的疾病，同时由于不能将精微营养物质向上运输而下行，还容易出现腹泻的症状。

针对脾气虚、升举力量不足而致的脏器下垂及腹泻等疾病，可用补中益气丸调理，其组成来源于中医的经典名方补中益气汤（来自李东垣的《脾胃论》）。

补中益气丸的主要功效为补中益气，升阳举陷。这里的"中"主要就是指脾胃，治疗的就是脾胃虚弱、中气下陷而出现的症状。脾胃虚弱常见四种症状即食欲不佳，胃胀腹胀，容易腹泻，乏力倦怠，中气下陷就是上文中提到的久泻、脱肛、胃下垂、子宫脱垂等症。出现这些症状就可以用补中益气丸来调理，补中益气丸主要由黄芪、白术、陈皮、升麻、柴胡、人参、甘草、当归等成分组成。这其中的药物可以分为三类：第一类是补气的药物，包括黄芪、白术、人参、甘草等，这四种药物健脾益气，其中白术还能促进脾的消化功能；第二类是升阳举陷的药物，包括黄芪、升麻、柴胡，黄芪既能补气又能升阳举陷；第三类是起辅助作用的药物，包括陈皮和当归，陈皮可理气，补气之后促进身体内气的运动，防止补进去的气产生壅滞，起到补而不滞的作用，当归可补血，养血补虚，养血以协助益气。但是补中益气丸也不是人人都适用，补中益气丸在感冒时不宜服用，另外，对于高血压患者，补中益气丸也不宜服用。在感冒时，我们需要把风邪、寒邪等外邪散出去，补药都不利于散邪，因此在感冒期间不适合进补。对于高血压患者，肝阳上亢是其重要的病机，补中益气丸可以使阳气上行，加重肝阳上亢，使气血并行于上而加重高血压。

（二）气虚质的调理

1. 情志调摄

气虚质的人在情志调摄方面需要保持稳定乐观的心态，不可过度劳神。因为劳则耗气，神劳也是劳累的一种，思虑过度同样也会耗气，不利于气虚体质的调理。同时还可以通过欣赏音乐去调节情绪，气虚质的人适合欣赏节奏明快的音乐，如《喜相逢》《步步高》等。气虚质的人脏腑功能较低下，容易出现情绪不振，节奏欢快的音乐可以帮助气虚质的人振奋精神。

2. 饮食调养

在饮食方面，气虚质的人适合吃健脾益气的食物，因为脾胃为气血生化之源，健脾有助于气的化生，这样的食物包括山药、莲子、大米、小米、南瓜、胡萝卜、大枣、香菇、白扁豆、黄豆、豆腐、鸡肉、鸡蛋、鹌鹑（蛋）、牛肉等。

（1）代表性食材

山药：性平，味甘，归脾经、肺经、肾经，具有益气养阴，补肺脾肾的作用。山药是一种药食两用的物质，既是常见的食材，又属于中药里补气的药材。山药的好处主要有三个方面。一是从功效方面，山药补益的范围较广泛，对肺脾肾三脏都有补虚的功效，有补脾养胃、生津益肺、补肾涩精的作用，既能补气又能养阴，还有收涩的作用。对于脾胃虚弱、食少便溏或泄泻、肺虚喘咳、肾虚遗精、尿频、女性白带过多都有调理的作用。二是从药性方面，山药性平，既不偏凉也不偏温，很多的补药都是偏温的，如人参、黄芪等，使用不当容易上火，如口舌生疮等，山药一般不会引起这种问题。三是山药获取方便，在超市、市场都能获取。

莲子：性平味甘、涩，归脾、肾、心经，具有补脾止泻，益肾固精，养心安神的作用。莲子对心脾肾三脏有调理作用，可用于脾虚久泻，食欲不振，莲子能健脾补气，它的收涩作用可以起到止泻的效果，健脾止泻的中成药参苓白术散中就用到了莲子，同时也用到了上文提到的山药；还可以用于肾虚导致的遗精、滑精；莲子还有安神的作用，用于虚烦、惊悸失眠。气虚的人食用莲子时要注意将莲子心去掉，因为莲子心苦寒，不适合气虚之人食用。

气虚的人要注意尽量少吃或不吃生萝卜、槟榔等耗气的食物。不宜多食生冷苦寒、辛辣燥热的食物。

（2）参考食疗方

山药粥：山药30克，粳米180克。新鲜山药削去外皮后，洗净，切成丁状，将粳米淘洗后，和山药一起入锅，加清水适量煮粥，煮熟即成。山药粥具有补中益气的作用。适用人群：脾虚胃弱，饮食量少，消化不良，腹泻者，肺气不足气短者，或者肾气不足遗精、尿频者。

黄芪蒸鸡：嫩母鸡1只，黄芪10克，料酒、葱、姜、盐等调味料。母鸡处理干净后，将黄芪纳入鸡腹，将鸡放入盆内，放入葱、姜、料酒、盐，上屉以武火蒸1～1.5小时，鸡肉熟烂即可食用。黄芪蒸鸡具有益气升阳、补虚养血的作用。黄芪能补气升阳，益卫固表，既补气又升阳。鸡肉性味甘温，也是补气的食物，是温中益气，补精填髓之品。鸡肉黄芪相配，黄芪得鸡肉之助，则补气之力更强；鸡肉得黄芪以健脾，化血生精之功更著，具有相得益彰之妙。所以这道食疗方无论是脾虚食少，倦怠乏力，中气下陷，或者是卫气不固引起的容易感冒、怕风、容易出汗都可以食用这道食疗方，本方补气力量较强，对气虚表现比较明显者，可每隔半个月食用一次，不宜长期连续服用。感冒期间及高血压患者不宜食用本方。

3. 起居调摄

气虚质的人要特别重视劳逸结合，不要过于劳作，防止气的损耗，以免损伤正气。气虚质的人若卫气不足，腠理疏松，平时应避免汗出受风。居室环境应采用明亮的暖色调，以帮助提振情绪。

4. 运动调摄

气虚质的人不可过度劳累，因为劳则耗气，所以适合比较柔和的锻炼方法，如八段锦、五禽戏、快走等。在做完全套八段锦动作后，将"两手攀足固肾腰"和"攒拳怒目增气力"重复做3遍。避免剧烈运动。

还可采用提肛法防止脏器下垂，具体做法如下：全身放松，注意力集中在会阴、肛门部。首先吸气收腹，收缩并提升肛门，停顿2～3秒之后，再缓慢放松呼气，如此反复 10 ～ 15 次。

5. 穴位保健

气虚质的人可以选用以下穴位进行保健

（1）气海穴

【位置】气海位于下腹部，前正中线上，当脐中下 1.5 寸。就是肚脐直下两个横指的宽度。

气海穴是任脉的经穴，顾名思义，气海穴犹如气的海洋，是元气聚集之处，因此，此穴是补气的重要穴位之一。

（2）关元穴

【位置】关元穴与气海穴位置相邻，位于下腹部，前正中线上，当脐下 3 寸，即肚脐直下两个横指的宽度。

关元穴是任脉的穴位，是任脉和脾经、肝经、肾经的交会之处。《黄帝内经》中这样描述："卫气出于下焦，而行于表，元阴元阳之交关，故名关元。"其中"关"为闭藏的意思，"元"指的是元阴元阳，所以关元即是指人身元阴元阳闭藏之处。关元穴具有补肾培元、温阳固脱的功效。

气海穴和关元穴都是养生保健的重要穴位，可以起到培补元气，补益精血，调理冲任的作用。对于身体衰弱、少气乏力、精神不振等气虚的症状都有保健的效果。

【操作方法】气海穴和关元穴都可采用掌根按揉的方法，因为这两个穴位于腹部肌肉丰厚之处，相较于用手指按揉，手掌根的力量更足。将手掌根着力于穴位，做轻柔缓和的回旋活动，每个穴位按揉 2 ～ 3 分钟，每天操作 1 ～ 2 次。

还可以采用艾条温和灸，增加温阳益气的作用。使用艾条或者温灸盒距离皮肤 2 ～ 3 厘米，以皮肤感到温热为度，一次灸 15 ～ 30 分钟即可。

三、阳虚质

（一）认识阳虚质

阳虚质是阳气不足，以畏寒怕冷、手足不温等虚寒表现为主要特征的体质状态。阳虚质的特征用一个字概括就是"冷"。

阳虚质人群的肌肉大多松软不壮实。平时容易怕冷，如腰背部、胃部、小腹部怕冷，手足不温，全身各处关节怕冷等。穿着比一般人更厚实，夏天害怕吹空调，平时不喜欢吃凉的食物，喜热饮食，精神不振，舌淡胖嫩，脉沉迟。阳虚质的人性格以沉静、内向的居多。

阳虚特别是脾阳不足、肾阳不足时，会导致体内水液代谢障碍，易生成痰饮、肿胀、腹泻等疾病；感邪之后容易向寒的方向转化。因为怕冷，所以对冬天的耐受性差，容易感受风、寒、湿邪等属阴的邪气。

（二）阳虚体质的形成

阳虚质的形成有多方面的原因，一方面是由于先天禀赋不足，如出生之时父母年纪较长；另一方面是后天不良的生活习惯所致，如不注意保暖，在深秋时依然穿着单薄，爱美女士穿着露脐装；过食冰激凌、冰镇饮料等寒凉之物，或者过用寒凉的药物，损伤阳气；夏季空调温度过低或者直吹空调；熬夜、过度劳累损耗阳气，或者因为年老体衰导致阳气衰减。

（三）阳虚质的调理

1. 情志调摄

阳虚质的人较容易发生精神不振，因此要特别注意保持积极正面的心态，对于生活中的不利事件积极对待，对于负性情绪适时调整自己。适合聆听节奏感强、高亢、豪迈的音乐，如《黄河大合唱》等曲目。

2. 饮食调养

肾阳又称元阳，是一身阳气的根本，五脏六腑之阳，非肾阳不能温阳，脾为阳气生化之源，因此阳虚质的人宜选用甘温补脾阳、温肾阳为主的食物，如羊肉、鸡肉、带鱼、韭菜、黄鳝、虾、刀豆、茴香、核桃、栗子、腰果、红茶、生姜等。

知识链接：常见肉类的性味、功效

常见的肉类包括羊肉、牛肉、鸡肉、猪肉、鸭肉、鹅肉等。其中羊肉性味甘、热，入脾、胃、肾经，具有健脾温中、补肾壮阳、益气养血的作用；鸡肉性味甘、温，入脾、胃经，具有温中益气、补精填髓的作用；平时吃的牛肉以黄牛肉居多，黄牛肉性味甘、温，入脾、胃经，具有补脾胃、益气血、强筋骨的作用。以上三种肉类因性质偏于温热，都适合阳虚质的人食用；猪肉性味甘、咸、平，入脾、胃、肾经，具有滋阴润燥的作用；鹅肉性味甘、平，入脾、肝、肺经，具有益气补虚、和胃止渴的作用。猪肉和鹅肉因作用平和，为平补之品，阳虚体质和阴虚体质均可食用；鸭肉性味甘、平、微咸，入肺、脾、肾经，具有补气益阴、利水消肿的作用。虽然鸭肉性平，但是平性略微偏凉，更适合阴虚内热，出现心烦燥热、盗汗、咽干口渴的人食用。

（1）代表性食材

生姜性味辛、温，入脾、胃、肺经，具有散寒解表、温中止呕、化痰止咳的作用。生姜是生活中常见的药食两用物质，具有驱寒的作用，主要表现在三个方面。第一是可以发散风寒，如在风寒感冒初期，出现头疼、肌肉疼痛、鼻塞流清涕等，可用葱白和生姜进行调理。第二是可以温暖脾胃，对于胃寒引起的胃痛、呕吐等不适有较好的调理作用。第三是对寒性的咳嗽、有痰具有温肺化痰的作用。生姜与饴糖煮成浓汤服用，对虚寒性咳、嗽咳痰具有调理作用。

核桃性味甘、涩、温，入肾、肝、肺经，具有补肾益精、温肺定喘、润肠通便的作用。对肾虚耳鸣、遗精，肺肾不足引起的气喘，肠燥便秘等症状都有调理作用。

阳虚质人群需少食生冷、苦寒、黏腻食物，如螃蟹、海带、紫菜、芹菜、苦瓜、冬瓜、西瓜、香蕉、柿子、甘蔗、梨、绿豆、蚕豆、绿茶、冷饮等。即使在盛夏也不要过食寒凉之品。下面介绍两款食疗方。

（2）参考食疗方

当归生姜羊肉汤：当归10克，生姜30克，羊肉500克。当归、生姜冲洗干净，用清水浸软，切片备用。羊肉剔去筋膜，放入开水锅中略烫，除去血水后捞出，切片备用。当归、生姜、羊肉放入砂锅中，加清水、料酒、食盐，旺火烧沸后撇去浮沫，再改用小火炖至羊肉熟烂即成。具有温阳补血、祛寒止痛的功效，适合阳虚质人群食用。

韭菜炒胡桃仁：胡桃仁50克，韭菜200克。生胡桃仁开水浸泡去皮，沥干备用。韭菜择洗干净，切成寸段备用。麻油倒入炒锅，烧至七成热时，加入胡桃仁，炒黄，再加入韭菜、食盐，翻炒至熟。具有温肾助阳的功效，适合阳虚质腰膝冷痛者。

3. 起居调摄

阳虚质的人性格多内向，因此居室内适合布置成温和的暖色调，避免在阴暗潮湿寒冷的环境下长时间工作和生活，防止损伤阳气，对于怕冷部位如腰背部、胃脘部、关节和下肢，注意防寒保暖。白天要有一定的活动量，帮助阳气升发。肾阳不足之人易出现尿频，睡觉前减少饮水量，并将小便排净，防止夜尿次数多而影响睡眠。

4. 运动保健

充足的光照是最经济、最有效的补阳方法，因此，阳虚之人户外活动尽可能在阳光充足的环境下进行，尤其适合在上午阳光充足的时候进行锻炼，大风、大寒、大雪等寒冷环境不适合锻炼。如果选择八段锦，则在完成全套动作后将"五劳七伤往后瞧"和"两手攀足固肾腰"两个动作加做1～3遍。

5. 穴位保健

（1）关元穴

见气虚质的穴位保健方法。

（2）命门穴

【位置】命门穴在后背部正中线上，在第二腰椎的棘突下凹陷中。找穴位时可先找到肚脐，命门穴就位于肚脐的正后方。

命门穴是督脉的穴位，命门，顾名思义，生命之门的意思，可见本穴的重要性，命门具有温补肾阳的作用，可以调理肾阳不足引起的尿频、遗尿、腹泻、阳痿、月经不调等疾病。

【操作方法】阳虚质人群特别适合艾灸关元穴、命门穴进行调理。命门穴补肾阳，关元穴补元气，再借助艾灸的火热之气，更增温阳之力。艾灸方法中温和灸适合居家开展，因此选择温和灸，使用艾条或者温灸盒距皮肤 2～3 厘米，以皮肤感到温热为度，一次灸 15～30 分钟即可。另外，这两个穴位可采用按揉的方法，也可两手快速摩擦发热后，以温热的手掌按揉，使热度透至穴位。

四、阴虚质

（一）认识阴虚质

阴虚质是阴液亏少，以口燥咽干、手足心热等虚热表现为主要特征的体质状态。

所谓阴虚，就是体内津液、血液等阴液不足，阴液不足则对五官九窍、皮肤肌肉等全身各组织的滋润濡养作用不足，因此阴虚质会出现"干"的症状，如口干想喝水，咽干，鼻干，唇干，还包括大便的干燥。同时，由于阴液的减少，使体内阴阳平衡的状态遭到破坏，阳相对偏亢，就容易出现"内热"的表现，为了与阳偏亢实热证相区别，这种热称为"虚热"，也就是所谓的阴虚生内热。因为有内热，所以阴虚的人新陈代谢比较旺盛，能量消耗较大，因此体型以偏瘦的居多，同时还容易出现怕热、出汗、喜欢喝冷水的表现。但是阴虚的热和实热的热有明显区别，虚热的典型症状是五心烦热、潮热盗汗和两颧发红。

五心烦热中的五心是指手脚心和心中，五心烦热是指手脚心怕热，心中主要是指有烦躁的感觉，但是这种热是一种自我感觉，体温并没有升高，因此合称为五心烦热。

面部潮热也是阴虚常见的症状，所谓潮热就是发热像潮水涨跌一样，会突然出现，过一段时间后又会逐渐消退，潮热多伴有两颧发红，这种面部潮热多在午后出现。盗汗，顾名思义，就是在夜间睡眠期间出汗，醒后出汗停止的症状。

阴虚质因为体内有热，热容易扰动心神，因此阴虚质的人性情多急躁易怒，外向活泼，好动，情绪波动比较大，阴虚质人群还容易失眠，中医认为失眠的主要原因是阳不入阴，阴虚质阴液不足不能制约阳，因此容易出现失眠的症状。感受邪气后往往容易化热，因为有内热，所以阴虚质的人对于热的环境，如炎热的夏季特别不能耐受，对于性质属阳的邪气耐受性更差，如暑邪、热邪和燥邪等。

因此阴虚质辨识关键点包括：体型较瘦，特别不能耐受暑热，经常感到口干咽燥，想喝凉水，皮肤干燥、眼睛干涩，而且遇事较容易急躁，容易失眠，经常出现大便干结，或者有五心烦热，潮热盗汗等，舌质发红，舌苔较少等。

（二）阴虚质的调理

1. 情志调摄

因为阴虚质的人较容易出现急躁、心烦等情况，要更加注意修身养性，可以选择书法、绘画等兴趣爱好，逐渐培养自己的耐性，尽量减少参与竞争性较强的活动，也可选择到自然环境中旅游休闲放松，寄情山水以保持良好的心态。在音乐养生方面，阴虚质的人适合欣赏一些曲调优美、节奏舒缓的音乐。可多听羽音、商音的音乐，如《乌夜啼》《潇湘水云》《小夜曲》等。

2. 饮食调养

在饮食调养方面，阴虚质的人适合选用甘凉滋润的食物，凉则清内热，滋润则减缓干燥的症状，如鸭肉、猪瘦肉、百合、黑芝麻、蜂蜜、荸荠、藕、鳖、海蜇、海参、甘蔗、银耳、燕窝等。

少食温燥、辛辣、香浓的食物，因为这类食物多可助热，容易损伤阴液，如羊肉、韭菜、茴香、辣椒、葱、蒜、葵花子、酒、咖啡、浓茶，以及荔枝、龙眼、樱桃、杏、大枣等。

知识链接：藕的食疗价值

藕是一种常见食材，它的性味甘、寒，入心、肝、脾、胃经，藕的食疗作用如下。

莲藕性甘味寒，生用清热生津除烦，对热病伤阴或者是秋季干燥者尤为有益。高热、口渴、咽干、烦躁或者肠燥便秘者可用鲜藕、甘蔗、荸荠、梨、麦冬等榨汁制成五汁饮服用。秋季还可用白藕、梨榨汁，即秋梨白藕汁，可生津利咽，润肺化痰止咳，对于干咳无痰、痰黏不易咳出、唇舌干燥都有作用。藕节善于止血散瘀，研究表明，藕节中含有一种叫做单宁酸的物质，有收缩血管的作用。鲜藕与鲜白茅根煎水服用称为二仙饮，可凉血止血，可治疗血热火旺出现的咳血、痰中带血，因其还可散瘀血，《本草纲目》认为藕节消瘀血，解热毒。因此莲藕有止血而不留瘀的特点。

莲藕熟用可健脾开胃，止泻固精，适于食欲不振、脾虚不运者食用。用嫩藕 120 克，煮烂熟，稻米 500 克，蒸熟与藕泥拌匀制糕，撒白糖少许食用，可调理脾虚腹泻（《士材三书》）。

食疗方举例

藕粥：鲜藕 100 克，粳米 100 克。粳米淘洗干净，与初加工好的藕一并放在砂锅内，加入清水，先用武火煮沸，再用文火煮熬 30 分钟，以米熟烂为度。或酌加少量白糖，调匀，供早晚餐或点心食用。适用于脾胃虚弱、食欲不佳、大便稀溏、身体消瘦、四肢无力、热病伤阴、咽干口渴、心烦不宁等。

注意事项：莲藕生用药性偏凉，脾虚腹泻之人不宜生用莲藕，以免加重腹泻。烹饪莲藕勿用铁锅铁器，莲藕含有丰富的维生素 C，维生素 C 具有还原性，遇铁加热会被氧化，这也就是为什么加热后莲藕颜色会变深。因此烹饪莲藕时，避免用铁锅，也尽量不用铁刀切莲藕，以减少氧化。

下面介绍适合阴虚质的三款食疗方。

蜂蜜银耳蒸百合：百合 20 克，蜂蜜 30 克，银耳 30 克。将百合、蜂蜜、银耳拌均匀，蒸令熟软。具有养阴生津润燥的功效，适合阴虚质常感咽干口燥、皮肤干燥者食用。百合可滋阴润肺、清心安神，除了有养阴的作用，对阴虚质的烦躁也有调理作用，银耳滋阴生津、益气补血，蜂蜜滋阴润燥、润肠通便，三者配伍在一起有很好的滋阴作用。但是要注意糖尿病患者不宜使用本方。

莲子百合煲瘦肉：莲子（去芯）20 克，百合 20 克，猪瘦肉 100 克。用莲子（去芯）、百合、猪瘦肉，加水适量同煲，肉熟烂后用盐调味食用。具有养阴清热、益气安神的功效，适合阴虚质常感虚烦、失眠多梦者食用。

西洋参银耳炖燕窝：西洋参片 5 克，银耳 15 克，燕窝 30 克。将西洋参洗净，银耳浸开洗净，摘小朵，燕窝用清水浸泡，去除杂质，洗净。把以上材料一齐放入炖盅内，加水小火隔水炖 2 小时，调味即可食用。本方可补气润肺，滋阴润燥。适用于肺阴虚出现的咳喘少气，或咳痰带血，咽干口燥等。方中西洋参味甘性寒，补肺阴、润肺燥、清肺热，《药性考》认为其能"补阴退热"，《医学衷中参西录》曰："西洋参，性凉而补，凡欲用人参而不受人参之温补者，皆可以此代之。"

银耳性味甘淡平，可滋阴润肺、益胃生津，《增订伪药条辩》云："治肺热、肺燥，干咳痰嗽，衄血，咯血，痰中带血。"燕窝性味甘平，具有养阴润燥、益气补中的功能。《本草从新》说它能"大养肺阴，化痰止嗽，补而能清"。三种药材共用，则可益气养阴、滋润肺燥。

3. 起居调摄

阴虚质的人居住环境不可过于嘈杂，以安静为宜，可减少烦躁情绪。睡好"子午觉"，所谓的子午就是指子时和午时，即在中午休息半小时，晚上要在11点前入睡，防止熬夜伤阴，高温酷暑下工作，不宜洗桑拿、泡温泉，避免在高温环境下活动，防止大汗伤津，节制房事，勿吸烟。做好防晒措施及皮肤保湿，适合选择蚕丝等凉爽柔软的衣物。

4. 运动保健

阴虚质的运动要注意一个问题即防止大量出汗、津液的丢失，因此，一是要注意避免在炎热的环境下运动，二是运动强度不宜过大，以微微出汗为度，运动后及时补充水分。太极拳、八段锦等传统健身项目也非常适合阴虚质，因为一方面有锻炼作用，另一方面可也有调整情绪的作用。如果选择八段锦，可重点加做"摇头摆尾去心火"以及"两手攀足固肾腰"。

5. 穴位保健

（1）太溪穴

【定位】太溪穴在踝关节内侧，当内踝尖与跟腱之间凹陷处。

太溪穴是足少阴肾经上重要的保健穴位，具有补肾滋阴，纳气调经的作用，对于肾精亏虚、肾阴不足引起的各种症状都有调理作用，例如肾虚耳鸣、失眠、健忘、遗精、月经不调、五心烦热、潮热盗汗、便秘等证。

（2）三阴交穴

【定位】正坐或仰卧，在小腿内侧，当足内踝尖上3寸（4横指），胫骨（小腿骨）内侧缘后方。

三阴交是足太阴脾经的穴位，足三阴经即足太阴脾经、足少阴肾经、足厥阴肝经相交于此，因此，此穴对三条经均有调理作用，可健脾益气、活血调经、培补肝肾。三阴交很适合女性保健使用，因为女性经、带、胎、产、乳等特殊生理时期均需要血的供养，因此有"女子以血为用"的说法，而足三阴经联系的肝、脾、肾三脏与血液的化生与运行都有密切关系，所以三阴交是妇科要穴，对痛经、月经不调、崩漏、不孕等妇科疾病均有调理作用。同时，三阴交对阴虚的各种症状也有很好的调理作用。

【操作方法】太溪、三阴交均可采用指揉的方法，每个穴位按揉2～3分钟，每天操作1～2次。

五、痰湿质

（一）认识痰湿质

痰湿质为痰湿凝聚，以形体肥胖、腹部肥满、口黏苔腻等痰湿表现为主要特征。

痰湿质的人多体形肥胖，体脂含量较高，腹部脂肪堆积，多具有"油黏腻滑"的特征，例如面部比较容易出油、出汗，自我感觉脸上油腻腻的不清爽，口中发黏，舌苔白腻，喜欢吃甜黏的食物，大便黏腻。另外，还可出现胸闷、痰多、头晕、头重如裹（头像裹了一块毛巾一样沉重）、身体沉重等表现。痰湿质的人性格偏温和、稳重，多善于忍耐。痰湿质经常会出现以下三个方面的症状。

第一，身体沉重：包括头部沉重不清爽，四肢沉重不想运动。

第二，消化系统症状：痰湿质的人群多伴有脾运不健，因此经常出现消化系统的症状，如胃胀、嗳气、大便黏腻不爽等。

第三，舌的表现：痰湿质的人舌象一般表现为舌苔白腻，舌体胖大，容易出现齿痕，这是因为舌体胖大，在牙齿闭合时，舌体紧贴牙齿内表面，就在舌的边缘形成了齿痕。痰湿质的人难以耐受潮湿的环境，如南方的梅雨季节，以及三伏天的湿热环境等。

痰湿质的人由于形态肥胖，容易出现"三高"及心脑血管疾病，如糖尿病、冠心病、脑血管病等。

（二）痰湿质的调理

1. 情志调摄

痰湿质人群要多与人交往，走出家门，多参加社会活动，培养广泛的兴趣爱好。适合欣赏节奏感强、欢快的音乐，如二胡曲《赛马》等。

2. 饮食调养

宜选用健脾助运、祛湿化痰的食物，如冬瓜、白萝卜、莲子、芡实、薏苡仁、赤小豆、荷叶、山楂、生姜、荠菜、紫菜、海带、鲫鱼、鲤鱼、鲈鱼、文蛤等。少食肥、甜、油、黏（腻）的食物。下面介绍三款食疗方。

（1）荷叶粥

干荷叶 10 克，粳米 60 克。干荷叶揉碎，与粳米同放锅中，共熬成粥。具有祛湿降浊的功效，适合痰湿体质者食用。

（2）冬瓜海带薏苡仁排骨汤

冬瓜 1000 克，海带 100 克，薏苡仁 30 克，猪排骨少量，生姜 2～3 片。冬瓜连皮洗净，切成块状；薏苡仁、海带洗净，稍浸泡；猪排骨洗净切为块状；

然后与生姜一起放进瓦煲内，加入清水 3000 毫升（约 12 碗水量），先用武火煲沸后，改为文火煲约 3 个小时，加入适量食盐和少许油便可。具有健脾祛湿、化痰消浊的功效，适合痰湿质腹部肥满的老年人食用。

（3）陈皮山楂麦芽饮：陈皮 10 克，山楂 10 克，麦芽 10 克，冰糖适量。将陈皮、山楂、麦芽洗净，共同放入锅中，加入水 800 毫升，先以大火煮沸，再用小火继续煮 20 分钟，最后加入适量冰糖，煮至冰糖溶化。本方具有燥湿化痰，理气消食的作用，对于痰湿质四肢沉重、胃胀满闷、大便黏腻等症状具有较好的调理作用。其中陈皮为理气常用中药，可理气健脾、燥湿化痰，对于脘腹胀满、咳嗽痰多均有疗效，山楂和麦芽具有消食的作用，山楂长于消肉食积滞，《日用本草》记载山楂可"化食积，行结气，健胃宽膈，消血痞气块"。现代研究表明，山楂有降脂、降压、抗动脉粥样硬化的作用，麦芽长于消化米面薯蓣的积滞，《滇南本草》记载麦芽有宽中，下气，止呕吐，消宿食，止吞酸吐酸，止泻，消胃宽膈的作用。三种材料合用，共同起到理气健脾、燥湿化痰的作用，适合痰湿质人群代茶饮用。

3. 起居调摄

痰湿质不耐受潮湿，因此居住环境以干燥为宜，在潮湿季节，特别注意保持室内干燥，衣着要宽松，衣物尽可能选择棉、麻、丝等天然面料，因为天然面料透气性好，汗液蒸发较快，可以保持身体的干爽舒适。

体重较大的人群容易因气道狭窄而出现打鼾，甚至出现睡眠呼吸暂停综合征，选择枕头时要特别注意枕头不宜过高，否则会加重呼吸道狭窄，使打鼾加重。痰湿质的人要减少宅在家里的时间，多到大自然中运动，促进能量消耗，减轻体重。

4. 运动保健

痰湿质人群要特别注意运动保健，选择自己喜欢的运动项目并长期坚持，若是没有相关的基础疾病，可选择一些强度较大的项目，如羽毛球、有氧操、乒乓球、慢跑等，如果体重较大要预防弹跳对膝盖的损伤，可选游泳。如果有冠心病、高血压等基础病，则应根据身体能耐受的程度适度运动。

5. 穴位保健

（1）水分穴

【位置】水分穴位于上腹部，在身体前侧正中，当脐中上 1 寸。取穴时仰卧，肚脐上一拇指宽处即是此穴。

水分穴属任脉腧穴，与人体的水液代谢有关，此穴具有祛湿消肿的作用。下肢容易水肿的人可经常按揉此穴保健，另外，此穴还可调理腹泻、腹痛、腹胀、肠鸣。

【操作方法】可以采用指揉法，腹部肌肉比较丰厚，如果觉得指揉法力量不足，也可采用掌根进行按揉。对于痰湿质的人来说，此穴位也适合艾灸。

（2）丰隆穴

【定位】外踝尖上 8 寸，条口穴外 1 寸，胫骨前嵴外 2 横指处。此穴位在小腿外侧中间位置，可先找到膝盖后侧的腘横纹，腘横纹外侧端与外踝尖连线中点，小腿骨向外两个横指宽度就是丰隆穴。

丰隆穴是胃经的穴位，是化痰要穴，对痰湿质有很好的调理作用，痰湿随着经络运行到全身各处，停到哪里就会产生相应的症状，如头晕头重、四肢沉重、胸闷呕恶、咳嗽痰多都可以通过刺激丰隆穴来调理。

【操作方法】丰隆穴可采用指揉法，每穴按揉 2～3 分钟。每天操作 1～2 次。也可进行温和灸。

除了以上两个穴位，足三里穴可健脾而起到利湿的效果，阴陵泉穴（见湿热质穴位保健）是祛湿要穴，这些穴位是适合痰湿质人群的保健穴位。

六、湿热质

（一）认识湿热质

湿热质是指湿热内蕴，以面垢油光、口苦、苔黄腻等湿热表现为主要特征的体质状态。

湿热质既有湿的表现，又有热的症状，体内就犹如在"蒸桑拿"，表现出内蒸外发的特点。面部容易出油，泛油光，身体沉重，大便黏腻，男性易阴囊潮湿，同时又易生痤疮，口苦、口臭、口干，小便短黄，女性易出现带下增多发黄，舌质偏红，苔黄腻这些体内有热的表现。因为体内有热，热易扰动心神，所以湿热质人群容易出现心烦、急躁等表现。湿热质的人群对三伏天或者炎热、潮湿的环境难于耐受。湿热质的人群容易出现痤疮、疖肿、皮肤瘙痒等皮肤疾患以及黄疸、热淋（排尿有灼热感、尿频、尿急、尿痛）等疾病。

（二）湿热质的调理

1. 情志调摄

湿热质的人性格偏于外向，遇事容易出现急躁情绪，因此要注意保持情绪的平稳，正确看待生活中的顺境与逆境，特别是遇事时要控制好情绪，学会制怒。平时可选择一些需要耐心的爱好，如钓鱼、摄影、绘画等，从而培养控制情绪的能力。在音乐养生方面，可以选择旋律优美、曲调悠扬的乐曲，帮助稳定情绪，如《高山流水》《梁祝》《山居秋暝》等。

2. 饮食调养

宜选用甘寒或苦寒的清利化湿食物，如绿豆（芽）、绿豆糕、绿茶、芹菜、黄瓜、苦瓜、西瓜、冬瓜、薏苡仁、赤小豆、马齿苋、藕等。少食羊肉、动物内脏等肥厚油腻之品，以及韭菜、生姜、辣椒、胡椒、花椒及火锅、烹炸、烧烤等辛温助热的食物。下面介绍三款食疗方。

（1）绿豆薏苡仁粥

生薏苡仁20克，绿豆40克。浸泡一夜，放入锅内，加适量水，用文火炖至熟，焖数分钟即可。具有清热利湿解毒的功效，适合湿热质易长疮疖者食用。

（2）老黄瓜赤小豆煲猪肉汤

老黄瓜1000克，赤小豆80克，瘦猪肉少量，陈皮10克，生姜1～2片。赤小豆、陈皮洗净，陈皮刮去瓤，并一起浸泡；老黄瓜洗净，连皮切为厚块状；猪肉洗净，不用刀切。先放陈皮于瓦煲内，加入清水3000毫升（约12碗水量），武火煲沸后再加入老黄瓜、猪肉、生姜，煮沸后改为文火煲约2.5小时，调入适量食盐和生油即可。具有清热利湿、理气和中的功效，适合湿热质人群食用。

（3）冬瓜粥

冬瓜100克，粳米100克，姜、葱、调料适量。冬瓜洗净后，去皮，切块。粳米淘洗干净放入锅内，加适量水煮成粥。待粥半熟时，将冬瓜块、冬瓜皮共同放入锅中，再添水适量，煮至冬瓜、粳米熟烂，米粥黏稠，将冬瓜皮挑出，按喜好加入盐、味精、葱、姜等调料适量即可食用。这个食疗方有清热和利湿两方面作用，适合湿热质人群食用。方中冬瓜性味甘、淡，微寒，为药食两用物质，具有利水清热的效果，冬瓜皮利水效果更佳，《本草从新》记载冬瓜"清心火，泻脾火，利湿祛风，消肿止渴，解暑化热"。现代医学研究表明，冬瓜含有丰富的蛋白质、糖类、维生素以及钙、铁、磷等矿物质，冬瓜粥服用2小时以内利尿效果最为明显，阴虚质人群不适合食用本食疗方。

3.起居调摄

湿热质的人工作和居室环境要保持干燥、通风、凉爽，炎热、潮湿的季节可借助空调除湿降温，保持环境舒适。衣着一方面要宽松，以利于气血循环，另一方面服饰宜选择透气性、吸湿性较好的面料，如棉、麻等面料，以利于散热、散湿。由于特别要注意皮肤清洁，避免居处潮热，可在室内用除湿器或空调改善湿、热的环境。选择款式宽松，透气性好的天然棉、麻、丝质服装。注意个人卫生，预防皮肤病变。

湿热质的人如果内热较盛，容易扰动心神，而出现失眠，不易入睡，因此，要特别注意养成良好的睡眠习惯，睡前不喝咖啡、茶等让人精神兴奋的饮料，不思考生活工作中的各种问题，不看容易引起情绪波动的电视节目，可以听一些舒缓的音乐放松精神。湿热质的人若湿邪较重，大便可能黏腻不爽，可食用莲子、芡实等健脾祛湿，若是热邪较重，则容易出现便秘，可以通过顺时针按揉腹部促进胃肠蠕动，以及多食用芹菜、香蕉等富含纤维的果蔬保持大便通畅，以促进湿热排出体外。

4. 运动保健

湿热质比较适合高强度的锻炼，如中长跑、游泳、足球、篮球等。但是应注意运动环境的选择，避免在过于炎热的环境中锻炼。秋季凉爽干燥，是湿热质人群锻炼的好时机，这时候锻炼更有助于祛除湿热。也可选择传统健身项目，不仅能锻炼身体，还可帮助湿热质人群稳定情绪，如果选择八段锦，可重点做"双手托天理三焦"和"调理脾胃须单举"两个动作。

5. 穴位保健

（1）支沟穴

【定位】支沟穴在前臂背侧，阳池穴与肘尖的连线上，腕背横纹上3寸，即腕背侧横纹向上4横指，可以摸到两根骨头，两骨之间就是支沟穴。

支沟穴是手少阳三焦经的经穴。支就是树枝的分叉。沟，沟渠的意思。三焦经气血在这里扩散所以得名。刺激这个穴位可通调三焦，支沟穴是治疗便秘的主要穴位，从而调畅脏腑气机，增强大肠传化糟粕的作用，因此对于功能性便秘有很好的调理作用。便秘之人可经常按揉此穴，湿热质人群保持大便通畅可帮助湿热及时排出体外。

【操作方法】可采用指揉或拍打的方法，每次操作2～3分钟，每天1～2次。

（2）阴陵泉穴

【定位】正坐或仰卧。在小腿内侧，当胫骨内髁后下方凹陷处。在小腿内侧找到小腿骨头，顺着小腿骨向上按压，按压到临近膝盖时小腿骨有一个弯曲，弯曲处后侧的凹陷就是阴陵泉穴。

阴陵泉穴是脾经的穴位，有健脾化湿、利尿消肿的作用，被称为祛湿要穴。阴陵泉可以调节腹泻、水肿、黄疸、小便不利等水湿停聚的症状。因此非常适合痰湿体质的人按揉。

【操作方法】可采用指揉或拍打的方法，每穴操作2～3分钟，每天1～2次。还可以选择刮痧。

七、血瘀质

（一）认识血瘀质

血瘀质是指血液运行不通畅，以肤色晦暗、舌质紫暗等血瘀表现为主要特征的体质状态。

血瘀质的人容易出现肤色晦暗，色素沉着而出现色斑，或者皮肤有红血丝，因为血液运行不畅，不能滋润濡养皮肤，皮肤容易出现干燥粗糙，身体易有青紫色瘀斑，口唇黯淡或是唇色偏紫。女性容易出现月经先后无定期，经行不畅，颜色暗淡，夹有血块，痛经较重；身体容易出现各种包块，观察舌象可有舌质偏紫黯。部分血瘀质人群舌边容易出现紫色的瘀斑、瘀点，将舌尖抵住上颚，可以看见舌下有两条血管，这两条血管中医称为舌下络脉，血瘀质的人容易出现舌下络脉青紫、增粗等表现。血瘀质的人容易出现心烦、健忘等症状。血瘀质的人对寒冷环境耐受力较差。中医认为血得温则行，得寒则凝，如果人体内阳气不足，或者阴寒内盛，会加重血瘀。因此，血瘀质特别不耐受寒邪。

（二）血瘀质的调理

1. 情志调摄

血瘀质的人要注意遇事不要着急，培养耐性，克服急躁情绪。另外，血瘀质适合多与人交流沟通，血瘀质的人经常会郁闷不舒、喜欢把事情憋在心里，如果能与家人、朋友多交流沟通，把生活、工作中的压力抒发出来，则更有利于气血的运行。在音乐养生方面，血瘀质适合选择流畅抒情的音乐，如《春江花月夜》《江南好》等。

2. 饮食调养

宜选用具有调畅气血作用的食物，如生山楂、醋、玫瑰花、桃仁（花）、黑豆、油菜等。少食收涩、寒凉之物，如乌梅、柿子、石榴、苦瓜、花生，以及高脂肪、高胆固醇、油腻食物，如蛋黄、虾、猪头肉、猪脑、奶酪等。女性月经期间慎用活血类食物。下面介绍三款食疗方。

（1）黑豆川芎粥

川芎 10 克，黑豆 25 克，粳米 50 克。川芎用纱布包裹，和黑豆、粳米一起水煎煮熟，加适量红糖，分次温服。具有活血祛瘀的功效，适合血瘀质者食用。

（2）当归红枣煲瘦肉

瘦肉 200 克，当归 10 克，红枣 5 枚。瘦肉洗净后切块，当归洗净，将瘦肉、红枣、当归一同放入锅内，加入适量清水及盐调味，大火烧开，小火煲至瘦肉熟烂即可食用，若食用之人兼有血虚的表现，还可放入枸杞、桂圆等食材同煮。本方既可活血又可补血，适合血瘀质容易出现色素沉着，口唇暗淡、痛经、月经不调以及有贫血症状的人食用。其中当归性味甘、辛，温，入肝、心、脾经，有补血，活血，止痛，润肠之效，可治疗血虚所致的头目眩晕，心悸、面色偏黄，也可治疗血瘀所致的月经不规律、痛经、闭经及外伤、风湿性疾病引起的疼痛。有补血而不留瘀，活血而不伤血的优点。

（3）红花三七蒸老母鸡

老母鸡 1 只（约 1000 克），三七 6 克，红花 6 克，陈皮 10 克。将老母鸡宰杀，剖腹去内脏，洗净后，放入三七、红花、陈皮，文火蒸熟，至肉烂，加葱、盐、姜调味，分餐食之。具有活血行气的功效，适合血瘀质患有胸痹、痛证者食用。方中三七性味甘、微苦，温，入肝、胃经，具有化瘀止血，活血定痛的功效，三七，可以治疗各种出血证及瘀血证。《医学衷中参西录》中记载："三七……善化瘀血，又善止血妄行，为吐衄要药，病愈后不至瘀血留于经络……化瘀血而不伤新血，允为理血妙品。"

3. 起居调摄

血瘀质不适合久居寒冷环境，因此工作、居住环境要保持温暖。要注意保护体内阳气，夏天不宜过吹空调，少吃生冷苦寒的食物，冬日要注意防寒保暖。不宜穿着过于紧身的衣服，否则容易影响气血运行。另外，在阳光充足的天气适合进行户外锻炼，有助于振奋全身的阳气，促进血液运行，白天避免长时间坐着或者躺着，如果是脑力劳动者，在工作 1 小时后要起来做一些伸展运动。

4. 运动保健

血瘀质人群不可贪图安逸，久坐不动，宜选择可以舒展全身、促进气血运行的运动项目，持之以恒。如步行健身法，八段锦则可以将"左右开弓似射雕"和"背后七颠百病消"两个动作多做几次。如果有心绞痛、高血压等基础疾病或者老年人，不适合进行大强度的体育锻炼，以防止出现心脑血管意外，要根据自己的身体承受能力量力而为。

5. 穴位保健

（1）期门穴

【定位】期门穴：位于胸部，当乳头直下，第 6 肋间隙，前正中线旁开4 寸。

期门穴是足厥阴肝经的穴位，期门穴有疏肝气的作用，气行则血行，可促进全身气血运行。另外，对于肝气郁滞引起的胃肠不适，如胁肋胀痛、食欲不佳、胃胀也有调理作用。

【操作方法】采用指揉法操作。在穴位处以大拇指进行按揉，按揉 100 ～200 次。

（2）血海穴

【定位】屈膝，在大腿内侧，髌底内侧端上 2 寸，当股四头肌内侧头的隆起处。简便取穴法：如果为他人取穴，让被操作者屈膝90°，操作者将手掌放于膝盖上，拇指指向腿内侧，拇指与其他四指呈 45°，拇指指尖处即是血海穴。

血海穴是脾经的穴位，是人体脾血的归聚之处，具有祛瘀血和生新血的功能，因此，血瘀质的人可经常按摩。

【操作方法】采用指揉法操作。在穴位处以大拇指进行按揉，按揉 100 ～200 次。

八、气郁质

（一）认识气郁质

气郁质是指气机郁滞，以神情抑郁、忧虑脆弱等气郁表现为主要特征的体质状态。

气郁质对事情比较敏感，做事顾虑较多，神情抑郁，情感脆弱，经常闷闷不乐，喜欢叹气，两侧胁肋胀痛，这种疼痛多位置不固定，经常在不同位置出现，甚至有的会影响食欲，出现胃胀、嗳气的表现。舌淡红，苔薄白，脉弦。气郁质主要的特征就是情绪波动大，性格敏感多虑。因此，遇事容易犹豫不决、焦虑、抑郁，有时候阴雨天气也会影响气郁质人群的心情。

气郁质人群易患失眠、偏头痛、月经不调、焦虑证、抑郁证等疾病。

（二）气郁质的调理

1. 情志调摄

情志调摄对于气郁质的人群来说是非常关键的，凡事注意顺其自然，专注于当下的事情，不要过度考虑结果，以减少对未来的焦虑。遇到困难时，多与家人、朋友沟通，寻求外界帮助。培养自己的兴趣爱好，在情绪低落时，可以通过这些兴趣及时排解不良情绪。音乐养生方面适合选择节奏明快、旋律优美的乐曲，如《金蛇狂舞》《欢沁》《紫竹调》等，还适宜观看喜剧、励志剧，以帮助改善情绪。

2. 饮食调养

宜选用具有理气解郁作用的食物，如黄花菜、菊花、玫瑰花、茉莉花、大麦、金橘、柑橘、柚子等。少食收敛酸涩的食物，如石榴、乌梅、青梅、杨梅、草莓、杨桃、酸枣、李子、柠檬、南瓜、泡菜等。下面介绍三款食疗方。

（1）三花茶

茉莉花、菊花、玫瑰花各3克。沸水冲泡，代茶饮。具有行气解郁功效，适合气郁质人群饮用。

（2）茉莉花炒鸡蛋

茉莉花50克，鸡蛋2个。新鲜茉莉花洗净后，焯烫1～2分钟，捞出过凉水，沥干水分，打入鸡蛋，加盐调味，炒熟即可。这个食疗方有理气开郁，和胃补中的功效，适用于各类人群，对气郁质人群尤宜。

（3）佛手陈皮粥

佛手10克，陈皮10克，粳米60克，先将佛手洗净撕开，陈皮、川芎洗净，佛手、陈皮共同放入锅内，加水煎取药汁，倒出药汁备用，粳米淘洗后放入锅内再加清水，大火煮沸后，小火熬粥，待粥快熟时将煎好的药汁倒入，再次大火煮沸即可食用。陈皮有理气化痰的效果，对于肝郁乘脾导致的胃胀、嗳气有较好的效果，佛手对于疏肝解郁有较好的效果，其性味辛、苦，温，入肝、脾、胃、肺经，具有舒肝理气，和中化痰的作用。对于气郁质胸胁胀痛，郁闷不舒，久咳痰多，乳房胀痛有较好的调理作用。也可用佛手直接泡茶喝。

另外，还需注意佛手和佛手瓜的区别。佛手为芸香科植物佛手柑的果实，是一味常见的中药，也是药食两用物质，又称作佛手柑、五指柑、手柑，佛手通常由多个弯曲细长的果瓣构成，状如手指，因此得名佛手，其皮呈金黄色，有香气，味微酸而后苦。而佛手瓜又名寿瓜，是一种蔬菜，属葫芦科，瓜形如两掌合十，其果皮为绿色，顶端有时浅裂为 2 瓣，味微甘，无香气，以云南、浙江、福建等地出产丰富。佛手性温而佛手瓜偏凉，具有疏肝解郁作用的是佛手，佛手瓜无此作用，需注意区分。

3. 起居调摄

气郁质的人群适合将居室环境布置成暖色调，宜宽敞、明亮，让人感到舒适安全，平时要多到大自然中去，多晒太阳。研究表明，晒太阳可以使大脑产生血清素，血清素是一种神经递质，可以让人产生愉悦感和幸福感。要多进行社交活动，避免产生孤独感和忧郁情绪。保持规律充足的睡眠对保持情绪稳定也很重要，因此气郁质的人要注意养成良好的睡眠习惯。

4. 运动保健

宜多参加群体性的体育运动项目，这样既可锻炼，又可增加与他人的交流沟通，如舞蹈、羽毛球、乒乓球，如果身体条件不允许，也可选择下棋、打牌等娱乐活动，分散注意力。较大强度、较大负荷的"发泄式"锻炼可以排解心中的郁闷，也很适合气郁质的人参与。

5. 穴位保健

（1）膻中穴

【定位】膻中穴位于胸部，当前正中线上，平第四肋间，两乳头连线的中点。

膻中穴是任脉的穴位，同时也是脾经、肾经、小肠经、三焦经、任脉等多条经脉交汇处，同时也是宗气汇聚之处，是一个非常重要的穴位。膻中穴是八会穴中的"气会穴"，之所以称之为气会穴，是因为膻中穴具有调理气机的作用。所谓气机就是气的运动，包括气的升、降、出、入，如人在情绪不佳时会感觉"心里堵得慌"，就是胸闷的症状，这就是气滞在心中不能很好地疏散，按揉膻中穴，就可以发散胸中的郁闷之气，使人感觉心情舒畅。因此，《黄帝内经·素问》说："膻中者，臣使之官，喜乐出焉。"同时，女性在月经、产后、哺乳期等特殊时期容易受情绪波动影响，出现肝郁气滞，容易产生乳腺胀痛，这时按揉膻中穴也能起到很好的作用。以上是膻中穴对气郁的调理作用。另外，膻中穴对于肺气上逆引起的咳嗽、气喘，胃气上逆引起的打嗝、嗳气也有较为理想的效果。

【操作方法】膻中穴可采用按揉的方法，用拇指或者中指的指腹点揉穴位，可顺时针和逆时针交替点揉。点揉的力度要适中，手法均匀、柔和，不要过度用力。每天早晚各按摩 1 次，每次点揉 3～5 分钟即可。也可用拍和艾灸的方法。

（2）太冲穴

【定位】太冲穴在足背，第 1、第 2 跖骨间，跖骨底结合部前方凹陷中。第 1 跖骨就是从大脚趾往脚跟方向按压，在脚背上对应的骨头，第 2 跖骨就是第 2 脚趾在脚背上对应的骨头，第 1、第 2 跖骨从脚趾处往脚跟方向按压，两根骨逐渐汇合，在汇合之前的凹陷处就是太冲穴。

太冲穴是足厥阴肝经上一个重要的穴位，太冲这个名字来源于《黄帝内经·灵枢》："阴中之厥阴肝也，其原出于太冲。"太，大也。冲，冲射之状也。意思是说肝经之水湿风气在太冲穴向上冲行。太冲之前一个穴位行间穴将水湿风气传到太冲后，在此受热膨胀形成急风冲散到穴外。

太冲是肝经的穴位，因而具有疏肝解郁，调理气血的作用，因此肝主疏泄的功能异常引起的不适都可以通过这个穴位调理。如头痛、眩晕、胸胁胀痛、喜欢叹气，情绪不畅导致的月经不调、痛经、闭经、崩漏等月经疾病，或是肝郁乘脾导致的胃胀、胃痛、消化不良等症状都可以按揉太冲穴。

九、特禀质

（一）认识特禀质

特禀质包括两种人群，一种是平时容易过敏的人群，另一种是因为遗传性疾病而有生理缺陷的人群。本书重点介绍第一种及容易过敏的特禀质人群的调理和辨识。

特禀质人群在形体、外表等方面没有明显特点，主要会表现出过敏的症状。过敏常见于呼吸道、皮肤及消化道，呼吸道过敏包括过敏性哮喘、咽痒、鼻塞、喷嚏等；皮肤过敏可见荨麻疹，开始为皮肤瘙痒，随后出现红斑、风团，呈鲜红色、皮肤色或者苍白色。消化道过敏可见恶心、腹泻、呕吐等症状。引起过敏的物质叫做过敏原，药物、食物、气味、花粉、气候变化都可能成为过敏原。

（二）特禀质的调理

1.情志调摄

特禀质的人因对过敏原敏感，容易产生紧张、焦虑等情绪，因此要在尽量避免过敏原的同时，注意避免紧张情绪。

2. 饮食调养

饮食宜均衡、粗细搭配适当、荤素配伍合理，宜多食益气固表的食物，尽量少食辛辣、腥发食物，不食含致敏物质的食品，如蚕豆、白扁豆、羊肉、鹅肉、鲤鱼、虾、蟹、茄子、辣椒、浓茶、咖啡等。下面介绍两款食疗方。

（1）固表粥

乌梅10克，黄芪15克，当归12克，将以上材料放入锅中加清水用大火煮沸，再用小火煎汁，取出药汁后，再加入清水大火煮沸。此粥可养血消风，扶正固表。适合特禀质有过敏性鼻炎、过敏性哮喘、荨麻疹等症状的人群服用。方中黄芪补脾肺之气益气固表，当归补血活血，乌梅性味酸、平，入肝、脾、肺、大肠经，具有敛肺止咳、涩肠止泻、安蛔止痛、生津止渴的作用，乌梅具有收敛的作用，能缓解过敏发作时流鼻涕、打喷嚏等症状。

（2）荆芥薄荷茶

荆芥5克，薄荷2克。将药材放进过滤袋，然后放进冲泡壶中，先加少许热水洗净药材，将水倒出，再加入热水冲泡，加盖闷10～15分钟，代茶频饮。本方可缓解感受风邪、温湿度改变而出现的皮肤过敏。薄荷性味辛，凉，入肺、肝经，具有消风止痒的作用，对于麻疹不透、皮肤瘙痒都有较好的调理效果。

3. 起居调摄

特禀质人群最需要注意的就是避免与过敏原接触，注意居室卫生，定时打扫灰尘，每天为居室通风，经常更换床单，床单清洗后日晒晾干，防止引起尘螨过敏。要保持良好的身体状态，做到三餐有规律，睡眠规律充足，适度运动。

4. 运动保健

特禀质的人群宜根据自己的爱好选择运动项目，长期锻炼，以增强体质，不宜选择大运动量的活动，避免在有柳絮、杨絮的环境中锻炼，避免春天或季节交替时长时间在野外锻炼。运动时注意避风寒，如出现哮喘、憋闷的现象应及时停止运动。

5. 穴位保健

（1）神阙穴

【定位】神阙位于腹中部，肚脐中央。

神阙穴为任脉的穴位，具有温阳益气、健脾补肾的功效。可以调整虚脱、腹痛、腹胀、腹泻等症。

【操作方法】神阙采用温和灸，点燃艾条或借助温灸盒，对穴位进行温灸，每次10分钟。艾条温和灸点燃端要与皮肤保持2～3厘米的距离，不要烫伤皮肤。

温和灸可每周操作 1 次。

（2）曲池穴

【定位】曲池位于肘横纹外侧端，屈肘，当尺泽与在肘横纹外侧端与肱骨外上髁连线中点。将手臂弯曲呈直角，肘横纹尽处凹陷就是曲池穴。

曲池穴是手阳明大肠经的穴位。肺与大肠相表里，肺主皮毛，因此，曲池穴具有疏风解表止痒的作用，对于瘾疹、湿疹瘙痒等皮肤病有较好的效果。另外，曲池穴有清热作用，既可疏散风热表证，又可清解内热，是清解要穴，可用于治疗内热引起的口舌生疮、咽喉肿痛等症状。

【操作方法】曲池采用指揉法，用大拇指或中指指腹按压穴位，做轻柔缓和的环旋活动，以穴位感到酸胀为度，按揉 2 ～ 3 分钟。每天操作 1 ～ 2 次。

十、中医体质辨识量表——帮你了解自己的体质类型

（一）《中医体质辨识量表》

了解了各种体质的特点及调理方法，我们该如何知道自己是什么体质呢，我们可以使用《中医体质辨识量表》这个工具。这个量表（表 9-1）的内容如下。

表 9-1　中医体质辨识量表

A 型体质

请根据近一年的体验和感觉，回答以下问题	没有或根本不	很少或有一点	有时或有些	经常或相当	总是或非常
①您精力充沛吗？	1 □	2 □	3 □	4 □	5 □
②您容易疲乏吗？	5 □	4 □	3 □	2 □	1 □
③您说话的声音低弱无力吗？	5 □	4 □	3 □	2 □	1 □
④您感到闷闷不乐、情绪低沉吗？	5 □	4 □	3 □	2 □	1 □
⑤您比一般人受不了寒凉（冬天的寒冷，夏天的冷空调、电扇等）吗？	5 □	4 □	3 □	2 □	1 □
⑥您能适应自然环境和社会环境的变化吗？	1 □	2 □	3 □	4 □	5 □
⑦您容易失眠吗？	5 □	4 □	3 □	2 □	1 □
⑧您容易忘事（健忘）吗？	5 □	4 □	3 □	2 □	1 □
判定的结果　　原始分：　　　　转化分 =[（原始分 — 8）/（8×4）]×100：					

B 型体质

请根据近一年的体验和感觉，回答以下问题	没有或根本不	很少或有一点	有时或有些	经常或相当	总是或非常
①您容易气短（呼吸短促，接不上气）吗？	1 □	2 □	3 □	4 □	5 □
②您容易疲乏吗？	1 □	2 □	3 □	4 □	5 □
③您容易心慌吗？	1 □	2 □	3 □	4 □	5 □
④您容易头晕或站起时眩晕吗？	1 □	2 □	3 □	4 □	5 □
⑤您比别人容易患感冒吗？	1 □	2 □	3 □	4 □	5 □
⑥您喜欢安静，懒得说话吗？	1 □	2 □	3 □	4 □	5 □
⑦您的说话声音低弱无力吗？	1 □	2 □	3 □	4 □	5 □
⑧您活动量稍大就容易出虚汗吗？	1 □	2 □	3 □	4 □	5 □
判定的结果　原始分：　　转化分 =[（原始分－8）/（8×4）]×100：					

C 型体质

请根据近一年的体验和感觉，回答以下问题	没有或根本不	很少或有一点	有时或有些	经常或相当	总是或非常
①您手脚发凉吗？	1 □	2 □	3 □	4 □	5 □
②您的胃脘部、背部、腰膝部怕冷吗？	1 □	2 □	3 □	4 □	5 □
③您感到怕冷、衣服比别人穿得多吗？	1 □	2 □	3 □	4 □	5 □
④您比一般人受不了寒凉（冬天的寒冷，夏天的冷空调、电扇等）吗？	1 □	2 □	3 □	4 □	5 □
⑤您比别人容易患感冒吗？	1 □	2 □	3 □	4 □	5 □
⑥您吃（喝）凉的东西会感到不舒服或怕吃（喝）凉东西吗？	1 □	2 □	3 □	4 □	5 □
⑦您受凉或者吃(喝)凉的东西后,容易拉肚子(腹泻)吗？	1 □	2 □	3 □	4 □	5 □
判定的结果　原始分：　　转化分 =[（原始分－7）/（7×4）]×100：					

D 型体质

请根据近一年的体验和感觉，回答以下问题	没有或根本不	很少或有一点	有时或有些	经常或相当	总是或非常
①您感到手心、脚心发热吗？	1 □	2 □	3 □	4 □	5 □
②您感觉身体、脸上发热吗？	1 □	2 □	3 □	4 □	5 □
③您的皮肤或者口唇干吗？	1 □	2 □	3 □	4 □	5 □
④您的口唇颜色比一般人红吗？	1 □	2 □	3 □	4 □	5 □
⑤您容易便秘或者大便干燥吗？	1 □	2 □	3 □	4 □	5 □
⑥您面部两颧潮红或者偏红吗？	1 □	2 □	3 □	4 □	5 □
⑦您感到眼睛干涩吗？	1 □	2 □	3 □	4 □	5 □
⑧您感到口干咽燥，总想喝水吗？	1 □	2 □	3 □	4 □	5 □
判定的结果　原始分：　　转化分 =[（原始分－8）/（8×4）]×100：					

E 型体质

请根据近一年的体验和感觉，回答以下问题	没有或根本不	很少或有一点	有时或有些	经常或相当	总是或非常
①您感到胸闷或者腹部胀满吗？	1 □	2 □	3 □	4 □	5 □
②您感到身体沉重不轻松或不爽快吗？	1 □	2 □	3 □	4 □	5 □
③您的腹部肥满松软吗？	1 □	2 □	3 □	4 □	5 □
④您有额头部油脂分泌多的现象吗？	1 □	2 □	3 □	4 □	5 □
⑤您上眼睑比别人肿（或者有轻微隆起现象）吗？	1 □	2 □	3 □	4 □	5 □
⑥您嘴里有黏黏的感觉吗？	1 □	2 □	3 □	4 □	5 □
⑦您平时痰多，特别是咽喉部总感到有痰堵着吗？	1 □	2 □	3 □	4 □	5 □
⑧您舌苔厚腻（有舌苔厚厚的感觉）吗？	1 □	2 □	3 □	4 □	5 □
判定的结果　原始分：　　转化分 =[（原始分－8）/（8×4）]×100：					

F 型体质

请根据近一年的体验和感觉，回答以下问题	没有或根本不	很少或有一点	有时或有些	经常或相当	总是或非常
①您面部或鼻部有油腻感或者油光发亮吗？	1 □	2 □	3 □	4 □	5 □
②您容易生痤疮或疮疖吗？	1 □	2 □	3 □	4 □	5 □
③您感到口苦或嘴里有异味吗？	1 □	2 □	3 □	4 □	5 □
④有您大便黏滞不爽、解不尽的感觉吗？	1 □	2 □	3 □	4 □	5 □
⑤您小便时尿道有发热感，尿色浓（深）吗？	1 □	2 □	3 □	4 □	5 □
⑥您带下色黄（白带颜色发黄）吗？（限女性回答）	1 □	2 □	3 □	4 □	5 □
⑦您的阴囊部位潮湿吗？（限男性回答）	1 □	2 □	3 □	4 □	5 □
判定的结果　　原始分：　　　转化分 =[（原始分－7）/（7×4）]×100：					

G 型体质

请根据近一年的体验和感觉，回答以下问题	没有或根本不	很少或有一点	有时或有些	经常或相当	总是或非常
①您的皮肤在不知不觉中会出现青紫瘀斑（皮下出血）吗？	1 □	2 □	3 □	4 □	5 □
②您两颧部有细微红丝吗？	1 □	2 □	3 □	4 □	5 □
③您身体上有哪里疼痛吗？	1 □	2 □	3 □	4 □	5 □
④您面色晦暗或容易出现褐斑吗？	1 □	2 □	3 □	4 □	5 □
⑤您容易有黑眼圈吗？	1 □	2 □	3 □	4 □	5 □
⑥您容易忘事（健忘）吗？	1 □	2 □	3 □	4 □	5 □
⑦您口唇颜色偏黯吗？	1 □	2 □	3 □	4 □	5 □
判定的结果　　原始分：　　　转化分 =[（原始分－7）/（7×4）]×100：					

H 型体质

请根据近一年的体验和感觉，回答以下问题	没有或根本不	很少或有一点	有时或有些	经常或相当	总是或非常
①您感到闷闷不乐，情绪低沉吗？	1 ☐	2 ☐	3 ☐	4 ☐	5 ☐
②您容易精神紧张、焦虑不安吗？	1 ☐	2 ☐	3 ☐	4 ☐	5 ☐
③您多愁善感、感情脆弱吗？	1 ☐	2 ☐	3 ☐	4 ☐	5 ☐
④您容易感到害怕或者受到惊吓吗？	1 ☐	2 ☐	3 ☐	4 ☐	5 ☐
⑤您胁肋部或乳房胀痛吗？	1 ☐	2 ☐	3 ☐	4 ☐	5 ☐
⑥您无缘无故叹气吗？	1 ☐	2 ☐	3 ☐	4 ☐	5 ☐
⑦您咽喉部有异物感，且吐之不出，咽之不下吗？	1 ☐	2 ☐	3 ☐	4 ☐	5 ☐
判定的结果　　原始分：　　　　转化分 =[（原始分－ 7）/（7×4）]×100：					

I 型体质

请根据近一年的体验和感觉，回答以下问题	没有或根本不	很少或有一点	有时或有些	经常或相当	总是或非常
①您没有感冒时也会打喷嚏吗？	1 ☐	2 ☐	3 ☐	4 ☐	5 ☐
②您没有感冒时也会鼻塞、流鼻涕吗？	1 ☐	2 ☐	3 ☐	4 ☐	5 ☐
③您有因季节变化、温度变化或异味等原因而咳喘的现象吗？	1 ☐	2 ☐	3 ☐	4 ☐	5 ☐
④您容易过敏（对药物、食物、气味、花粉或在季节交替、气候变化时）吗？	1 ☐	2 ☐	3 ☐	4 ☐	5 ☐
⑤您的皮肤容易起荨麻疹（风团、风疹块、风疙瘩）吗？	1 ☐	2 ☐	3 ☐	4 ☐	5 ☐
⑥您的皮肤因过敏出现过紫癜(紫红色瘀点、瘀斑)吗？	1 ☐	2 ☐	3 ☐	4 ☐	5 ☐
⑦您的皮肤一抓就红，并出现抓痕吗？	1 ☐	2 ☐	3 ☐	4 ☐	5 ☐
判定的结果　　原始分：　　　　转化分 =[（原始分－ 7）/（7×4）]×100：					

（二）判断方法

通过分数及表 9-2 判定体质，即 A 型体质：平和质，B 型体质：气虚质，C 型体质：阳虚质，D 型体质：阴虚质，E 型体质：痰湿质，F 型体质：湿热质，G 型体质：血瘀质，H 型体质：气郁质，I 型体质：特禀质（表 9-2，表 9-3）。

表 9-2 　体质判断的方法

体质类型	条件	判定结果
平和体质	转化分 ≥ 60 分	是
	其他 8 种体质转化分均 <30 分	
	转化分 ≥ 60 分	基本是
	其他 8 种体质转化分均 <40 分	
	不满足上述条件者	否
偏颇体质	转化分 ≥ 40 分	是
	转化分 30 分～ 39 分	倾向是
	转化分 <30 分	否

表 9-3 　体质分数与判定结果

体质	气虚质	阳虚质	阴虚质	痰湿质	湿热质	血瘀质	气郁质	特禀质	平和质
原始分									
转化分									
判断结果 是									
倾向是									
否									

被测量者的体质类型是：　　　　　　　　　　　倾向是：

（三）示例

1. 如何算原始分、转化分

以 G 型体质为例，假设填表结果如表 9-4：

表 9-4 　G 型体质举例

请根据近一年的体验和感觉，回答以下问题	没有或根本不	很少或有一点	有时或有些	经常或相当	总是或非常
①您的皮肤在不知不觉中会出现青紫瘀斑（皮下出血）吗？	1 □	2 ☑	3 □	4 □	5 □
②您两颧部有细微红丝吗？	1 □	2 ☑	3 □	4 □	5 □
③您身体上有哪里疼痛吗？	1 □	2 □	3 ☑	4 □	5 □

续表

请根据近一年的体验和感觉，回答以下问题	没有或根本不	很少或有一点	有时或有些	经常或相当	总是或非常
④您面色晦暗或容易出现褐斑吗？	1 □	2 □	3 □	4 ☑	5 □
⑤您容易有黑眼圈吗？	1 □	2 □	3 □	4 ☑	5 □
⑥您容易忘事（健忘）吗？	1 □	2 □	3 ☑	4 □	5 □
⑦您口唇颜色偏黯吗？	1 □	2 □	3 ☑	4 □	5 □
判定的结果　　　原始分：　　　转化分 =[（原始分 — 7）/（7×4）]×100：					

根据表 9-4，G 型体质原始分为：2+2+3+4+4+3+3=21；因为这个类型体质量一共有 7 道题，条目数为 7，所以转化分 =[（原始分—条目数）/（条目数 ×4）]×100=[（21 — 7）/（7×4）]×100=14/28×100=50。所以做量表的人 G 型体质的原始分得分为 21 分，转化分得分为 50 分。

2. 算出分如何判定体质

示例 1：某人各体质类型转化分如下，平和质 75 分，气虚质 56 分，阳虚质 27 分，阴虚质 25 分，痰湿质 12 分，湿热质 15 分，血瘀质 20 分，气郁质 18 分，特禀质 10 分。根据判定标准，虽然平和质转化分 ≥ 60 分，但其他 8 种体质转化分并未全部 <40 分，其中气虚质转化分 ≥ 40 分，故此人不能判定为平和质，应判定为气虚质。

示例 2：某人各体质类型转化分如下，平和质 75 分，气虚质 16 分，阳虚质 27 分，阴虚质 25 分，痰湿质 32 分，湿热质 25 分，血瘀质 10 分，气郁质 18 分，特禀质 10 分。根据判定标准，平和质转化分 ≥ 60 分，且其他 8 种体质转化分均 <40 分，可判定为基本是平和质，同时，痰湿质转化分在 30 ~ 39 分，可判定为痰湿质倾向，故此人最终体质判定结果为基本是平和质，有痰湿质倾向。

第十章

常见疾病的养生与康复

第一节　高血压的养生与康复

高血压是一种以体循环动脉压升高为主要特点的临床综合征。通常，我们以非药物及安静状态下，两次或两次以上非同日、多次重复血压测定所得的平均值为依据，将收缩压≥140mmHg 和（或）舒张压≥90mmHg，诊断为高血压。早期症状可见头晕、头胀、胸闷、失眠、注意力不集中等，我国高血压的知晓率、服药率、控制率均很低。血压控制不良，容易导致心、脑、肾、眼底等多处组织器官并发症。

中医学对高血压的病因病机早有记载：如《黄帝内经》记载："诸风掉眩，皆属于肝""髓海不足，则脑转耳鸣"，认为本病与肝肾有关。中医根据辨证施治，在这一领域已经发挥了重要的作用，取得了明显效果，得到广泛的关注。

根据辨病与辨证理论，高血压一般分为三个类型，分别是肝阳上亢型、肝肾阴虚型和痰浊内阻型。①肝阳上亢型：这种类型的高血压最主要的特点是平素脾气大，易急躁发怒，血压突然增高，伴头胀痛。②肝肾阴虚型：这种类型高血压最主要特点是头晕耳鸣，视物旋转，腰膝酸软。③痰浊内阻型：这种类型的高血压最主要的特点是平时头晕，胸闷痰多，胳膊和手指麻木。

（一）常规调养

1. 调畅情志

保持轻松愉快的情绪，避免过度紧张。在工作 1 小时后最好能休息 5 ～ 10 分钟，可做操、散步等调节自己的神经。心情郁怒时，要转移一下注意力，通过轻松愉快的方式来松弛自己的情绪。最忌情绪激动、暴怒，防止发生脑溢血。

2. 饮食有节

应节制日常饮食，少吃脂肪、甜食、盐。饮食以清淡为主，多食蔬菜水果。忌暴饮暴食。食盐摄入量每日不超过 5 克，盐能使水分潴留，血容量增加，加重心脏负担。肥胖者应控制食量，减轻体重。要保持良好的睡眠状态，睡前用温水浸泡脚，避免看小说、紧张恐怖的电影电视。保持大小便通畅。性生活使

205

人处于高度兴奋状态，神经血管紧张，甚至可引起中风，应节制性欲，慎房事。

3. 戒烟限酒

尼古丁可收缩毛细血管，使心跳加快，血压升高；少量饮酒可使微循环扩张，增加血管弹性。但大量饮酒及喝烈性酒肯定是有害无益的，因此提倡戒烟戒酒。

4. 劳逸结合

如从事高度紧张的工作，要掌握好对自己情绪的调节，注意劳逸结合，争取多休息，避免有害的慢性刺激（如噪音）的影响。休息包括精神上、体力上的休息。重体力劳动、剧烈运动是不适宜的。负重、长跑、搬运重物应予禁止。但轻体力劳动是可以的，长期卧床并无好处。

5. 坚持锻炼

应坚持打太极拳、练气功，每日早晚各一次，可改善血液循环，减少外周阻力而使血压降低。

6. 坚持服药

对中、晚期高血压病，坚持服药治疗是十分重要的。如一种药物产生耐药性而失效时，应及时更换其他药物。不遵医嘱，随意停药，会使血压急剧升高而发生危险。平时应经常测量血压。

（二）拔罐

主穴大椎，令患者正坐垂头，以火罐或用真空拔罐器吸拔。留罐20分钟，起罐。隔日治疗一次，10次为一个疗程，疗程间隔5～7日。一般须治疗三个疗程。

（三）捏脊

请高血压患者家属或助手从大椎向腰部方向捏脊。用两手食指和拇指沿脊柱两旁，用握法把皮肤捏起来，边握边向前推进，由大椎起向腰骶部进行，重复3～5遍。捏脊法可以疏通经脉，降低血压。

（四）按摩

当血压升高时，可以按摩耳后的降压沟、头顶的百会穴、胳膊肘外侧的曲池穴10～20分钟。按摩这三个穴位，之所以能降血压，是因为它们均能起到平肝息风的作用。按摩降压沟可以疏通经脉、控制血压。百会穴别名"三阳五会"，连接手足三阳，还是百脉交会之处，按摩此穴能够通达阴阳脉络，平衡阴阳之气，缓解头晕目眩。曲池穴善于游走通导、清热祛风、行气血、通经络。此外，按摩印堂、太阴、风池、合谷、内关、涌泉、大椎、足三里、丰隆、三阴交、太溪等穴也可以降血压。

（五）药膳食疗

高血压患者可以根据各自的体质特点，选择适合自己病证的食疗药膳方。

（1）肝阳上亢型

食疗药膳方常用：①菊桂决明饮。白菊花10克，生山楂片15克，决明子9克（捣破），冰糖适量。将菊花、山楂、决明子三味药放入保温瓶中，以沸水冲泡30分钟后加入适量冰糖即成。可冲泡2～3次，代茶频频饮用，每日数次，可长期服用。②莲心菊花茶。莲子心3克，白菊花3克，绿茶2克。将莲子心、白菊花、绿茶一同放入茶杯中，用开水冲泡后加盖闷10分钟即成。代茶频频饮服。

（2）肝肾阴虚型

食疗药膳方常用：①天麻鸡汤。天麻10克，枸杞子30克，红花6克，乌鸡1只，绍酒、葱、姜、花椒。乌鸡洗净、切块，三味药同入砂锅，加清水、绍酒、姜、葱、花椒、盐，煮至熟烂调味即成。每日1次，可经常食用。②杞叶桃仁粥。鲜枸杞叶10克，核桃仁20克。枸杞叶洗净，开水焯过；核桃仁去衣，加各种调料适量拌匀即可。

（3）痰浊内阻型

食疗药膳方常用：①赤小豆薏苡仁粥。薏苡仁25克，赤小豆15克，粳米50克。白糖适量。将薏苡仁、赤小豆淘洗干净，入锅加水适量，大火煮沸后改小火煮，粥成加适量白糖即成。早、晚分次服用。②绞股蓝茶。绞股蓝2克，白糖适量。将绞股蓝洗净，放入茶杯中，用开水冲泡，盖好杯盖，闷10分钟，加上适量白糖即成。代茶频频饮服。

第二节 高脂血症的养生与康复

高脂血症多有家族史和遗传史；继发性者则多因动脉粥样硬化、冠心病、糖尿病、肾病综合征、胰腺炎等引发。本病临床表现错综复杂，可以毫无症状，也可表现为动脉硬化、高血压病、冠心病、脑血管意外、糖尿病等疾病的症状。高脂血症是现代医学的病名，中医学文献中并无高脂血症病名的明确记载，但在胸痹、眩晕、中风等证中记载了类似的症状。中医认为，高脂血症主要由于饮食不节，过食肥甘厚味，加之脾失健运，肝失疏泄，痰瘀互结，变生膏脂；老年肾虚，五脏衰减，更易发为本病。

（一）常规调养

首先要畅情志，消除紧张等不良情绪，避免过度情志刺激，保持心态平和。有资料表明，长期睡眠不佳、精神紧张及忧虑，均能影响血脂代谢，均可增加儿茶酚胺的分泌，促使血清胆固醇、三酰甘油水平升高，高密度脂蛋白胆固醇降低。因此保持乐观愉悦的心态，气血正常流注，可有效维持血脂的正常水平。

其次，清淡饮食，选择一些脂肪和胆固醇含量较低，而维生素、纤维、有益的矿物质和微量元素较高的，并有降血脂、抗凝血作用的食物，可以随意进食的食物有各种谷类，尤其是粗粮，豆类制品，蔬菜，菌藻类，各种瓜类、水果及茶叶。少食或忌食的有动物脂肪、肥肉、脑、骨髓、内脏、蛋黄、鱼子等。尽量少吃油炸和煎烤食品。另外，要注意酸性食物和碱性食物的平衡。进餐速度要慢，勿暴饮暴食，戒烟限酒。

最后，适当运动锻炼。运动目的在于提高身体素质、改变虚弱的身体状况、保持身心健康。跑步能比较安全地、最大限度地增强心肺功能，促进脂肪代谢，减少体脂的储存，降低血中三酰甘油的含量，舒张冠状动脉的内径，可预防肺气肿、冠心病、高脂血症、高血压病及动脉硬化等。传统锻炼方法如八段锦、太极拳，长期坚持锻炼可有效提高老年机体的功能，预防高脂血症的发生，从而对防治心血管疾病起到有益的作用。

（二）艾灸

取足三里、绝骨穴。取艾条温和灸，每次灸一侧，每穴灸 10～15 分钟，每周 1～2 次，10 次为一疗程。

（三）药膳食疗

山楂粥：山楂 15 克（或鲜山楂 60 克），粳米 100 克，白砂糖适量。将山楂煎汤取汁，去渣，与洗净的粳米同煮，粥将熟时放入白砂糖，稍煮一二沸即可。可做点心热服，每天 1 次。

菊花决明子粥：菊花 10 克，决明子 5 克，粳米 50 克，冰糖适量。先将决明子放入砂锅内炒至微有香气，取出，待冷后与菊花煎汁，去渣取汁，放入粳米煮粥。粥将熟时，加入冰糖再煮一二沸后，即可食用。

（四）按摩疗法

取中脘、脾俞、气海、内关、丰隆、足三里。每次选取 3～4 穴，交替使用。每按压 1 穴，应停留数秒钟，待按压处有酸胀感后，再更换穴位。

第三节　骨质疏松的养生与康复

骨质疏松多是由于年老之后，内分泌功能的减退、机体活动能力降低等因素引起的骨组织数量减少性疾病。临床表现为腰背部疼痛、肢体缩短、驼背及易发骨折等。中医学没有骨质疏松的病名，"骨痿""虚劳""骨痹"的病因病机及临床症状与骨质疏松相似。

（一）常规调养

1. 保肾精，护元气，抗衰老，防治骨质疏松

肾虚是骨质疏松发病的根本原因。中医认为肾精是生命的根本，既可化生气血濡养脏腑形体，又可直接化生肾气主持生命体的生长发育，保养肾精对预防衰老、防治骨质疏松具有重要作用。骨髓的盛衰与骨骼生长代谢有密切关系，肾中精气充盈方能充养骨髓，骨髓充盈则骨质坚硬。西医认为骨质疏松在人体的直接体现是体内钙质的流失。而中医认为肾主骨，骨质的生长和牢固主要受肾的控制，因此抗骨质疏松的核心在于补肾，即保养肾精，护元气，可防治骨质疏松。

2. 调脾胃，节饮食，防治骨质疏松

脾虚也是骨质疏松发病的重要因素。若脾胃虚损，则化源不足，精微不能四布，势必精亏髓空而百骸痿废，致使骨质疏松的发生。现代生活饮食质量明显改善，但大量垃圾食品、快餐、碳酸饮料等充斥其中，天然的五谷杂粮在餐桌上缺失，饮食结构的改变致使出现"偏食"现象，饮食中多种维生素、矿物质、微量元素明显减少，机体功能、代谢降低，加速机体老化，骨质疏松也过早出现。合理膳食营养，坚持长期预防性补钙，多食用钙、磷高的食品，如鱼、虾、海带、牛奶、干果、豆类等，有利于预防骨质疏松。调节饮食需要培养并坚持良好的生活习惯，合理搭配，均衡营养，增加钙的足够摄入，特别是儿童期、青春期、孕期及哺乳期、成人期要储备更多的骨矿物质，要避免过度节食，应当戒烟限酒，以便获得理想的峰值骨量。

3. 宜起居，适运动，防治骨质疏松

现代社会不良的生活方式导致骨质疏松的过早出现或加重。合理活动，适当锻炼，多进行户外活动，可以进行五禽戏、太极拳、气功、散步、八段锦、慢跑、游泳等运动。运动养生是通过适量的运动来保养生命的方法，古人称为"动形"，即运动形体（身体）的方法；适量的运动可以活动筋骨，调节气息，畅达经络，疏通气血，调和脏腑，增强体质而使人健康长寿。运动可以增强肾主骨生髓的功能，使得骨骼强健有力，牙齿坚固，耳聪目明，能有效地预防骨质疏松。

（二）艾灸

取悬钟、肾俞、命门等穴进行温和灸或者温灸器灸，可补肾填髓，有效缓解原发性骨质疏松症状。

（三）药膳食疗

羊骨汤：新鲜羊骨 500 克，羊肾 1 对。将新鲜羊骨洗净砸碎，与剖开洗净的羊肾同入锅中，加水适量，以大火煮沸，撇去浮沫，加料酒、葱段、姜片、精盐，转小火煨炖 1 ～ 2 小时。佐餐当汤，随量饮汤吃羊肾。

黄芪虾皮汤：黄芪 15 克，虾皮 50 克。先将黄芪切片，入锅，加水适量煎煮 40 分钟，去渣，取汁，投入洗净的虾皮，加水及葱、姜、精盐等调味品，炖 20 分钟即成。佐餐当汤服食。功效：补益脾肾，补充钙质，抗骨质疏松。

黑芝麻核桃粉：黑芝麻 250 克，核桃仁 250 克，白砂糖 50 克。将黑芝麻拣去杂质，晒干，炒熟，与核桃仁同研为细末，加入白糖，拌匀后装瓶备用。每日 2 次，每次 25 克，以温开水调服。功效：滋补肾阴，延缓骨质疏松。

第四节　冠心病的养生与康复

冠状动脉粥样硬化性心脏病是指冠状动脉粥样硬化使管腔狭窄或阻塞，导致心肌缺血、缺氧而引起的心脏病，其与冠状动脉痉挛统称为冠状动脉性心脏病，简称冠心病。冠心病属于中医"胸痹"的范畴。中医学认为，冠心病主要是由于年老体衰、正气亏虚，脏腑功能损伤，阴阳气血失调，再加上七情内伤、饮食不节、寒冷刺激、劳逸失度等因素的影响，导致气滞血瘀，胸阳不振，痰浊内生，使心脉痹阻而致病。

（一）常规调养

1. 精神养生——避免过度情志刺激，保持良好的心理适应能力

《素问·举痛论》说："怒则气上，喜则气缓，悲则气消……思则气结。"中医认为精神情志与人体的生理、病理情况是息息相关的，例如，五脏藏五神，各脏对应一个精神活动，如心藏神，所以当心神失养时，人体往往会出现失眠、心悸、胸痛，甚至昏厥的表现。随着医学模式由生物医学向生物—心理—社会医学模式的转化，精神因素作为冠心病的易患因素之一，越来越受到国内外学者的高度重视。心理学家认为，包括嫉妒在内的如忧愁、焦虑、恐惧、紧张、绝望等心理造成精神压力，使大脑皮层处于紧张状态，心理变化超过人体生理活动所能调节的范围时，将导致疾病。冠心病在情绪紧张或兴奋时发病率较高，被认为是过强的应激作用使体内儿茶酚胺增加，血压升高，血小板聚集和心肌局部缺血，致使易感人群或原心肌供血不足者发病。此外，应激反应尚能使易感人群在短期内某些易感因素达到异常水平。如血清胆固醇在应激期持续升高，忧愁、思虑和抑郁时冠脉血流减少等。冠心病患者应当保持一个宁静、积极的

生活态度，保持心情舒畅愉快，尽量避免烦躁，这样血管处于舒张状态有利于心脑的供养，有助于心肌的恢复。也符合中医认识中心为"君主之官""五脏六腑之大主""精神之所舍"，只有保持心情舒畅，"内无思想之患"，才能达到"形体不敝，精神不散"（《素问·上古天真论》）。

2. 运动养生——适当运动锻炼

冠心病以"寒""痰""瘀""虚"为主要病理因素，结合仲景《金匮要略·胸痹心痛短气病脉证并治第九》中所说的"阳虚知在上焦"，可以判断冠心病患者有阳气不足的表现。冠心病患者由于长时间的冠脉缺血导致心肌细胞缺氧，其临床表现也可见劳累后诱发心绞痛，所以对于冠心病患者必须进行积极、合理、适量的运动帮助心脑功能的恢复，也可帮助心脏建立侧支循环。最适宜的运动如快走、八段锦、太极拳等，建议从低强度小运动量的方式开始，户外运动时间最好是 9 ～ 11 点或 15 ～ 17 点，场所可以是健身房、公园或者小区等安全并且有休息区域的地方。

体力活动与冠心病的关系比较密切。大量资料表明，从事脑力劳动的人患冠心病较体力劳动的人为多。这是因为久坐缺少运动，血流减慢，影响各系统血液供应，导致机体利用葡萄糖能力降低，促发动脉粥样硬化，增加冠心病发生概率。适当强度的运动以及持续、规律的运动，可降低血压、血脂、血糖及血液的凝固性，增加血液中高密度脂蛋白胆固醇、核糖蛋白的水平、改善心肺功能，从而降低冠心病的发病率。而过度的体力劳动，超过生理负荷的运动，则增加心肌耗氧量，诱发冠脉痉挛，使血压下降，心排血量减少，血乳酸增加，容易发生猝死。因此，冠心病患者运动一定要适量，防止心血管意外的发生。

3. 饮食养生——控制饮食，戒烟限酒

现代医学认为，肥胖、高血压、高脂血症是冠心病的主要高危因素。前者又与饮食、生活习惯密切相关。长期大量摄入高胆固醇、饱和脂肪酸的食物，可导致血浆总胆固醇（TC）和低密度脂蛋白胆固醇（LDLC）水平的增高，高密度脂蛋白胆固醇（HDLC）和 HDLC/LDLC 水平的降低。患者应该尽量避免高油脂如肥肉、动物内脏、乳酪等的摄入，减少盐的摄入如海产品、食盐、腌制食品。食谱应该以米饭、面食为主要组成部分，每餐需要有蔬菜、水果；肉类应当以牛肉等性温之品为主。因为烟酒会明显影响心脑血管，所以冠心病患者必须控制烟酒摄入。因为烟草中的尼古丁等有害成分刺激交感神经兴奋，具有收缩血管的作用，并且增加血液中游离脂肪酸，导致血液黏稠度上升，容易诱发血栓形成，戒烟对于冠心病患者是必须的。建议患者不饮用烈性酒，如白酒、洋酒，可以用啤酒、红酒替代，每天不能超过 200 毫升。

4. 起居养生——调整生活起居，秋冬季节及气候变化时注意保暖防寒

冠心病发病与季节、气候的关系密切，尤其是心绞痛、心肌梗死的发病常

随季节变化而呈一定的规律。调查资料表明，心绞痛、心肌梗死的发病与大气环流的季节性变化、冷空气活动有关。这些变化引起冠脉痉挛，造成冠脉血流减少，也可引起交感神经兴奋，末梢血管收缩，平均动脉压升高，左心室负荷加重。这些变化最终都将增加心肌耗氧量，尤其在冠脉储备较低的状态下导致心肌缺氧加重。从冠心病与季节、气候的相对性变化分析看出，顺应四时变化确实是预防冠心病的关键所在。中医学极为重视人与自然的关系，主张养生必须"顺四时，适寒暑……""春夏养阳，秋冬养阴"及四季养生的生、长、收、藏之道；"虚邪贼风，避之有时"（《素问·上古天真》）等理论对冠心病的预防极为重要。

（1）作息规律

"日出而作，日落而息"是自古以来遵从的生活方式，日出则阳气升，日落则阴气升，冠心病主要病机为"阳微阴弦"，日出时工作活动可以接收外界阳气补充，日落后阴气上升，所以夜间容易出现症状的加重，夜间必须避免劳累。

（2）顺应环境

《灵枢·百病始生》说："邪不能独伤人，此必因虚邪之风。"冠心病患者本身体虚，所以适宜居住在温暖、干燥的地方，尽量避免寒冷、潮湿的环境。春季万物生长，阳气生发，适宜早起，进行散步等和缓运动，避免春寒；夏季炎热，夏通于心，有助于心气的恢复，所以冠心病患者应当在夏天多进行康复运动，避免暑湿、汗出过多而耗伤心气；秋季干燥，万物成熟，天气相对凉爽，适宜合理运动，增加饮水，避免秋燥；冬季寒冷，万物凋敝，适宜晚起，最好在9点后进行运动，注意保暖，避免冬寒。

（二）艾灸

取膻中、玉堂、紫宫、厥阴俞、心俞、内关。艾灸时可以将一些内服药，如复方丹参片、丹参滴丸、硝酸甘油片，三样药物碾碎成粉，用香油或陈醋调和成糊状，抹在需要施灸的穴位处，再进行艾灸，效果更佳。每周1～2次，10次为一疗程。

（三）药膳食疗

玉竹猪心：玉竹10克，猪心500克，生姜、葱、花椒、食盐适量。将玉竹洗净，切成节，用水稍润，煎熬2次，收取药液1000毫升。将猪心破开，洗净血水，与药液、生姜、葱、花椒同置锅内在火上煮到猪心六成熟时，捞出晾凉。将半熟的猪心放在卤汁锅内，用文火煮熟捞起。在锅内加卤汁适量，放入食盐、白糖、味精和香油，加热成浓汁，将其均匀地涂在猪心里外即成。每日2次，佐餐食。

薤白粥：薤白5克，葱白2茎，粳米50～100克。薤白、葱白洗净切碎，与粳米一同煮为稀粥。可间断温热服用。发热时不宜服用。

（四）按摩疗法

（1）患者仰卧位

双手交替按摩胸部约 3 分钟；双手多指指腹从上向下推胸部 10 次；顺胁肋分推 10 次；手掌揉胸部、心前区约 3 分钟；双拇指按胸部任脉循行路线约 1 分钟；多指按天池—云门约 1 分钟。

（2）患者俯卧位

双手推背部脊柱两侧约 10 次；双手掌或掌根揉肩胛骨内侧（以左侧为重点）约 3 分钟；双拇指按厥阴俞—肺俞（以左侧为重点）约 2 分钟；指按至阳约 2 分钟。

（3）患者侧卧位

双手从肩关节—腕关节拿、揉上肢，往返约 10 次；拇指点、按内关、神门、心俞、中府，每穴约 1 分钟。

第五节　慢性胃炎的养生与康复

慢性胃炎是指不同病因引起胃黏膜慢性炎症或萎缩性病变，是一种常见的、多发的消化系统疾病。慢性胃炎包括慢性萎缩性胃炎和慢性非萎缩性胃炎。从西医学角度分析，幽门螺旋杆菌感染、病毒感染是引起慢性胃炎的主要原因，同时受到患者生活习惯、饮食、精神状态等多方面的影响。研究显示，长期存在抑郁焦虑、食欲不振、失眠等人群，其存在较高的慢性胃炎发病率。慢性胃炎常表现为上腹部隐痛、胀满、嗳气、食欲不振，或消瘦、贫血等，无特异性。本病属中医学"胃脘痛""痞满""呕吐""吐酸""嘈杂"等范畴。其病因较多，如外邪内侵、饮食不节、情志失调、脾胃虚弱等。

（一）常规调养

1. 调畅情志

情志因素与慢性胃炎发生有着密切关系，常见的负面情绪，如悲哀、急躁、紧张、恐惧等均可影响胃肠的正常蠕动，抑制胃液分泌，影响胃的功能。中医认识到忧愁、思虑过度，可致肺气郁、脾气结，久之肝气也会郁滞，横逆乘犯脾胃，则会导致胃肠疾病。恼怒伤肝，致使肝气上冲，可致脾胃升降失调，引起胃肠疾病。为防治胃肠、脾胃病，保养脾胃，人们应高度重视精神情志调摄，克服不良情志的影响，力戒过度忧、思、恼、怒，保持心态平和，促进疾病的康复。

2. 健康生活

规律的生活也是健康的保障，慢性胃炎患者应戒掉不良的生活习惯，如熬夜、吸烟、大量饮酒、不吃早餐、长时间吃夜宵、饮食不规律、生活中过度劳累等。患者需要随时保持健康的生活状态,如按时起居、规律三餐、戒烟限酒、劳逸结合、动静交替、增加日常体育活动等。

3. 控制饮食

少食或不食刺激胃肠的饮食。吸烟和饮酒都会刺激胃肠道,引起胃肠充血、水肿或功能紊乱。所以,胃肠功能弱者要戒烟限酒,甚至要戒烟禁酒。避免机械和化学性刺激过强的食物,前者如粗粮、芹菜、韭菜、雪菜、竹笋及干果类等,若食之不当,可损伤胃黏膜,引起胃炎或胃出血;后者如喝浓茶、浓咖啡、大量饮用烈性酒等,可刺激食道和胃肠道黏膜,使其充血、水肿、糜烂,甚至溃疡,引起胃炎。因此,慢性胃炎患者,要尽量避免刺激性过强的食物。少吃腌制、辛辣食物如咸菜、腌肉、腌鱼。熏肉、熏鱼、腊肉、香肠等所含亚硝胺类化合物是食道癌、胃癌以及大肠癌的致病因素之一。麻辣烫、火锅、烧烤、煎炸食物性多温热,容易助热生火,导致胃肠燥热、胃阴虚损,出现胃痛、便秘等病证。而煎炸食物因油脂较多,还会引起消化不良,所以应少吃或不吃腌制、熏烤食品以及辛辣、烧烤、煎炸食物。冷饮、冰镇水果、凉拌菜等生冷食物易使脾胃阳气受伤、功能虚衰,并产生阴寒内盛的腹部冷痛和功能失调的呕吐、泄泻,因此脾胃功能差、阳虚质以及寒性胃痛、胃痞、腹痛、泄泻等病证患者慎食;芋头、红薯、土豆、山药、甜点及糖醋食品有产酸作用,吐酸者宜禁食。

4. 勤运动

对于慢性胃炎的调理除了进行药物的治疗和饮食控制外,在运动方面需要注意劳逸结合。运动可加强胃肠蠕动、消化液分泌和脂肪代谢,促进食物的消化、吸收与排泄,长期运动能使固定肝、胃、脾、肠等内脏器官的韧带得到加强。慢性胃炎患者需要保证休息,积极倡导病人自娱自乐、散步、打太极拳、做气功等,能预防或改善胃食管反流、消化不良、大便秘结等症状。

(二)熨敷

食盐适量炒热,放入布袋,趁热敷于胃脘部,适用于胃寒疼痛。

(三)药膳食疗

牛百叶糯米麦粥:牛百叶100克(洗净切块),糯米50克,小麦30克,煮成粥,调味服食,适用于胃阴亏虚型患者。

参芪枣煲猪肚:猪肚250克(洗净切块),党参12克,黄芪12克,大枣3枚,煮汤,食猪肚饮汤。适用于脾胃虚寒型患者。

（四）推拿

1. 基本操作

（1）患者仰卧位

按、揉中脘、气海、天枢、足三里各1分钟；从上脘—气海用拇指往返推5～6遍。

（2）患者俯卧位

按、揉肝俞、脾俞、胃俞、三焦俞、大肠俞各1分钟。

（3）患者坐位

拿肩井循臂肘而下，在手三里、内关、合谷等穴做较强的刺激；搓肩臂；由上而下搓摩两胁，往返5～6次。

2. 辨证施治

（1）肝气犯胃

揉天突至气海约2分钟，重点在膻中；按、揉两侧章门、期门、肝俞、胆俞、膈俞、阳陵泉、太冲各1分钟；斜擦两胁。

（2）寒邪犯胃

摩腹约6分钟；擦左侧背部，以透热为度；点、按脾俞、胃俞各1分钟。

（3）饮食停滞

以中脘、天枢为重点，顺时针方向摩腹5分钟；按、揉脾俞、胃俞、三焦俞、大肠俞、足三里各1分钟。

（4）脾胃虚弱

轻柔按气海、关元、足三里各1分钟，气海穴治疗时间可适当延长；直擦背部督脉，横擦左侧背部及腰部肾俞、命门，以透热为度；捏脊3～5遍。

第六节　糖尿病的养生与康复

糖尿病是一种因体内胰岛素绝对或者相对不足所导致的一系列临床综合征，表现为口渴、多饮、多食、多尿、身体无力、消瘦等，中医称之为消渴病，其中，渴而多饮者为上消；消谷善饥者为中消；口渴、小便如膏者为下消。中医理论中，消渴病是在先天禀赋不足、情志失调、饮食失节、劳欲过度等因素的综合作用下，体内阴阳失衡导致的。

（一）常规调养

1. 精神调摄

现代医学证实，精神紧张、焦虑思虑、发怒恐惧是糖尿病发作和病情加重的重要因素，故在糖尿病的养生中，保持情绪稳定，避免喜、怒、忧、思、悲、恐、惊等过度情志刺激，保持精神情绪平衡，保持乐观积极正面情绪是很重要的调摄方式。

2. 饮食干预

糖尿病是一组以慢性血糖水平增高为特征的代谢性疾病群，除碳水化合物外，还存在蛋白质、脂肪代谢的异常。其基本病理生理为绝对或相对胰岛素分泌不足所引起的代谢紊乱，以高血糖、糖尿、葡萄糖耐量减低及胰岛素释放试验异常为特征。糖尿病患者在日常生活中有很多禁忌，特别是在饮食方面。在对患者进行饮食干预的过程中，要将患者的实际体重指数和具体活动率作为依据，计算其摄入热量的总数，对其每天的三餐进行合理分配。其次，还要对蜂蜜、葡萄糖以及蔗糖等糖类食物的摄入量进行严格控制，最大程度上将患者的血糖水平维持在稳定的状态。糖尿病患者在饮食上要科学合理，应适当多摄取宣肺、健脾、益肾、化湿、通利三焦的食物，可选薏苡仁、赤小豆、扁豆、蚕豆、花生、海蜇、羊肉、橄榄、萝卜、山药、洋葱、豆角、冬瓜、紫菜等。

3. 起居活动

适当体育锻炼或体力活动，生活规律，适应"天人合一"的规律，合理安排起居。"春三月，此谓发陈"，此时阳气生发，患者应当顺应其趋势，保持情绪舒畅调达；"夏三月，此谓蕃秀"，此时阳气隆盛，患者应增加适度的户外运动，保持积极进取的心理状态；"秋三月，此谓容平"，为了缓其肃杀之气，患者应当减少活动，保持心理的情绪稳定，收敛神气；"冬三月，此谓闭藏"，此时人体代谢减慢，适宜早卧晚起，趋暖避寒，同时注意适量的运动，避免情绪激动导致的血糖升高。

（二）药膳食疗

冬瓜皮西瓜皮汤：冬瓜皮、西瓜皮各 50 克，天花粉 5 克。水煎服。适用于口渴为主的糖尿病。

菠菜根粥：鲜菠菜根 250 克，鸡内金 10 克，大米 50 克。菠菜根洗净，切碎，加水同鸡内金共煮 30 ～ 40 分钟，然后加大米煮作烂粥。每日分 2 次服用，菜与粥同服。

第七节　痛风的养生与康复

痛风是一种世界流行病，是嘌呤代谢障碍、尿酸产生过多引起的一种疾病。痛风是长期高尿酸血症，尿酸盐结晶沉积在关节、皮下组织和肾脏引起的组织异物炎性反应。现代医学所讲的痛风相当于中医的"痛痹""历节"等症，主要的症状表现为关节的疼痛、肢体关节活动不利。中医认为痛风的病因主要是过食膏粱厚味，以致湿热内蕴，又兼外感风寒，侵袭经络，气血津液运行受阻，使湿热煎熬成痰瘀，凝滞脉络导致关节红肿灼痛；也有患者先天禀赋不足，或年老体虚、脏腑功能失调，尤以脾肾二脏功能紊乱、脾失健运、肾失气化，分清别浊失司、湿热内生、蕴久化热、聚痰留瘀而致风湿痰瘀、痹阻经络。

（一）常规调养

1. 精神调摄

避免喜、怒、忧、思、悲、恐、惊等过度情志刺激，保持心态平和，精神愉快；顺应四季气候变化，调整生活起居，防止受寒及过度劳累；适当运动锻炼，控制体重。

2. 饮食养生

痛风是代谢性疾病，研究表明，痛风是由尿酸生成增多或排泄减少引起的高尿酸血症所致，与长期高热量、高脂肪、高蛋白饮食有关。所以说饮食调养是痛风的根本疗法。饮食控制对于痛风的防治具有重要的意义。

（1）严格限制嘌呤类食品的摄取

含嘌呤最多的食品有咸肉、咸鱼、各种动物肝脏、肾脏等。动物内脏不但蛋白含量高，嘌呤含量也很高，过量摄取尿酸值也会升高。而牛奶、奶酪、奶油、蛋类，这类食品蛋白质含量多，而且不含嘌呤类。

（2）保持血液的 pH

为了使尿酸溶解，并使之顺利地排出体外，保持血液的碱性或弱碱性是非常重要的。为此，要有目的地摄取碱性食品，如青菜、海藻、水果等。但蔬菜之中的菠菜、菜豆、菜花等也含嘌呤，不宜多食。

（3）多饮水

成人每天饮水要达到 2000 毫升左右，促进尿酸的溶解和排泄。

（4）控制体重

肥胖易导致痛风，要积极控制体重，每餐以八分饱即可，并要保持营养平衡。

（5）忌酒

过量饮酒会使肾脏排泄尿酸功能受阻，所以最好勿饮酒。咖啡、可可、巧克力、茶等饮料不会对尿酸有影响，可以适量饮用。

（二）药膳食疗

乌梅粥：取乌梅 12 克，粳米 100 克，冰糖适量。先将乌梅煎取浓汁去渣，入粳米煮粥。熟后加冰糖少许，即可食用。乌梅是典型的碱性果品，有中和尿酸的特殊效果。

紫萝汤：白萝卜 250 克切丝，紫菜 15 克剪碎，陈皮 2 片剪碎，煎煮 30 分钟，酌加食盐，吃萝卜、紫菜、喝汤。每日 2 次。对治疗痛风有一定效果。

车前子煮冬瓜：车前子 10 克，冬瓜 100 克，菜油、盐、酱油、姜、葱适量，煮汤食。每天 1 次，10 ～ 20 天为 1 疗程。

第八节　慢性肾炎的养生与康复

慢性肾小球肾炎是临床上的多发病、常见病，是慢性肾功能衰竭的主要原发病，严重威胁着人们的健康，简称慢性肾炎，临床以蛋白尿、血尿、水肿和高血压为主要特征。慢性肾炎根据临床表现归属于中医学"腰痛""水肿""虚劳"等疾病范畴，其发生是在正气亏虚的基础上，感受外邪而诱发。关系最为密切的脏腑是肺、脾、肾三脏。慢性肾病在其治疗过程中，三分治疗七分调养，善于调养，会对慢性肾炎的缓解、康复起到事半功倍的作用。

（一）常规调养

1. 调养情志

避免喜、怒、忧、思、悲、恐、惊等过度情志刺激，保持心态平和，精神愉快。慢性肾炎的发展和转归在很大程度上会受到患者情绪及精神状态的影响。机体的气机升降失常，气血逆乱，阴阳失去平衡，邪气更盛，正气越虚得明显，尤其发展到慢性肾衰竭尿毒症阶段，患者心理压力极大，情绪紧张，悲观忧虑。随之抵抗力下降，疾病丛生或复发加重。故慢性肾炎患者应如《素问·四气调神大论》所言："虚邪贼风，避之有时，恬淡虚无，真气从之，精神内守，病安从来？"这种恬淡虚无、怡然自得的心态，在劝诫人们要量力而行，调适心理，缓冲心理压力，对人对事采取平和态度。通过调节情志、精神、心理和怡情养性，去调节身体的功能。因此，对于有消极悲观情绪者，耐心细致的思想工作很有必要，要使病人解除思想负担，树立战胜疾病的信心，使患者的心理处于积极乐观、合作的态度，切不可放弃治疗。

2. 饮食有节

人体主要靠从饮食中摄取蛋白质、脂肪、糖。在身体健康的情况下，人体能从食物中充分吸收营养，但在有慢性肾炎时，湿热浊邪积于体内，可致气机升降失常，而首先受病的则是脾胃，出现食欲减退、腹胀、恶心，甚至呕吐等胃失和降的症状；肾病日久影响脾胃正常的运化、输布水谷精微；而脾胃升降失常，运化输布障碍，反过来又加剧肾脏气滞血瘀。血中毒素蓄积于体内不得排泄，进而肾脏的微血管发生肿胀、痉挛、堵塞，导致微循环障碍，其他脏器功能也随之受累。

对于慢性肾炎病人的饮食，应以清淡、品种丰富、高蛋白、富含维生素、低脂肪为原则，同时要根据病人的体质、证候性质有针对性地指导饮食，如高脂血症、高血压者少食动物内脏、蚝、对虾等高盐、高蛋白、高热量食物。研究表明，高脂饮食诱导的高胆固醇和高甘油三酯血症在几周后即可使实验动物蛋白尿增加并导致肾小球硬化，对已有肾脏病的实验动物则可明显加重，加速肾纤维化，导致肾功能恶化。尿酸高的肾病患者忌食用含有高嘌呤的食物；水肿明显者用黄芪鲤鱼汤，每周服 1～2 次，消肿效果好而稳定，对减少蛋白尿也有一定的效果；脾胃虚弱宜用甘淡食物，肾阳虚者多食羊肉、狗肉、猪肾等，肾阴虚者宜食血肉有情之品如甲鱼等；对于大量蛋白尿的患者，应适当控制蛋白质的摄入，尤其对肾功能不好的患者，要避免加重肾脏负担。

3. 顺应四时，起居有常

自然界四时阴阳的变化，对人体的生命活动会产生各种影响，如《灵枢·本神》云："必顺四时而适寒暑。"感冒在肾病的发生、发展过程中始终起着极其重要的作用，它不但可以引发肾炎，还可使已愈多年的肾炎复发，还可使慢性肾炎反复发作，甚至恶化转变成慢性肾衰竭，即使是很轻微的外感，也能引发尿蛋白增加，出现肉眼血尿。这主要是由于患者免疫功能低下，抗病力弱，常因季节更替，气候异常变化，不能自我调节，而随之发病，或使病情加重。

春季万物复苏，也是细菌、病毒等微生物繁殖和传播的季节，而慢性肾炎患者本身抵抗力差，免疫功能低下，在这一季节很容易患传染病或被感染，且迁延不愈，从而使病情加重或反复。故在春季，病人的养生重点是预防外感，从防护入手，加强自我保健，顺应天地生发之气以养"生"。

夏季天暑地湿，湿热熏蒸，加之慢性肾炎患者体质虚弱，易感受外邪；另外，夏季炎热，人体阳气最易发泄，汗孔大开，可使体内毒素得以排泄，从而缓解病情，故慢性肾炎患者应利用好该季节的治疗和保健。首先，夏季要早起以顺应阳气充盛，晚睡以顺应自然阴气之不足，中午适当休息；适当的运动以出汗使毒素随汗而出，减轻肾脏负担，缓解病情。应顺应自然界繁荣茂盛之气以养"长"。

秋季是一个由盛夏余热未消逐渐向秋风萧瑟转变的季节，故许多宿疾卷土重来，新疾也纷至沓来。秋风强劲，万物干燥，人体常有燥热征象。患者在秋季常感凄凉灰心、情绪不稳，故病情更易波动，所以秋季慢性肾炎患者要适应秋阳干燥、多晴少雨的气候环境，嘱病人早起早卧，选择合适的锻炼方法（如气功）调气养精，保持情志安宁，注意增加衣被。应效法天地收敛清肃之气，以养"收"。

冬季万物闭藏，以养精蓄锐，人体也应如此，故慢性肾炎患者要防寒保暖，多晒太阳，以补体阳；早睡晚起，早睡可养人体阳气，晚起可养人体阴气。并嘱患者在室内进行动静结合的锻炼，如气功、太极拳等。所以在冬季，患者应法天地闭藏于内以养"藏"。

4. 适当运动及按摩

对于慢性肾炎患者，由于久病之后大多气阴两虚、正气不足，身体锻炼应以小运动量为主，如慢跑、散步、气功、导引、太极拳等，使气血宣通，筋骨强实，抗病祛邪，但注意切不可过劳，即《内经》倡导的"起居有常，不妄劳作"。

经常按摩也十分有利于慢性肾病的康复，按摩之法，可按可摩，能令百节通利，邪气得泄，调阴阳、利关节，旺盛脏腑机能。搓腰和脚，按摩有助于保护肾脏。每日早晚将手心搓热，贴于两侧腰部肾区，轻轻上下摩擦，可加速血液循环，有温补肾脏的作用。或是把两手搓热之后，左手搓右脚脚心，右手搓左脚脚心，可补肾益精，强身健体。

（二）足浴

桂枝 12 克，川芎 9 克，加水煎煮后，纳于盆中，泡双足，适用于慢性肾炎反复下肢水肿的患者。

（三）食疗药膳

冬瓜鲤鱼汤：冬瓜 500 克，鲤鱼 250 克，砂仁 9 克，补骨脂 9 克，盐少许，共煮汤食用。功效：温补脾肾，通阳利水。

萸肉胡桃粥：山萸肉 12 克，胡桃肉 20 克，粳米 100 克，白糖适量煮粥。功效：补益肝肾，敛精固涩，健脾和胃。

第九节 慢性阻塞性肺疾病的养生与康复

慢阻肺是慢性阻塞性肺疾病（COPD）的简称，是以持续气流受限为特征的疾病，是一种不可逆的病变，典型症状是慢性反复咳嗽、咳痰，或伴胸闷气促，严重者常伴活动受限，稍动即喘。慢阻肺根据病情可分为急性发作期和稳定期，不少病人在急性发作期很注重治疗，但在稳定期往往忽视防范。其实，慢阻肺患者平时的治疗和养生更为重要。慢阻肺可归属于中医"肺胀""喘证""痰饮"等范畴，是由肺脏感邪，迁延失治，致使肺、脾、肾三脏虚损引起。

（一）常规调养

1. 调摄精神

避免喜、怒、忧、思、悲、恐、惊等过度情志刺激，保持心态平和，精神愉快。

中医认为"悲伤肺"，过度的悲哀、消沉，使肺气抑郁，可以通过大声朗读报刊或唱歌，宣发肺气，调整心态。

2. 顺应四时，保暖防寒

肺为华盖，与外界直接相通。养肺要顺应四时，适时增减衣物。穿衣要顾护前胸、后背、颈部。外出活动注意戴帽，防止受风，诱发外感。平日勤戴口罩，避免去人多的场所；经常开窗通风，预防呼吸道感染。慢阻肺患者冬天注意防寒受凉，要及时添衣防寒保暖。经常开窗换气，室内要保持一定温度和湿度。慢阻肺患者属易感人群，可以进行流感疫苗、肺炎球菌疫苗等的接种以及定期口服免疫增强剂等。此外，慢阻肺患者加强身体耐寒训练也非常重要。建议患者每天坚持用冷水洗脸或冷毛巾擦脸部和双手，直到皮肤微微发红为止。

3. 戒烟，避免有毒有害气体刺激

吸烟和从事有害烟尘接触的职业是导致慢阻肺的主要危险病因。烟是湿热之品，可以造成气道组织炎性反应。预防慢阻肺，戒烟刻不容缓，同时要禁止室内吸烟，除患者绝对戒烟外，还要动员家庭成员、同事控烟，以减少烟雾的被动吸入，保持室内空气新鲜，减少二手烟接触。

4. 营养支持

慢阻肺患者通常因食欲不佳造成营养物质摄入不足，肺部呼吸肌能量储备减少、肌肉萎缩、组织缺氧、呼吸困难或呼吸功能衰竭使能量消耗增加，最后导致患者营养不良。慢阻肺患者一般年龄较大，咳喘反复发作，导致脾胃运化功能减退，中医饮食调护时应选择易消化且营养丰富的食物，少食多餐，以高蛋白、高热量、低碳水饮食为主。过咸、过甜的食物均易生痰，应避免食用。慢阻肺患者注意营养搭配，由于慢阻肺会导致呼吸困难，过多的碳水化合物增加二氧化碳的积聚，进而加重患者呼吸困难，因此要适量控制碳水化合物的摄取。蛋白质与脂肪较碳水化合物产生二氧化碳少，由高蛋白、高脂肪食物补充一定比例的能量，减少患者呼吸不畅的痛苦。但高脂饮食通常会增加早饱感、延迟胃排空，干扰膈肌和胸部运动，也会增加呼吸负担。同时要补充足够的维生素和矿物质，建议多食各种绿叶菜，在膳食中保证蔬菜的供给。

5. 运动锻炼，配合呼吸吐纳

患者可根据自己的体质状况选择合适的锻炼项目，如散步、慢跑、打太极拳、做中老年健身操。需要注意的是，运动量采取渐进式，运动强度不要过大，以运动后第二天不感到疲劳或疼痛为宜。

通过呼吸功能锻炼，可增加呼吸肌肌力，增强膈肌运动幅度，改善肺功能。目前常用的呼吸功能锻炼的方法包括腹式呼吸、缩唇呼吸及坐式呼吸等。呼吸操的要领就是10个字：深吸气、慢呼气，腹式呼吸。做操时，一手轻放在胸部，另一手轻放于腹部，深吸气时，腹部的手要随着腹部的运动鼓起来才达到效果；

慢呼气时，缩拢口唇呈吹哨样，通过缩窄的口形徐徐将肺内气体轻轻吹出。呼吸操每天做 2 ～ 3 次，每次 5 ～ 10 分钟。

（二）穴位敷贴"冬病夏治"

中医讲"春夏养阳，秋冬养阴"，慢阻肺多因正气虚，感受风寒而诱发。三伏天为一年中阳气最旺盛的时期，此时采用穴位敷贴，可祛除体内伏寒，扶助正气。取肺俞、脾俞、肾俞、定喘等穴进行三伏贴，可到当地中医医疗机构进行穴位敷贴。于三伏天气候炎热之时进行。每到一伏连续贴 3 天，1 年为 1 个疗程，连续贴敷 3 年。

（三）药膳食疗

桑叶沙参饮：桑叶 10 克，沙参 6 克，浙贝母 3 克，梨皮 15 克，冰糖 10 克，煎水代茶饮。可清肺热，润肺化痰，适用于急性发作者及病后余热未清者。

百合牛肉汤：百合 12 克，红枣 15 枚，牛肉 400 克，生姜 5 片，食盐少许。百合提前浸泡，牛肉洗净切成薄片；百合、红枣、生姜清水洗净；红枣去核；生姜去皮切 5 片。砂锅中加水 500 毫升，大火煮沸，放入百合、红枣、姜片，改中火把百合煮熟，加入牛肉，炖至肉熟，放入食盐调味即可。具有养阴润肺、清心安神的作用。

参考文献

[1] 印会河.中医基础理论 [M].上海：上海科技出版社，2018.

[2] 郑洪新.中医基础理论 [M].北京：中国中医药出版社，2018.

[3] 马烈光，蒋力生.中医养生学 [全国中医药行业高等教育"十三五"规划教材，全国高等中医药院校规划教材（第十版）][M].北京：中国中医药出版社，2016.

[4] 罗增刚.中医食养保平安 [M].北京：中国中医药出版社，2018.

[5] 翁维健.中医饮食营养学 [M].上海：上海科技出版社，2018.

[6] 陈之罡，李惠兰.中国传统康复治疗学（高等医学院校康复治疗学专业教材）[M].北京：华夏出版社，2013.

[7] 顾留馨，沈家桢.陈氏太极拳 [M].北京：人民体育出版社，2003.

[8] 邓良月.国际针灸学教程 [M].华夏出版社，2004.

[9] 于天源.按摩推拿学 [M].中国中医药出版社，2015.

[10] 李灿东.中医诊断学（十三五）[M].北京：中国中医药出版社，2016.

[11] 张伯礼，吴勉华.中医内科学（十三五）[M].北京：中国中医药出版社，2017.

[12] 汪受传.中医儿科学 [M].北京：中国中医药出版社，2012.

[13] 刘明军，王金贵.小儿推拿学 [M].北京：中国中医药出版社，2012.

[14] 于天源.按摩推拿学（北京中医药大学特色教材）[M].北京：中国中医药出版社，2015.

[15] 刘明军，王金贵.小儿推拿学（十三五）[M].北京：中国中医药出版社，2016.

[16] 张其成.中医哲学基础（十三五）[M].北京：中国中医药出版社，2016.

[17] 王琦.中医体质学（高等中医药院校创新教材）[M].北京：人民卫生出版社，2005.

[18] 李德新，刘燕池.中医基础理论（第 2 版）[M].北京：人民卫生出版社，2011.